普通高等学校教材

供临床医学及相关专业用

临床医学导论

主　　编　金群华　杨晓军

副 主 编　王晓红　刘　娟

编　　者　（以姓氏笔画为序）

丁　欢　马　晓　马汉宁　马晓薇　马赞林　王凯斌

王晓红　朱　宁　刘　娟　李勇军　杨立山　杨立森

杨晓军　吴学军　吴嘉荔　张　曹　张小亚　金群华

孟高克　孟媛媛　赵月霞　崔丽萍　康向飞　彭　力

窦春阳

学术秘书　张小亚（兼）

人民卫生出版社

·北　京·

图书在版编目（CIP）数据

临床医学导论 / 金群华，杨晓军主编. -- 北京 ：
人民卫生出版社，2024. 6. -- ISBN 978-7-117-36406-5

Ⅰ. R4

中国国家版本馆 CIP 数据核字第 2024ML6073 号

人卫智网	www.ipmph.com	医学教育、学术、考试、健康，购书智慧智能综合服务平台
人卫官网	www.pmph.com	人卫官方资讯发布平台

临床医学导论
Linchuang Yixue Daolun

主　　编：金群华　杨晓军
出版发行：人民卫生出版社（中继线 010-59780011）
地　　址：北京市朝阳区潘家园南里 19 号
邮　　编：100021
E - mail：pmph @ pmph.com
购书热线：010-59787592　010-59787584　010-65264830
印　　刷：北京顶佳世纪印刷有限公司
经　　销：新华书店
开　　本：850×1168　1/16　印张：15
字　　数：433 千字
版　　次：2024 年 6 月第 1 版
印　　次：2024 年 7 月第 1 次印刷
标准书号：ISBN 978-7-117-36406-5
定　　价：59.00 元

打击盗版举报电话：010-59787491　E-mail：WQ @ pmph.com
质量问题联系电话：010-59787234　E-mail：zhiliang @ pmph.com
数字融合服务电话：4001118166　E-mail：zengzhi @ pmph.com

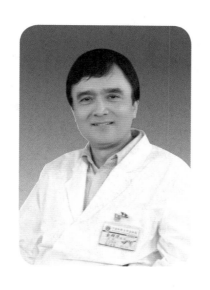

金群华

金群华，教授，主任医师，博士研究生导师。现任宁夏医科大学总医院名誉院长，教育部高校教学指导委员会临床医学类委员和全国高校附属医院临床实践教育联盟理事，国家临床教学培训示范中心、国家级临床医学实验教学示范中心、国家级一流临床医学专业负责人；中华医学会骨科学分会委员及关节学组委员、中国医师协会骨科分会常委、宁夏医学会副会长、宁夏医学会骨科分会主任委员，宁夏骨关节病研究所所长、自治区重点学科带头人。获全国"杰出专业技术人才"称号，"全国五一劳动奖章"，宁夏回族自治区第二批"塞上英才"和"313"跨世纪学术带头人称号。

任《中华骨科杂志》《中华关节外科杂志》及《中国修复与重建外科杂志》等专业医学杂志编委；参与修订《国家普通高等医学教育临床教学基地管理标准》，编写、编译著作5部。发表论文150余篇，其中SCI收录53篇。主持国家区域创新发展联合基金1项，国家自然科学基金6项，宁夏重点研发计划、省重点基金、中央引导地方基金、省部共建重点项目等20余项。获宁夏回族自治区科学技术进步奖一等奖1项、二等奖4项。

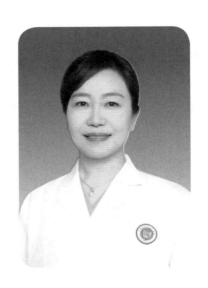

杨晓军

杨晓军,二级教授,主任医师,博士研究生导师,现任宁夏医科大学总医院重症医学科主任,宁夏医科大学重症医学与急救医学系主任;国家重症医学专业医疗质量控制中心专家委员会委员、中华医学会重症医学分会第六届委员、中国女医师协会重症医学委员会副主任委员、中国医师协会重症医学分会委员、中国病理生理学会重症医学分会委员、中国研究型医院重症医学专委会常委、宁夏医学会重症医学分会主任委员、宁夏重症医学医疗质控中心主任。获中国医师协会第二届"白求恩式好医生"提名奖、宁夏第二届"最美医生"、全区抗击新冠肺炎疫情先进个人、"第二届宁夏创新争先"奖章及宁夏医科大学线上"示范教师"奖。享受国务院政府特殊津贴,荣获宁夏医科大学总医院医学领军人才。

任《中华急诊医学杂志》《中华危重病急救医学》等多个杂志编委。研究方向:重症感染及其病原学、重症病人营养与代谢。主持及参与国家级及省部级基金项目10余项,获宁夏回族自治区科学技术进步奖二等奖1项,获宁夏医学科技优秀论文一等奖1项、二等奖1项和新技术新业务奖5项;发表学术论文30余篇,其中SCI 5篇、CSCD核心库及中华系列10余篇。

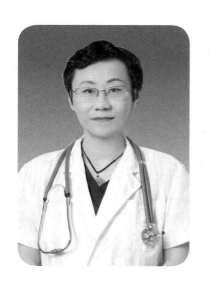

王晓红

王晓红，医学博士、教授、主任医师、博士生导师，师从急诊医学专家中山大学黄子通教授。现任宁夏医科大学重症医学与急救医学系副主任，中国女医师协会重症医学专业委员会委员，中国抗癌协会肿瘤重症医学专业委员会委员，宁夏医学会重症医学分会委员。从事临床、教学、科研工作20余年，擅长脓毒症、休克等急危重症临床诊治，致力于休克器官保护与复苏和脓毒症免疫等方面的研究。主持国家级及省部级基金项目6项，获得宁夏科学技术进步奖三等奖2项。发表论著20余篇，其中SCI论文3篇，中华系列杂志及CSCD核心期刊10余篇。

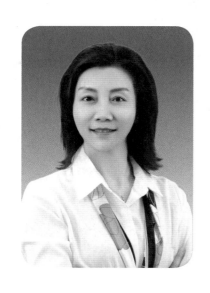

刘娟

刘娟，医学博士，二级教授，博士研究生导师。现任宁夏医科大学总医院副院长，教育部护理学类教学指导委员会委员，中国解剖学会常务理事，中国神经科学学会理事，宁夏解剖学会理事长，宁夏"神经可塑性研究创新团队"负责人。享受国务院政府特殊津贴、宁夏政府特殊津贴，获全国优秀科技工作者、宁夏"巾帼建功标兵"、宁夏首届"最美科技人"、宁夏海外引才"百人计划"等称号。

长期从事教学、科研工作，致力于精神疾病认知功能障碍研究。编写教材、专著8部，获国家教学成果奖二等奖1项，省级教学成果奖特等奖2项。主持省部级以上科研项目40余项，其中国家级项目5项，发表学术论文60余篇，获国家软件著作权2项、宁夏回族自治区科学技术进步奖及宁夏医学科技奖多项，培养研究生50余名。

前　言

　　现代临床医学已经呈现出分科专业化发展、国际化、技术现代化和学科交叉渗透等特点。与此同时，社会医学、康复医学和行为医学等新的分支学科与临床医学的关系也变得日益密切。随着医学教育改革的不断推进，"生物-心理-社会医学模式"的出现给医学教育改革带来了新的挑战，以"器官-系统为中心"的教学改革模式在医学生职业能力培养中显示出了优势地位。

　　临床医学导论是联系基础医学与临床医学的重要桥梁，帮助和引导医学生从理论课堂走向临床实践。本教材以器官-系统整合的理念为出发点，综合急诊医学、灾难医学、重症医学、外科基础、全科医学和康复医学等多个学科，以全科医学为基础，逐渐渗透到院前急救、灾难医学、院内急诊、心肺脑复苏、中毒、重症监护及器官支持，最后到康复医学。本教材的学习内容以临床症状为导向，深入学习细节，系统性强，节奏紧凑，更易于掌握重点和难点。临床医学导论已经在本科教学中试行多年，并经过多次修订，教学内容更贴近国家执业医师考核内容。通过课程整合，打破了学科间的界限，促进了学科的交叉融合，致力于培养学生综合运用医学基础知识解决临床实际问题的能力，培养学生创新精神和团队协作能力，使学生具备终身学习能力并拥有在医学领域深造的潜力。

　　本教材具有开拓创新的特点，采用多种教学方法，包括以问题为导向的教学法、多发病常见病案例分析教学法、卡片式CBL强化师生互动教学法、床旁教学和小组讨论等。教学方法的选择与器官-系统疾病的临床特点相结合，可以使学生全面并有所侧重地掌握医学知识，加强与临床的联系，完善临床思维的培养，实现教学模式的转变。

　　本教材的编写过程中得到了许多专家同行的大力帮助，在此一并表示感谢。尽管经过编委们的反复审阅和修改，教材仍然存在一些不足之处，衷心希望读者指正，以期进一步完善。

金群华　杨晓军

2024年6月

目 录

第四篇　全科医学相关基础

第五篇　康复医学相关基础

第一篇 总 论

第一章 医学模式的演变

医学模式（medical model）是指人们在观察、处理疾病问题时采取的思维和行为方式，反映了一定时期内，由于经济、社会和医学科技发展的不同，人们对疾病发生发展规律的认知也随之变化。医学模式的核心是科学的医学观，是哲学思想在医学中的体现。医学的发展经历了三个里程碑，"生物-心理-社会医学模式"的兴起，对医学的发展产生了重大影响。

第一节 医学的发展与医学模式的演变

临床医学（clinical medicine）是主要研究疾病的病因、诊断、治疗和预后的一级学科。临床即"亲临病床"之意，因其直接面对病人实施诊疗，是一门实践性很强的应用科学。临床医学根据病人的临床表现、症状和体征，结合实验室检查及辅助检查结果，从整体出发，综合分析病人的病因、发病机制和病理过程，进而确定诊断，通过采取治疗和预防措施减轻病人痛苦、恢复病人健康。

一、医学发展的三个里程碑

医学的发展经过了漫长的历史，人类很早就开始积累治疗疾病的经验。古埃及《艾德温·史密斯纸草文稿》（Edwin Smith Papyrus）中记载了简单的外科手术方式。随着欧洲文艺复兴的兴起，产生了以帕拉塞尔苏斯（Paracelsus）为代表的医学革命，指出人体的生命过程是化学过程，将医学由宗教控制转入了以经验为主导的时代，是医学发展的第一个里程碑。维萨里（Vesalius）于1543年出版《人体构造》（又译为《人体结构》），奠定了解剖学的基础；哈维（Harvey）于1628年发表《心血运动论》，奠定了生理学的基础。随着物理学、化学和生物学的不断进步，17世纪倡导以客观实验为基础的医学，成为医学发展的第二个里程碑。步入20世纪，临床流行病学、临床医学信息科学快速发展。1992年，萨基特（Sackett）等正式提出"循证医学"概念，同年英国牛津大学成立科克伦（Cochrane）中心，正式宣告"循证医学"问世，被认为是医学发展的第三个里程碑。

二、医学模式的历史演变

1. 神灵巫术医学模式（spiritualism medical model） 原始社会由于生产力低下，人们对疾病、死亡等现象无法做出科学解释，只能认为是超自然能力，由神灵支配生命活动，诊疗疾病主要依赖求神问卜和祈祷，由此，形成了人类最早的疾病观与健康观，即神灵巫术医学模式。

2. 自然哲学医学模式（nature philosophical medical model） 公元前，四大文明古国相继将哲学与医疗实践相结合，产生了朴素的辩证的医学观，形成自然哲学医学模式。古代中医的阴阳五行学说认为疾病是阴阳失调所致，水、火、土、木、金五种元素相生相克，并与人体相对应。古希腊提出了

"四体液学说"，用体液失衡来解释生命现象。自然哲学医学模式结束了巫医不分的现象，对疾病有了进一步的认识，但对疾病本质仍以猜测、推理为主，属于经验医学的范畴。

3. 机械论医学模式（mechanistic medical model）　随着牛顿力学理论体系的建立，出现了用"力"和"机械运动"去解释自然现象的机械唯物主义自然观，把整个宇宙看成是服从力学规律的机器，各种事物，包括人体，都是严格按照力学规律运动的小型机械装置。"机械论医学模式"认为人是机器，生命活动是机械运动，这一模式使得解剖学、生理学等学科获得了快速发展，奠定了实验医学的基础，一定程度上推动了医学的进步，但它忽视了生物现象的复杂性，具有历史局限性。

4. 生物医学模式（biomedical model）　自 19 世纪以来，生物医学取得了辉煌的成就，医学实践在此基础上，以实验医学和病理学为支柱，逐渐形成了"生物医学模式"，建立了包括 50 多门学科和数百个分支的生物医学体系。这一模式认为每种疾病都能在器官、组织、细胞、分子生物水平找到可测量的形态和 / 或生物化学变化，并确定生物的和 / 或理化的特定病因，从而寻找到有效的治疗手段。伴随着分子生物学、免疫学、医学遗传学、传染病学、医学影像学、器官移植等学科的发展，生物医学模式在医学发展史上发挥了巨大作用。20 世纪上叶，由于预防接种、抗菌药物等技术手段的发明，生物医学战胜了多种传染病，为人类的健康事业做出了突出贡献。但是，随着社会经济的发展，人们越来越认识到，人不仅仅有生物属性，还有社会属性。环境污染、生态失衡、竞争激烈、生活节奏加快等社会、心理因素越来越严重地威胁人类健康，人类疾病谱发生了显著改变，大约 50% 的疾病与生活方式和行为有关，20% 与生活环境和社会环境有关，20% 与遗传、衰老等生物因素有关，10% 与卫生服务缺陷有关。

第二节　生物 - 心理 - 社会医学模式

生物医学模式在 20 世纪 70 年代逐渐过渡到生物 - 心理 - 社会医学模式，从生物学、心理和社会三方面综合看待人类健康与疾病，从多方面实施综合治疗。

一、生物 - 心理 - 社会医学模式的提出

1948 年，《世界卫生组织宪章》对现代健康概念定义如下："健康不仅仅是没有疾病和虚弱，而且是在身体上、心理上和社会适应上处于完好状态"。现代健康包括生理健康、心理健康和社会环境健康，必须以生理健康为基础，心理健康为条件，社会环境健康作保障。有些疾病仅仅用生物医学无法解决，例如艾滋病的流行和预防，这类疾病更多地取决于人们的行为、生活方式，以及经济条件、文化水平等社会因素。美国罗切斯特大学医学院精神病学和内科学教授恩格尔（G.L.Engel）指出，生物医学模式的缺陷是"完全采用偏离正常的生物变量来说明疾病的本质，在它的框架内没有给病人的社会、心理和行为方面留下余地"。布鲁姆（Blum）强调环境因素，特别是社会环境因素对健康的影响。拉隆达（Lalonde）和德威尔（Dever）认为，影响人群健康与疾病的主要因素是环境因素、生活方式与行为因素、生物遗传因素、医疗服务因素。针对生物医学模式的局限性，1977 年，恩格尔提出"生物 - 心理 - 社会医学模式"（bio-psycho-social medical model），除了肯定生物因素的作用外，还树立了心理、社会因素在医学研究中的地位，对医学的发展产生了重大影响。

二、生物 - 心理 - 社会医学模式的意义

在我国，"生物 - 心理 - 社会医学模式"的兴起，对现代医学的发展、医药卫生体系的完善、医学教

育改革的方向、"健康中国"理念的实际运用,都具有指导意义。在该模式下,原有的生物医学范畴扩大到心理医学、社会医学的广阔领域,疾病的医治对象前移至健康人群,从满足个体的医疗保健转化为注重群体卫生保健,从医治疾病为主转变为医治病人为主,从强调局部转变为重视全身,从治疗躯体转变为兼顾心身。当前的医疗活动往往不再局限于医院,而是涉及家庭 - 社区 - 医院 - 康复中心 - 社区 - 家庭的一系列闭环服务,需要一个包括医生、护士、康复治疗师、营养师、社工、医疗顾问等在内的综合团队来服务。现代临床医学已经具备分科专业化、发展国际化、技术现代化、学科相互渗透交叉等鲜明特点,与社会医学、康复医学、行为医学等新分支学科的关系日益密切,成为人类与疾病抗争的重要武器。

　　"生物 - 心理 - 社会医学模式"的出现使得医学教育改革面临新的挑战,随着心理和社会问题研究的深入和"新医科"的兴起,医学院校正在逐步优化课程设置,增加医学人文、医学法规、沟通与心理学、美育、劳动与社会服务等课程,使医学生掌握的知识结构更加符合"生物 - 心理 - 社会医学模式"需求,能够更好地为我国的卫生健康事业服务。

（刘　娟　窦春阳）

第二章　临床医学的特征与临床思维

　　临床医学是医学科学中研究疾病的诊断、治疗和预防的各专业学科的总称。临床医学培养具备基础医学、临床医学的基本理论和医疗预防的基本技能，能在医疗卫生单位、医学科研等部门从事医疗及预防、医学科研等方面工作的医学高级专门人才。

　　临床医学的专业基础课程和专业课程主要有人体解剖学、组织胚胎学、生物化学、免疫学、微生物学、生理学、药理学、病理学、预防医学、诊断学、内科学、外科学、妇产科学、儿科学等。

　　临床思维是指运用医学科学、自然科学、人文社会科学和行为科学的知识，以病人为中心，通过充分的沟通和交流，进行病史采集、体格检查和必要的实验室检查，得到第一手资料，结合其他可利用的最佳证据和信息，结合病人的家庭和人文背景，进行综合、分析、类比、判断和鉴别诊断，形成诊断、治疗、康复和预防的个性化方案，并予以执行和修正的思维活动。临床思维是在临床实践中不断积累得来的。

第一节　临床医学的特征

一、病人为中心

　　临床医学的核心是病人，医生需要以病人为中心，关注病人的身体、心理和社会因素。

二、诊断和治疗

　　临床医学的主要任务是诊断和治疗疾病，医生需要通过临床表现、实验室检查和影像学等手段来确定病人的诊断，并制订相应的治疗方案。

三、综合性

　　临床医学需要综合运用各种医学知识和技能，包括基础医学、临床医学、药学、心理学、社会学等，以提供全面的医疗服务。

四、个体化

　　临床医学需要根据每个病人的具体情况进行个体化的诊断和治疗，医生需要考虑病人的年龄、性别、健康状况、病史等因素，以制订最适合病人的治疗方案。

五、实践性

　　临床医学是一门实践性很强的学科，医生需要在实践中不断学习和提高自己的临床技能和经验，以提供更好的医疗服务。

第二节　临床医学思维

一、临床思维能力要求

（一）基础理论扎实

提高临床思维能力，首先要具备扎实的医学理论基础。所谓医学理论基础，并不单纯指解剖学、生物化学、生理学、病理学和各科疾病的诊断、治疗等理论，还包括许多与之纵向和横向联系的知识。

在现代科学体系中，医学属于应用科学，以自然科学为基础，涉及许多社会人文科学知识。除了医学各学科知识外，还包括数学、物理、化学、生物学、遗传学、哲学、心理学、社会学及其他社会科学等方面的大量知识。数学可以用于自然现象和疾病现象的定量研究，是空间形式和数量关系的反映。如果缺乏数学基础，就无法进行临床上许多定量研究，无法运用统计验证的法则和公式；如果化学基础不扎实，在应用化学药物时，就无法弄清楚药物的作用、副作用产生的机制及其相互关系，不能及时判断医疗过程中病人出现的药物反应；现代医学的发展和进步是世界性的，需要掌握国外的学术信息，如果缺乏信息交流，就会脱离世界医学的发展。

（二）坚持实践第一

临床医学的实践性极强，没有临床实践就没有临床思维的产生；没有实践就无法彻底弄通书本上的知识和老师传授的经验，更谈不上正确地运用这些知识和经验。当缺乏实践经验时，虽然已经掌握了诊断疾病的理论知识，但是缺乏对疾病的感性认识，不能把学到的知识合理地应用于临床，理论和实践之间存在着距离。医学理论中有关疾病的症状、体征和诊断依据都是前人实践经验的总结，它归根结底还是来自病人，来自不同的个体，作为医生还需要把别人的经验理论变成为自己的认识，这就需要去亲自实践。只有多接触不同的病人，多参加临床实践，不断地丰富和增加感性认识，将理论与实践相结合，才能提高临床思维能力。

（三）全面掌握资料

临床思维的基础是医生对病史、症状、体征及辅助检查结果的感性认识。这种感性认识的材料就是我们在诊断疾病时所收集的临床资料。这些资料越丰富、越全面，越有思考问题的余地，有助于得出正确的、符合实际的思路和诊断。在诊断具体病人的疾病时，全面系统地掌握病史及症状、体征变化过程中的真实资料，是得出正确结论的基础；相反，仅仅依靠零散的、片面的资料或者因强调典型而以偏概全，都将导致错误的诊断结果。

临床上许多疾病都有其典型性，注重疾病的典型性与强调全面地掌握病史资料是不矛盾的。同一种疾病，发生在不同人身上表现不一样；同一种疾病在不同时期表现也不一样。甚至某些病人，本来有典型的临床表现，由于在病程中应用了某些药物而使其变得不典型。因此，在诊断过程中，既要注意疾病的典型性，也不能忽略对疾病的全面分析，否则就容易误诊。例如，甲状腺功能亢进症的老年病人较青年病人更容易误诊，是因为老年病人的体征没有青年病人典型；转移性右下腹痛是阑尾炎的典型表现，但是，右侧输尿管结石、宫外孕、胆囊炎，甚至右下肺炎、消化性溃疡穿孔等，在某些特殊的个体都可能出现类似表现；上腹部疼痛、发热、黄疸被临床上称为胆道疾病"三联征"，但是某些肝癌病人也可能以此"三联征"为最初表现而就诊。诊断疾病时，假若不进行全面细致的病史采集和认真的体格检查及辅助检查，一味依赖典型的体征，势必造成误诊。因此，进行临床思维分析必须全面收集资料，这是使思维沿着正确的方向延伸并获得正确诊断结论的基础。

（四）深入疾病本质

临床医生最先接触到的和最容易感觉到的是疾病的一些表象，即症状。如病人自述的腹痛、头痛、头昏等等。但是，要认识疾病的本质，决不能仅仅满足于此。疾病的症状虽然是其本质的反映，然而症状并不等同于本质，现象是事物的外部联系，它所反映的仅仅是事物的一个侧面。因此，在认识疾病的过程中，不应当把思维的目标局限在对疾病表象的认识上，而应当通过现象深入到本质，这样才能不断提升临床思维能力。例如腹痛，初步诊断可以为"腹痛待查"，这样无论是什么性质的腹痛，无论是什么部位病变引起的腹痛都可以包括。但是，还需要提出 1~3 个可能的诊断。以腹部包块为例，首先要考虑包块生长的部位和性质，这就需要通过询问病史来详细了解包块出现时间的长短、生长的快慢，其次，通过体格检查判定包块的大小、质地的硬软、是否活动及与周围组织器官的关系，从而判定几个可能的诊断。这样不但对确定诊断和选择治疗方案有利，同时，在经过治疗，验证原有的分析判定之后，就会收获许多有价值的经验体会。相反，假如对包块的性质、部位都不做分析，而完全依赖于治疗过程中的观察和反复验证，或者等待最后的病理结果，这种做法固然简单，但是却很难获得许多有价值的经验体会，临床思维能力也很难得到提高。

（五）不断更新知识

临床医学与整个社会各学科的发展是同步的。随着科学的进步，许多新知识不断进入医学领域，使人们对机体自身的认识和对疾病本质的认识不断深化。因此，要提高临床思维能力，就要使自己的知识不断地吐故纳新，否则就无法顺应医学的发展。

19 世纪以来，医学有了长足的进步，建立了微生物学、免疫学、细胞病理学、生物化学等学科，使基础医学基本上形成了一个完整的体系。声、光、电、磁等技术的引进，诊断仪器等医疗器械的发明，化学药物和生物制品的应用，使疾病的诊断与治疗水平明显提高。近年来，自然科学的发展又有许多新突破，一些划时代的成果运用于医学领域。现代技术为临床医学提供了电镜、放射性核素、X 线、酶标记等技术，使人们对疾病的认识深入到分子甚至粒子水平。电子技术、信息技术应用于医学，可以通过数字、图像来显示机体内部变化的实际情况。这些新技术的应用给临床医生提出了更高的要求，需要医生不断转变理念、更新知识结构。

然而，有些疾病虽然得到了控制，却又出现了一些用原有经典理论不能解释的新现象。此外，临床上还有许多疾病的奥秘需要探索，需要应用现代科学成就来研究解决（如意识障碍、情感异常等精神表现，以及遗传病、癌症等），需要用新的理论和新的方法探究其本质。

临床思维能力来自临床实践，实践又需要理论知识作铺垫，需要依赖科学的思维方法，没有实践就失去了临床思维的基础。但是，有了临床实践并不等于具备了正确的临床思维能力，还需要有科学的方法作指导。在实践中，我们需要针对具体的疾病和病人，依靠已掌握的专业理论知识和相关知识，运用正确的临床思维方法进行科学的分析。随着时代的进步，临床实践的方法和内容也必然需要不断更新。

二、临床思维的特点

（一）客体性与主体性

医生是临床认识和行动的主体，在临床思维中起主导作用。病人是具有主观能动性的客体，不同于自然界中一般的客体，能够有意无意地参与临床思维活动。作为认识客体的病人，对病痛的感受和叙述、对病因病程的设想等，都可以为医生的临床思维提供素材和引导方向，对医生诊断的形成具有一定作用，即病人的主体性。病人的主体性作用，对于医生的诊断是否正确、治疗是否有效，都会有直接的影响。因此，在临床上必须同时注意病人的客体性与主体性，既要注意研究疾病的客观表现，又要注意对病人主观能动性的调动和正确引导。

（二）个体性

疾病固然有共同的特征和规律，但它在每一个病人身上的表现都会有所不同，疾病的共性寓于临床病人千差万别的个性表现之中，因此，在研究具体疾病时，切不可完全照搬书本理论。正如医学名家所说，从未见过两个表现完全相同的伤寒病人，每一个病人都是一个独特的个体，每一例疾病的诊疗过程都是一次独特的科学研究过程。

强调临床思维的个体性，并不是否认共性规律的指导作用，而是强调从每一个病人的实际出发，来认识一般规律的特殊表现，通过个体病人的研究来验证、应用，以至丰富、发展一般性的理论。

（三）时间性

疾病的发展是一个逐步暴露其特点的自然历程，临床医生不能等待这一自然历程的充分展开。救死扶伤的临床工作有很强的时间性，特别是对待急危重症病人，必须在很短的时间内做出决断并进行治疗，这就决定了临床医生往往要在尚不完善或接近完善的资料基础上做出判断和决策。尽管临床检查手段多种多样，但是，临床医生必须有目的地快速选择某些项目进行检查。

（四）动态性

临床思维的认识对象是病人，病人的病情发展具有明显的动态性。因此，医生的诊断和治疗需要根据病情的进展及治疗后的反应，进行反复的观察、思考、评估和验证。如果医生的思维停滞、僵化，就会导致误诊、误治。

（五）盖然性

临床思维的盖然性是指由于认识对象的复杂多变和时间性强等原因，使得临床思维的推理过程中含有较多的不确定成分。临床思维具有较大的盖然性，在某种意义上，几乎可以说临床诊断都是假说，而治疗都具有一定的试验性。造成诊断和治疗盖然性的因素很多，有的来自逻辑本性，例如以类比推理来提出拟诊、根据归纳推理来判断疗效等；有的来自病人的个体差异；有的来自资料的不完备；还有的来自客观上缺乏特征性很强的诊断根据和治疗措施。盖然性体现在疾病诊疗的全过程，包括疾病的个体差异、对治疗的选择和反应、疗效、预后的判定、后遗症的预防等。

临床思维的盖然性并未否认它的确定性，经过肺部 X 线检查、痰中找结核分枝杆菌等确诊的肺结核，就是确定性的体现。认识临床思维的盖然性，有利于纠正武断、偏执等弊病，有利于医生自觉地培养谦虚谨慎、尊重客观实际的作风，从而使临床工作建立在更科学、更可靠、更有效的基础上。

（六）逻辑统一性

临床思维既是一个逻辑思维过程，又包含一些非逻辑因素。临床医生如果没有掌握逻辑思维原则，就不可能进行科学的推理。临床思维的非逻辑因素至少表现在两方面，一是医生作为临床思维的主体，除了进行逻辑推理外，还可能存在"意会知识""直觉"。医学既是一门科学，又是一种艺术，艺术在很大程度上存在非逻辑因素。二是病人作为医疗的对象，即客体，具有社会心理性。临床判断不仅为逻辑推理所决定，还要考虑到伦理学问题和社会家庭经济情况、情感因素和价值因素，这些都有可能影响到医生的认识和判断。因此，临床医生需要在"生物 - 心理 - 社会医学模式"范围内研究和提高临床思维。

（七）周期性

临床思维活动具有时间周期短、重复频次多、结果验证快等特点。医生能够在比较短的时间周期内，多次在临床实践中重复，不断深化认识，用实践结果反复检验自己的主观认识与客观实际是否相符，有利于提高临床思维能力。

正确的临床思维来源于实践，在实践中要善于思考、及时总结经验、锻炼辩证思维能力，才能充分掌握临床思维的特点，不断提高临床思维能力。

（杨晓军　刘　娟）

第二篇　急诊医学相关基础

第三章　急诊医学概述

急诊医学是一门独立的、跨多个临床专业的临床医学二级学科，涵盖院前急救、院内急救、灾害救援、急危重症病人监护等领域。急诊医学与其他临床科室差异较大，它始终面对的都是急危重症病人，强调时效性。要求在最短的时间内，通过最有效的方法来救治病人。急诊病人的不确定性、特殊性也决定了急诊工作的可控性差、可变性大、变化急骤、时间性强、随机性大、疾病谱广、救治难度高、医疗安全隐患多等特点。这要求急诊医生应具备过硬的专业理论知识、急救技能、高度的责任心和敬业精神等。

一、急诊医学的发展历史

相比内科、外科等传统临床医学，急诊医学是一门新型的临床医学学科。1979 年美国医学会正式确立急诊医学（emergency medicine）为一门独立的学科，医学科学领域中第 23 门独立学科自此诞生。1980 年卫生部《关于加强城市急救工作意见》的颁布，我国的急诊医学科建设开始走上正轨，1983 年，我国第一个有院内独立建制的急诊科在北京协和医院建立。1984 年卫生部颁发 "城市医院建立急诊（室）的方案"，1986 年通过了《中华人民共和国急救医疗法（草案）》，要求 "市、县级以上地区都要成立急救医疗指挥系统，实行三级急救医疗体制"，成立急诊科、城市急救站（中心）。1986 年底，中华医学会批准了急诊医学分会成立，第一届急诊医学分会设置的专业有：复苏学、院前急救、危重病医学、创伤学、急性中毒、儿科急诊、灾难医学、继续教育等 8 个专业学组。2009 年 5 月卫生部发布了《急诊科建设与管理指南（试行）》，为急诊科的规范建设提供指导性意见，促进了我国急诊医学学科的建设与发展，对急诊医疗水平和医疗服务能力的提升起到了极其重要的作用。同年 8 月中国医师协会急诊医师分会成立，2011 年我国急诊医学质控中心成立。2015 年国家住院医师规范化培训（包括急诊医学专业）正式在全国推开，2019 年中国急诊专科医联体成立，急诊医学科的发展日渐成熟。总体上我国急诊医学的发展历程大致分为三个阶段，有学者将其分为草创期（1983—1986 年）、平稳发展期（1987—2003 年）、高速发展期（2003 年至今）三个时期。

1. 第一阶段　全国县级以上医院的急诊科逐步建立了独立建制的急诊科，急诊医学初步完成了院前急救、院内急危重症急救、灾害救援、创伤处理等急诊医疗体系（emergency medical service system，EMSS）的建设。但此阶段的急诊科尚停留在分诊和专科支援来解决临床急诊的问题。

2. 第二阶段　急诊的学科概念逐渐形成，急诊建设方向逐步确立，急诊科的职能也逐步从单纯的分诊转变为着手解决大多数急诊内、外科的问题。能对急诊危重症、创伤病人做好初期评估和处置，能对危重症病人进行生命、器官功能支持和重症监护。急诊的教学、科研开始逐步发展，学科对外交流不断扩大，影响力和软实力逐渐提高，急诊质控体系逐渐完善，急诊专业人员队伍不断壮大，急诊科的规模也不断扩大。然而此时急诊医学科的建设及急诊医生的能力在全国各地区并不均衡，亚专业建设也并不完善，人才队伍建设及急诊医学专业人才培养也处于起步阶段。

3. 第三阶段　急诊医学专业逐步形成，急诊急救资源逐步开始全面整合，急诊急救流程全面优化，急诊医学体系的建设也趋于成熟。急诊医学也被纳入到医学院校本科教学课程中，国家急诊住院医师规范化培训基地逐步建立，为急诊医学专业人才的培养提供保证。急诊医学科也真正意义上成为跨学科、综合性强的临床专业科室。

经过30余年的发展，我国急诊医学发展迅速，但也同时面临诸多问题亟待解决（如急诊医疗资源分布不均衡、急诊医学人才短缺等），这在基层急诊医疗体系中尤为突出。急诊医学科的规范化建设依然任重而道远，需要更多的努力来更进一步促进急诊医学的全方位发展。

二、急诊医学的概念

急诊医学是以评估、处理、治疗和预防不可预测疾病、创伤为主的医学专业，涵盖院前急救、院内急救、灾害救援、急危重症病人监护等领域，研究内容包括病人的转运、分诊、评估、稳定病情、诊断、治疗、预防决策以及急诊教学、科研、管理等，是一门独立的、跨多个临床专业的临床医学二级学科。除此之外，急诊还担负着突发公共卫生事件及灾难事故的紧急医学救援任务，急救指挥，急救知识的培训与普及，各种重要会议、赛事、重要人物、重大集会的应急保障等工作。急诊医学与其他临床科室最主要的区别在于它始终面对的都是急危重症病人，强调时效性。大多数情况下，急诊的评估、诊断与救治措施是同步进行的，要求在最短的时间内，通过最有效的方法来救治病人，为病人后期诊治赢得时间。同时，急诊医学科也是医院的"窗口"科室之一，急诊能力的高低在一定程度上也反映了医院总体管理和医疗水平。

"急诊医学"和"急救医学"往往容易被混淆，二者在概念上存在一定不同。急诊医学更强调的是对各种急危重症、急性症状、疾病等的评估、急诊处理、治疗和预防的医疗体系，其核心概念为评估、抢救、诊断和治疗。而急救医学的含义则更侧重于对急性创伤、灾害事件、院前等的急救措施，除此之外还包括急救车辆、急救人员、通信设备、现场救援、转运等的实施与管理，其核心概念为急救过程中的急救措施和组织管理。但无论是"急诊"还是"急救"，其设计的理论和实践均有相互交叉、重叠，均为急诊医学的范畴之一。

早期的急诊医疗服务模式为仅为院内急诊分流，急诊病人由各专业科室医生到急诊室处置病人。随着社会的发展，人们对急救医疗服务的需求也不断增加，急诊医疗体系（emergency medical service system，EMSS）也随之出现。EMSS 在概念上强调急诊的即刻性、连续性、层次性和系统性，其不仅对急诊的时效性做出了要求，同时也要求对急诊病人救治的"一体化"救治，即院前急救、院内急诊急救、重症监护三位一体的模式。急诊科在 EMSS 系统中承担的主要任务包括：①对各种急诊症状进行病情评估、诊断和鉴别诊断。②对各专科急性疾病或慢性疾病急性发作进行病情评估及诊治。③抢救威胁生命情况，如心搏骤停、急性中毒、休克、多发伤、多器官功能障碍综合征等。④对各种急症、急性疾病及急性创伤等给予初步的救治措施。

三、急诊医学科的设置

（一）院前急救

院前急救有广义与狭义之分，广义的院前急救是指由医务人员、现场群众或目击者对伤病员进行的初步急救；狭义的院前急救则是指由通讯、运输和医疗这三个要素构成的专业急救医疗机构，在伤病员达到医院前进行的急救处置措施，包括现场急救和转运途中的监护。院前急救的主要任务包括：

1. 现场急救　包括病情的初步评估（ABC，A：Airway；B：Breathing；C：Circulation）、必要的急救措施（如心肺复苏、呼吸支持等），外伤病人的止血、包扎、固定、搬运等。

2. 途中救护 包括转运途中的监护,根据病情需要给予必要的治疗措施等。目的是维持病人生命体征的稳定,防止病人病情恶化,安全转运。

（二）院内急诊急救

院内急诊急救是院前急救工作的延续,也是医院急危重症病人救治的第一站,承担着24h不间断的各类急危重症病人的救治任务,是EMSS中重要的一个环节。院内急诊的医疗服务质量直接影响到EMSS对病人救治的最终效果。

1. 急诊急救的三区四级 急诊就诊病人的病情严重程度不一,绝大部分为普通急诊,部分病人为危重症病人,还有相当大一部分病人实际上为非急诊病人。将急诊病人按照病情轻重程度进行分级救治和分区域诊疗是有效优化急诊医疗资源分配,保障急诊病人医疗安全的重要方法之一。2011年卫生部《急诊病人病情分级指导原则(征求意见稿)》要求按"三区四级"来处置急诊病人,为急诊病人的分级救治及分区域救治提供了良好的指导原则。新型冠状病毒肺炎等传染病防控给急诊带来了更多的挑战。由于急诊就诊中发热病人比例较大,而发热门诊的设置并不能满足危重症发热病人的就诊的需求,因此一些医院探索急诊科与发热门诊一体化运行,或是在急诊科内设置感染隔离区的模式,也是应对疫情的有效举措。

（1）三区:将急诊科就诊区域划分为ABC三个区域,即红区、黄区和绿区。①红区(A区):抢救监护区,适用于1级和2级病人处置;②黄区(B区):密切观察诊疗区,适用于3级病人,原则上按照时间顺序处置病人,当出现病情变化或分诊护士认为有必要时可考虑提前应诊,病情恶化的病人应被立即送入红区;③绿区(C区):4级病人诊疗区。

（2）四级:根据病情将病人分为4个级别(表3-1)。①1级:濒危病人,病情可能随时危及病人生命,须立即采取挽救生命的干预措施,急诊科应合理分配人力和医疗资源进行抢救。临床上出现下列情况要考虑为濒危病人:气管插管病人、无呼吸/无脉搏病人、急性意识障碍病人,以及其他需要采取挽救生命干预措施病人,这类病人应立即送入急诊抢救室。②2级:危重病人,病情有可能在短时间内进展至1级,或可能导致严重致残者,应尽快安排接诊,并给予病人相应处置及治疗。病人来诊时呼吸循环状况尚稳定,但其症状的严重性需要很早就引起重视,病人有可能发展为1级,如急性意识模糊/定向力障碍、复合伤、心绞痛等。急诊科需要立即给这类病人提供平车和必要的监护设备。严重影响病人自身舒适感的主诉,如严重疼痛,也属于该级别。③3级:急症病人,病人目前明确没有在短时间内危及生命或严重致残的征象,应在一定的时间段内安排病人就诊。病人病情进展为严重疾病和出现严重并发症的可能性很低,也无严重影响病人舒适性的不适,但需要急诊处理缓解病人症状。在留观和候诊过程中出现生命体征异常者,病情分级应考虑上调一级。④4级:非急症病人,病人目前没有急性发病症状,无或很少不适主诉,且临床判断需要很少急诊医疗资源(≤1个)(表3-2)的病人。如需要急诊医疗资源≥2个,病情分级上调1级,定为3级。

表3-1 急诊病人病情分级

级别	标准	
	病情严重程度	需要急诊医疗资源数量
1级	濒危病人	—
2级	危重病人	—
3级	急症病人	≥2
4级	非急症病人	0~1

注:"需要急诊医疗资源数量"是急诊病人病情分级补充依据,如临床判断病人为"非急症病人"(4级),但病人病情复杂,需要占用2个或2个以上急诊医疗资源,则病人病情分级定为3级。即3级病人包括:急症病人和需要急诊医疗资源≥2个的"非急症病人";4级病人指"非急症病人",且所需急诊医疗资源≤1。

表 3-2　列入急诊病人病情分级的医疗资源

列入急诊分级的资源	不列入急诊分级的资源
实验室检查（血和尿）	病史查体（不包括专科查体）
ECG、X 线、CT/MRI/ 超声、血管造影	POCT（床旁快速检测）
建立静脉通路补液	输生理盐水或肝素封管
静脉注射、肌内注射、雾化治疗	口服药物、处方再配
专科会诊	电话咨询细菌室、检验室
简单操作（$n=1$），如导尿、撕裂伤修补 复杂操作（$n=2$），如镇静镇痛	简单伤口处理，如绷带、吊带、夹板等

2. 急诊急救的仪器设备　急诊科配备的仪器设备应满足急诊病人的需求,仪器设备的完好率应到达 100%,摆放合理,管理有序。急诊检验、放射（X 线、CT 等）、B 超等均应与急诊科临近同一平面上,便于急诊病人的检查。急诊科仪器设备的配置基本标准见表 3-3。

表 3-3　急诊科仪器设备的配置基本标准

类别	设备
仪器设备	心电图机、心脏起搏 / 除颤仪、心脏复苏仪、简易呼吸器、呼吸机、心电监护仪、负压吸引器（有中心负压吸引可不配备）、给氧设备（中心供氧的急诊科可配备便携式氧气瓶）、洗胃机。三级综合医院还应配备便携式超声仪和床旁 X 线机。有需求的医院还可以配备血液净化设备和快速床旁检验设备
急救器械	一般急救搬动、转运器械,各种基本手术器械

（三）急诊重症监护病房

危重症病人在所有急诊病人中占据了很大一部分比例,对此类病人的救治能力是急诊综合救治能力的体现。危重症监护（critical care）是急诊医疗体系的重要部分,是提高急诊院内抢救成功率的关键因素之一。在国外发达国家医院中虽未设置独立的急诊危重症监护室,但在急诊区域内设置有功能完备的抢救和监护区域,能够进行生命及器官功能支持。我国目前医疗资源分布不均衡,急诊医学的特点也与国外有所不同,相当多的急危重症病人因各种原因（如病人病情复杂、病情过重专科无法收住、病情危重不能搬动或转运等）在急诊科长时间停留,并难以第一时间收入院。急诊重症监护病房（emergency intensive care unit, EICU）的建立则很好地解决了以上问题。2009 年卫生部发布的《急诊科建设与管理指南（试行）》中明确指出,三级综合医院和有条件的二级综合医院应当设立急诊重症监护室。目前我国较大的综合医院急诊科及部分发展较好的县级医院急诊科已陆续建立了EICU。经过多年的发展与实践,EICU 不论在急诊危重症病人救治方面,还是在急诊人才培养方面都发挥了重大作用。

四、急诊医学的专业特点

急诊医学无论是在专业还是工作特点上,均与其他临床专业有很大的不同。急诊医学更强调疾病的时效性,对病人的处置更注重于先稳定病情再寻找病因、治疗病因,对病人的诊疗也更离不开团队协作。而急诊病人的不确定性、特殊性也决定了急诊工作的可控性差、可变性大、变化急骤、时间性强、随机性大、疾病谱广、救治难度高、医疗安全隐患多等特点。

（一）急诊医学的特点

1. 整体性和大局观　这是急诊医学与其他二级临床学科的重要区别。随着医学科学的不断进步，医院各专科分科越来越细，专科所研究的领域逐渐趋向于人体的各个系统、器官以及精细化治疗。这种专业划分模式的优势是相关领域内的医务人员对专业内疾病的认识更为深刻更为专业。在病人罹患单一疾病而又无其他系统并发症时，此模式无疑是最好的。然而，临床上许多病人往往都存在多系统、多器官功能的问题，此时该模式的弊端则显露无遗：忽略了人的整体性，忽略或不能很好地处理病人的多系统问题。而急诊医学则将人体各系统视为一个整体，更多的是从整体治疗的角度去考虑单个器官、系统的治疗问题。除此之外，其他学科的业务范围都局限于院内，而急诊医学的服务范围不只局限于院内，还涵盖了院前急救、灾害急救、各种保障任务等，具有一定的"社会属性"。

2. 急诊医学的时效性　急诊医学最为突出的特点之一为强烈的时效性，无论是在院前还是在院内，各种急危重症病人的救治都存在一个"黄金时间"，在"黄金时间"内给予恰当的救治，可以最大程度降低病人的病死率。如急性心肌梗死病人，在溶栓、经皮冠状动脉介入治疗（percutaneous coronary intervention, PCI）的时间窗内尽早干预则可明显降低此类病人的病死率；需急诊手术的病人，随着开始手术的时间延长，不良预后及死亡的风险也成倍提高；严重创伤病人抢救的黄金时间为伤后数分钟到数小时，随着抢救时间的延长，病人的病死率将大幅度提高。因此，对于急诊医学来说，"时间就是生命"，所有的急诊医务工作者都应掌握时间窗的理念，抓住疾病救治的"黄金时间"，提高抢救成功率。

3. 急诊医学的临床思维　与其他专科既有相同点但也存在着较大的差异性。其他专科在接诊病人时往往先明确病人的病因，然后再针对病因进行治疗，这种临床思维可以被形容为"先瞄准后开枪"，"瞄准"是指寻找病因，"开枪"是指病因治疗。急诊医学所涉及的领域较广，常面临大量急诊病人，在有限的时间、病历资料不完备及病因诊断不明确下需做出快速合理的处置措施。这要求急诊医生首先要针对病人存在的危急情况给予快速恰当的干预，在抢救生命的同时寻找病因，然后再针对病因进行确定性的治疗，这种逆向的临床思维可以被形容为"先开枪后瞄准"，"先开枪"是指对病人存在的危急情况进行抢救治疗，"后瞄准"是指对病因的治疗。实际上这就是急诊的"降阶梯"思维，所谓急诊的"降阶梯"思维是指在急诊诊疗过程中，遵循从严重疾病到一般疾病，从迅速致命疾病到非致命性疾病依次鉴别诊断治疗的思维方式。采用"降阶梯"思维的目的有两个，一是确保病人的生命安全，二是提高医疗质量，减少误诊漏诊。

4. 急诊的团队协作　急诊病人往往涉及多系统、多器官的损害，需要和多个科室、部门协作来处理病人存在的问题，这就需要急诊医生具有很强的团队协作精神。部分急危重症及时间窗疾病也需要通过多个科室、部门来协同处置来缩短疾病的救治时间，优化救治的流程，如急性胸痛、脑卒中等。为进一步改善医疗服务，近年来，国家各相关部门也陆续印发了胸痛中心、卒中中心、创伤中心、危重孕产妇救治中心、危重儿童和新生儿救治中心"五大中心"的建设与管理指导文件，并对基于"五大中心"的急危重症病人救治体系提出新要求。这些中心的建立在很大程度上缩短了所涉及疾病的救治时间，提高了相应疾病的救治质量及救治成功率。对于非"五大中心"的疑难危重症，多学科诊疗（multi-disciplinary treatment, MDT）模式则是有效诊断和治疗此类病人的方法之一。该模式是通过多个学科的专家针对某一种或某一系统疾病的病例进行讨论，在综合各学科专家意见的基础上确定诊断并制订出最佳诊疗模式，从而避免漏诊和误诊，提高医疗质量。除此之外，急诊的各种操作也往往需要团队协作来完成，如心肺复苏术、气管插管等，单人操作不仅效率低下，同时也难以达到良好的救治效果。在各种灾害、突发公共卫生事件救援上，急诊医务人员需要做的不仅仅是针对伤病员的救治，还需要与行政职能部门、消防、公安、疾病预防控制等相关部门的人员协作才能最大程度完成救援任务。

（二）急诊工作的特点

1. 可控性差、随机性大　一般而言，急诊科单位时间内就诊病人的数量、病种、危重症程度等均难以预测，各种群死群伤等突发公共卫生事件的不确定因素较多，这要求急诊医生需要具备良好的随机应变能力，掌握过硬的急救能力，这样才能做到"有备无患、防患于未然"。

2. 变化急骤　急诊病人病情变化往往较快，这不仅要求急诊医生对病人的病情有一定的评估、预判能力，也需要急诊医生具备良好的观察能力，还需要在急诊医生具备在病人病情变化时能及时应变能力，这样才能在病人病情发生变化时及时给予有效处置，避免病人病情恶化或死亡。

3. 疾病谱广　急诊医生面对的是各式各样的病人，任何病症都有可能出现在急诊。因此，急诊医生不仅需要了解各个专科的常见病，做到"一专多能"，还要与各个专科有良好的协作，这样才能最大程度地保证正常医疗工作的开展。

4. 救治难度高　急诊危重症病人较多，部分病人存在多系统、多器官损害，病情复杂，短时间内确诊难度较高，救治难度高。因此，急诊医生需具备良好的临床思维，善于发现问题，从错综复杂的病情中寻找"蛛丝马迹"，善于抓住并处理主要矛盾。

5. 社会与人文问题　除正常急诊病人的接诊外，急诊也常常会接诊到"三无"病人（无身份、无家属、无支付能力）及存在一些社会问题的人群（如有家属但无人管、醉酒、存在家庭纠纷及矛盾、自杀的病人等），此类病人不仅要求急诊医生具备对疾病的诊治能力，还要求急诊医生具备一定处理此类社会问题的能力，如与医院职能部门的沟通、汇报，与公安部门的联系等。

6. 医疗安全隐患多　急诊环境的特殊性决定了急诊医疗安全隐患多，有统计显示，与急诊相关的医疗投诉及纠纷案例占据所有医疗投诉及纠纷案例的 40% 以上。而这些医疗投诉和纠纷多数情况下是可以避免的，医生需要具备以下能力：①过硬的专业理论知识、急救技能、临床经验以及系统的急救流程和措施。②责任心强，有高度的敬业精神、使命感，对病人负责任的态度。③善于与病人及家属沟通。④对待病人及家属有耐心，有良好的态度。⑤纠纷防范的意识。实践证明，良好的职业素养、诊疗质量、服务态度能显著减少医疗纠纷的发生。

总之，急诊医学在中国发展了近 40 年，虽然已经取得了长足的进步，但在学科顶层设计和医、教、研发展方面，都需要一代又一代急诊人进一步探索和拼搏，让急诊医学为健康中国发挥更大的作用。另外急诊医学的特殊性决定了急诊医生不仅要具备高尚的医德、过硬的专业技能，还需要具备良好的人文素养，才能胜任急诊工作。

（杨立山）

第四章　常见急症的识别

急诊症状学是急诊医学的重要组成部分，与慢性疾病的临床症状不同的是，急诊病人的临床症状表现的程度往往更为剧烈，来势凶猛、病情变化迅速。导致急诊症状的原发病可能是致命性疾病，延迟诊治、漏诊、误诊可能会导致病情迅速恶化，甚至危及生命。这要求医生在接诊病人时应迅速抓住或排除可能威胁病人生命的最主要问题，先给予适当的抢救治疗措施，在抢救治疗同时进行检查或边处理边检查。缜密的临床思维、良好的逻辑分析和判断能力是急诊医生应具备的基本素质，而对急症的掌握则是基础。

第一节　急　性　发　热

一、概述

发热（fever）是机体在致热原（pyrogen）的作用下或由各种病因导致体温调节中枢功能障碍，体温超出正常范围，是急诊中最常见的症状之一。一般情况下，当腋下、口腔或直肠内温度分别超过37℃、37.3℃和37.6℃，并且24h内温度差波动在1℃以上时才认为发热。需要注意的是精神紧张、剧烈运动、妇女月经前期和妊娠期，都可能会出现一些体温升高现象，但一般体温波动范围不超过1℃，属于生理变化。发热是对疾病的一种病理反应而不是一种疾病。发热一般不会对机体造成损害，但在超高热或过高热时若不及时处理，可能会导致脑、心、肾等重要脏器损伤，甚至危及生命。大多数发热性疾病预后良好，部分发热性疾病可能由严重的感染导致，老年或伴有慢性基础性疾病的病人为严重疾病的高危人群，在发热的诊疗过程中应引起足够的重视。

二、病因和发病机制

（一）发热的病因

可引起发热的疾病种类繁多，病因复杂，大多数情况下，发热仅仅为疾病的伴随症状，但在少数情况下也可能是疾病的唯一症状。临床上根据发热的病因可分为感染性与非感染性两大类，以前者多见。

1. 感染性发热　为临床上引起发热最主要的病因，以细菌感染占多数，病毒感染次之。不同病原体感染导致的疾病种类见表4-1。

表4-1　不同病原体感染导致的疾病

病原体	疾病
病毒性感染	流行性感冒、病毒性上呼吸道感染、病毒性肝炎、病毒性脑炎、脊髓灰质炎、传染性单核细胞增多症、流行性出血热、传染性淋巴细胞增多症、麻疹、风疹、流行性腮腺炎、淋巴细胞脉络丛脑膜炎、全身性巨细胞病毒感染、登革热、严重急性呼吸综合征（SARS）、新型冠状病毒（COVID-19）肺炎、人禽流行性感冒等

续表

病原体	疾病
细菌性感染	局灶性感染（如蜂窝织炎、脓肿）、脓毒症、结核病、伤寒、副伤寒、细菌性心内膜炎、猩红热、白喉、大叶性肺炎、军团菌病、急性细菌性痢疾、细菌性脑膜炎、胸膜炎、心包炎、急性细菌性腹膜炎、丹毒、炭疽、人感染猪链球菌病等
真菌感染	如隐球菌病、念珠菌病、曲菌病等
其他非典型病原体及特殊病原体感染	如支原体及衣原体肺炎、斑疹伤寒、恙虫病、钩端螺旋体病、回归热、鼠咬热、莱姆病、疟疾、阿米巴肝脓肿、血吸虫病等

2. 非感染性发热 病因多、发病机制复杂、病程多较长、临床表现及实验室检查多样，往往不易诊断，也容易漏诊误诊。非感染性发热的疾病种类见表4-2。

表 4-2 非感染性发热的疾病种类

类型	疾病
结缔组织病	风湿病、系统性红斑狼疮、类风湿关节炎等。
恶性肿瘤	淋巴瘤、白血病、癌肿等
变态反应与过敏性疾病	药物热、输血输液反应、血清病、注射异种蛋白等，一般只引起短期发热
吸收热	严重创伤、手术后组织损伤、出血、烧伤等无菌性坏死物质的吸收所致的无菌性炎症
中枢神经性发热	可致体温调节中枢直接受损的疾病，如中暑、重度催眠药中毒、脑出血等，高热而无汗是这类发热的特点
自主神经功能紊乱	
生理性低热	精神紧张、剧烈运动后均可出现低热；月经前及妊娠初期也可有低热现象
原发性低热	由于自主神经功能紊乱所致的体温调节障碍或体质异常，低热可持续数月甚至数年之久，热型较规则，体温波动范围较小，多在0.5℃以内
感染后低热	由于病毒、细菌、原虫等感染致发热后，低热不退，而原有感染已愈，此系体温调节功能尚未恢复正常所致
内分泌与代谢疾病	甲状腺功能亢进、重度脱水等
产热过多	甲状腺功能亢进、癫痫持续状态等
散热障碍	广泛性皮炎、先天性汗腺缺乏症、严重银屑病等。
其他原因不明的疾病	结节病、坏死肉芽肿、脂膜炎等

（二）发热机制

正常人的体温受下丘脑体温调节中枢所调控，在神经、体液因素的调节下产热和散热过程保持动态平衡，使体温保持在相对恒定的范围内。目前生理学上采用体温调定点（set point，SP）学说来解释体温调节中枢对体温的调节作用：机体在致热原作用或体温调节中枢功能障碍时，体温调定点上移，机体产热过多或散热过少，继而出现发热。

1. 致热原导致的发热

（1）外源性致热原（exogenous pyrogen）：包括各种微生物病原体的毒素及其代谢产物。外源性致热原多为大分子物质，不能通过血-脑屏障直接作用于体温调节中枢，而是通过激活宿主细胞（血液中的中性粒细胞、嗜酸性粒细胞和单核-吞噬细胞系统），使其产生并释放内源性致热原而引起发热。

（2）内源性致热原（endogenous pyrogen）：又称白细胞致热原（leukocytic pyrogen），包括白细胞

介素（interleukin，IL）（如 IL-1、IL-2、IL-6 等）、肿瘤坏死因子（tumor necrosis factor，TNF）和干扰素等，可通过血 - 脑脊液屏障直接作用于体温调节中枢，使调定点上移，使骨骼肌收缩（临床表现为寒战），产热增多。另一方面可通过交感神经使皮肤血管及竖毛肌收缩，停止排汗，散热减少。最终通过这一综合调节作用使产热大于散热进而引起发热。

2. 体温调节中枢功能障碍及产热、散热障碍

（1）体温调节中枢功能障碍：①功能性发热。为自主神经功能紊乱，影响正常的体温调节过程所致，多为低热，常伴有自主神经功能紊乱的其他表现。②中枢性发热。如中暑、脑外伤、脑出血等，可直接损害体温调节中枢，致使其功能失常而引起发热。由于下丘脑损伤而丧失体温调节能力，此时可能会有高热及超高热。

（2）引起产热过多的疾病：如癫痫持续状态、甲状腺功能亢进症等，多持续不久。

（3）引起散热减少的疾病：如广泛性皮肤病导致散热功能障碍，心力衰竭时由于皮肤水肿而导致散热障碍等。

三、临床表现

发热的临床表现多种多样，此处主要从发热的临床分期、热度、热程、热型、伴随症状等方面予以介绍。

（一）临床分期

1. 体温上升期　该期机体产热大于散热，主要表现为全身不适感、疲乏无力、肌肉酸痛、皮肤苍白、畏寒或寒战等症状，有以下两种类型。

（1）骤升型：体温在数小时内达 39~40℃以上，常伴有寒战，小儿易发生惊厥。见于大叶性肺炎、脓毒症、急性上呼吸道感染、疟疾、急性肾盂肾炎等。

（2）缓升型：体温逐渐上升，在数日内达高峰，多不伴寒战，如伤寒、结核病、布鲁氏菌病等所致的发热。

2. 高热期　体温上升达高峰之后保持一定时间，机体产热与散热过程保持相对平衡，持续时间的长短可因病因不同而有差异。如疟疾可持续数小时，大叶性肺炎、流行性感冒可持续数天，伤寒则可为数周。

3. 体温下降期　经过适当的治疗，机体的防御功能逐步恢复，机体散热大于产热，使体温降至正常水平。

（1）体温骤降：体温于数小时内迅速下降至正常，有时可略低于正常，常伴有大汗淋漓，常见于疟疾、急性肾盂肾炎、大叶性肺炎及输液反应等。

（2）体温渐降：体温在数天内逐渐降至正常，如伤寒、风湿热等。

（二）热度

不同的疾病发热程度往往不同，发热程度的高低对疾病具有一定的提示作用，也是决定是否降温治疗的一个参考依据。通常发热的程度分为 4 级：低热、中度发热、高热和超高热。

低热：37.4~38℃。

中度发热：38.1~39℃。

高热：39.1~41℃。

超高热或过高热：41℃以上。

（三）热程

指发热病程时间的长短，包括急性发热和长期发热，急性发热在急诊最为常见。

1. 急性发热　病程在 2 周以内，以感染性疾病最为常见。

2. 长期发热　指体温升高持续 2~3 周，包括病因明确的慢性发热与长期不明原因发热（fever of

unknown origin, FUO）。FUO 指发热持续 3 周以上，体温超过 38.5℃，诊断不能明确者。在 FUO 中以感染、肿瘤和结缔组织病较多见，其中又以感染性疾病多见，有近 10% 的病人最终不能明确病因。

（四）热型

是指将不同时间测得的体温数值分别记录在体温单上，并将体温数值点连接成体温曲线，该曲线的形态称为热型，主要包括以下几种。

1. 稽留热 是指体温恒定地维持在 39~40℃ 的高水平，达数天或数周，24h 内体温波动范围不超过 1℃，常见于大叶性肺炎、斑疹伤寒及伤寒高热期。

2. 弛张热 又称为脓毒症热型，体温在 24h 内波动范围超过 2℃，但都在正常水平以上。常见于脓毒症、风湿热、重症肺结核及化脓性炎症等。

3. 间歇热 体温骤升达高峰后持续数小时，又迅速降至正常水平，无热期（间歇期）可持续一至数天，如此高热期与无热期反复交替出现，常见于疟疾、急性肾盂肾炎等。

4. 波状热 体温逐渐升高达 39℃ 或以上，数天后又逐渐下降至正常水平，数天后又逐渐升高，如此反复多次，常见于布鲁氏菌病、恶性淋巴瘤等。

5. 回归热 体温急骤上升至 39℃ 或以上，持续数天后又骤然下降至正常水平。高热期与无热期各持续若干天后规律性交替 1 次。可见于回归热、霍奇金（Hodgkin）病等。

6. 不规则热 发热的体温曲线无一定规律，见于结核病、风湿热、感染性心内膜炎等。

应注意的是，目前由于抗生素的广泛应用（包括滥用）及早期应用解热药、肾上腺皮质激素等，上述典型热型已不常见。此外，热型也与机体反应性有关，年老体弱者由于反应性差，即使化脓性细菌感染也常无寒战、高热，而表现为低热甚至不发热。因此，热型的判断对发热的诊断价值限制较多，现已不作为发热原因诊断的主要方法。

（五）伴随症状

发热常见的伴随症状有心动过速、呼吸急促等。急性感染性疾病引起的发热常伴有定位症状，对疾病的诊断有一定提示作用，老年人神志改变可能是重症感染的唯一临床表现。常见的发热伴随症状如下。

1. 发热伴有寒战常见于大叶性肺炎、脓毒症、急性肾盂肾炎、疟疾、钩端螺旋体病、药物热、急性溶血或输血反应等。

2. 发热伴有鼻塞、流涕、咽痛、咳嗽而一般情况良好者多为上呼吸道感染。

3. 发热伴恶心、呕吐、腹痛、腹泻者，则应多考虑急性胃肠道炎症。

4. 发热伴黄疸、右上腹痛则应考虑胆道感染。

5. 发热伴有腰痛、尿频、尿急、尿痛者多为泌尿系统感染。

6. 发热伴意识障碍、头痛和抽搐者，则应考虑中枢神经系统感染。

7. 发热伴多系统症状者，则应除外脓毒症或全身性感染。

8. 发热伴皮肤出血点、瘀斑或多部位出血可见于某些血液病、重症感染及某些急性传染病。

9. 发热伴关节肿痛常见于脓毒症、猩红热、布鲁氏菌病、风湿热、结缔组织病、痛风等。

10. 发热伴皮疹常见于麻疹、猩红热、风疹、水痘、斑疹伤寒、风湿热、结缔组织病、药物热等。

四、体征

发热病人并无特异性体征，其表现出来的体征多为原发病所致，对原发病的诊断具有一定的提示价值。

1. 面容 一般急性感染多呈急热面容。伤寒、副伤寒者呈"伤寒面容"；血液系统疾病常因贫血而面色苍白；活动性红斑狼疮可有面部蝶形红斑；流行性出血热、斑疹伤寒可呈醉汉样面容。

2. 皮肤　应注意有无皮疹及出血点，一些急性发疹性传染病如猩红热、登革热、伤寒等均有特征性皮疹。

3. 淋巴结　局部淋巴结肿大常提示局部有急性炎症，全身性淋巴结肿大是原发性淋巴组织病变或全身性感染的病征。

4. 中枢神经系统　出现发热伴脑膜刺激征或中枢神经系统损害征象时常提示为颅内病变。

5. 胸部体征　如闻及肺部干湿性啰音时，应考虑肺炎、胸膜炎等呼吸系统疾病；发热伴有心脏杂音，尤其是原有器质性心脏病者心脏杂音发生明显改变时，应考虑感染性心内膜炎可能；发热伴心包摩擦音或出现心包积液特有体征时，常提示心包炎。

6. 腹部体征　腹部出现压痛及反跳痛、腹肌紧张时应考虑空腔脏器穿孔、腹膜炎、胰腺炎可能；发热并右上腹叩击痛应考虑肝脏病变；墨菲征阳性时，应考虑胆囊病变；脾大常见于脓毒症、伤寒、疟疾、黑热病、布鲁氏菌病、血吸虫病、恶性组织细胞病、白血病等。

7. 泌尿系统　发热伴肾区叩击痛、压痛时应考虑肾盂肾炎、肾周围炎、泌尿系结石导致的感染或肾周脓肿等。

8. 关节肿痛　单侧关节肿痛合并发热应考虑感染性关节炎可能，多关节肿痛常提示风湿性关节炎、系统性红斑狼疮等免疫性疾病。

9. 发热伴多器官损害体征　多为全身性疾病或脓毒症。

五、辅助检查

（一）血常规

1. 白细胞总数　①增高：多见于细菌性感染，尤其是化脓性细菌感染。在非细菌性炎症、应激及药物作用下，也可表现为白细胞总数增高。极度的白细胞增多见于白血病与类白血病反应。②正常：多提示为非细菌感染性疾病，但需要注意的是高龄及体弱者即使为化脓性细菌感染亦可表现为白细胞数总数正常。③降低：多见于病毒感染，严重的感染也可能因骨髓抑制而出现白细胞总数降低。此外，某些血液病如再生障碍性贫血、粒细胞缺乏症等白细胞数常明显降低。

2. 嗜酸性粒细胞　发热伴有显著的嗜酸性粒细胞增多，可见于急性血吸虫病、丝虫病、过敏性肺炎、热带性嗜酸性粒细胞增多症等。轻度嗜酸性粒细胞增多可见于猩红热、霍奇金病、多发性动脉炎、药物热等。嗜酸性粒细胞减少见于伤寒、副伤寒和应激状态。

3. 淋巴细胞　绝对性淋巴细胞增多，见于传染性单核细胞增多症、传染性淋巴细胞增多症、百日咳、淋巴细胞性白血病及淋巴细胞类白血病反应等。相对性淋巴细胞增多，见于某些病毒性感染、伤寒、波状热、恶性组织细胞病、粒细胞缺乏症、再生障碍性贫血等。

4. 单核细胞计数　单核细胞增多见于某些细菌感染，如活动性结核、感染性心内膜炎、布鲁氏菌病等。

（二）尿常规

尿白细胞增高时常提示有泌尿系感染；轻度蛋白尿可见于所有的发热类疾病；出现显著蛋白尿并伴有血尿或脓尿时，应考虑泌尿系感染、肾结核、肾肿瘤等疾病。

（三）大便常规检查

大便常规检查对肠道感染性疾病诊断价值较大，有腹泻者应进行此项检查，显微镜下若能见到有关寄生虫卵或找到阿米巴，则有确诊价值。若粪内有红细胞、白细胞有助于对肠炎、痢疾的诊断。

（四）降钙素原

降钙素原为一种急性时相反应蛋白，在内毒素释放时明显增加，可作为细菌感染性疾病及其感染程度辅助判断的指标之一。

（五）病原学检查

1. 病原学培养　包括痰液、尿液、粪便、分泌物、血液、骨髓等标本的病原学培养,对感染性疾病诊断均具有决定性意义。

2. 病原的血清学检查　如呼吸道感染病原体 IgM 检测对病毒性肺炎（包括非典型肺炎）的诊断具有提示及指导意义;血浆 1,3-β-D 葡聚糖检测对深部真菌感染的诊断具有一定参考价值;乙肝、丙肝、人类免疫缺陷病毒等传染病血清学检测方法是诊断相应传染性疾病的重要方法。布氏杆菌凝集试验是诊断布鲁氏菌病的重要方法。

3. 其他相关病原学检查　如末梢血涂片是诊断疟原虫感染的重要方法;PCR、基因测序等新兴技术的应用为感染性疾病病原学检测提供了更多可供选择的方法。

（六）血沉及 C 反应蛋白

血沉及 C 反应蛋白均为非特异性的检查,在各类感染性或非感染性疾病伴有炎症时均有不同程度的增高。

（七）血清学检查

血清学检查对发热的诊断有一定价值,如肥达反应、外斐反应、钩端螺旋体病的凝集溶解试验、乙脑的补体结合试验、风湿病的抗链球菌溶血素 O 试验、系统性红斑狼疮的抗核抗体试验、补体、类风湿因子测定等。

（八）影像学检查

影像学检查包括 X 线、CT、MRI、造影等检查,可根据可疑的发热原因选做,如疑有心肺或支气管病变者可进行胸部 X 线或 CT 检查;泌尿道感染与肾肿瘤病人进行静脉肾盂造影检查;CT 与 MRI 对腹腔内脏病变的诊断有重要诊断价值。

（九）超声检查

对疑有渗出性心包炎和感染性心内膜炎病人,可行超声心动图检查。腹部超声检查适用于疑有腹腔内占位性病变、肝脓肿、胆道结石以及肾脓肿、泌尿系统结石等病人。

（十）活体组织检查

如淋巴结、肝穿刺活体组织检查。

（十一）正电子发射计算机 X 线断层扫描技术

在常规的辅助检查不能获得明确的线索时,可考虑行 X 线断层扫描技术（PET-CT）检查。PET-CT 不仅可进行全身扫描,还可同时提供病灶的功能改变和形态改变,很好地弥补了普通 CT 的不足。阳性 PET-CT 结果具有较好的病灶指向性意义,阴性结果对发热的诊断也有一定鉴别诊断的意义。

（十二）其他

疑有中枢神经系统感染者行脑脊液检查;疑有甲状腺功能亢进者行甲状腺功能检查;结核菌素试验（PPD 试验）、结核感染 T 细胞检测（T-SPOT.TB）为结核病的辅助检查;一些血清肿瘤标志物如 AFP、CEA、CA125、CA199 等对恶性肿瘤有辅助诊断意义;淋巴细胞免疫分析对一些导致免疫系统异常的疾病诊断可提供帮助。

六、诊断及鉴别诊断

（一）诊断

发热的病因多种多样,通过仔细询问病史、查体及辅助检查多可明确诊断。有少数病人,通过各种检查一时也难以做出病因诊断,这就需要继续密切观察病情变化或按可能性较大的病因进行诊断性治疗。发热的诊断流程见图 4-1。

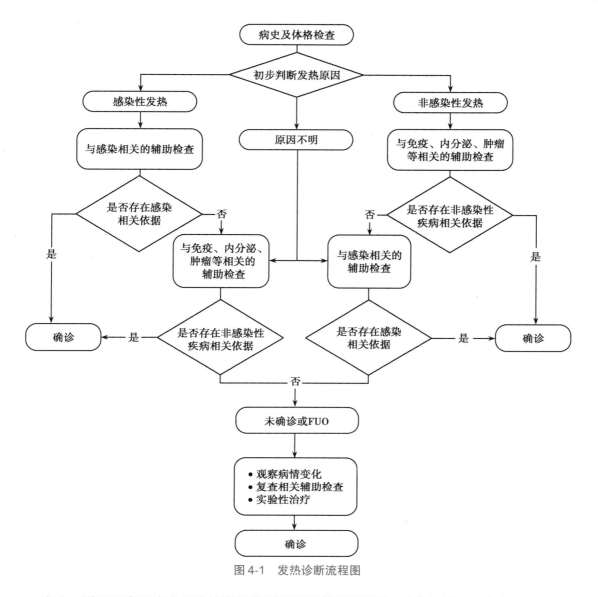

图 4-1　发热诊断流程图

1. 病史　详细可靠的病史能为诊断及鉴别诊断提供重要提示,要点包括以下内容。

(1)年龄、性别、职业。

(2)既往病史的详细回顾。

(3)手术史,注意询问有无置入物。

(4)平时的药物使用情况。

(5)有无传染病接触史,如是否到过疫区或接触过传染病病人。

(6)有无动物或昆虫接触史。

(7)有无可疑食物或毒物的摄入。

(8)本次起病的时间、季节、诱因、起病缓急情况、发热的病程、时间长短、热型等。

(9)发热的伴随症状,如有无畏寒、寒战、咳嗽等。

(10)患病以来的一般情况,如精神状态、食欲、体重改变等。

(11)诊疗经过,如辅助检查、拟诊、药物使用情况、疗效等。

2. 体格检查　对于发热的病人尤其是 FUO 病人,全面而细致的体格检查非常重要。根据病史中的伴随症状或相关辅助检查资料结果的询问,有的放矢地寻找"定位"线索。疾病的发展有其自身的时间规律,有些症状、体征是逐步显现出来的,因此反复的体格检查是非常必要的。

3. 辅助检查　实验室及相关辅助检查可补充病史与体格检查的不足,往往有重要的诊断与鉴别诊断意义。血培养应作为 FUO 的常规检查。其他检查要根据病史、体格检查及已行的相关检查结果有针对性地选择应用。

（二）鉴别诊断

发热为疾病的一个伴随症状,发热的鉴别诊断主要为发热的病因鉴别,大多数发热病人根据病史、临床症状及体征、相关辅助检查可明确病因,然而在临床实践中,以发热为主诉或唯一症状就诊者常鉴别诊断较为困难。

1. 发热类型的鉴别

（1）感染性发热:多存在与感染相关脏器的相关临床表现,体格检查亦可出现相应的体征。血常规及 PCT 检查可初步鉴别发热类型。

（2）非感染性发热:多起病缓慢,病程长,多无特异性的定位体征,单纯依靠病史及体格检查较难诊断。

2. 以发热为主诉或唯一症状的鉴别

（1）急性发热:多为感染性发热,尤以呼吸道、泌尿道和消化道感染最常见。一般而言,急性发热常伴有定位症状和体征,比较容易诊断。

（2）超高热:多见于体温调节中枢功能障碍,可见于以下原因。①中枢神经系统相关疾病;②中暑;③输血、输液污染引起严重致热原反应;④麻醉药引起的恶性高热;⑤脓毒症。

（3）长期不明原因发热:超过 90% 的 FUO 最终可找到病因,最常见的疾病是感染性疾病、恶性肿瘤与结缔组织疾病 3 大类。FUO 更多的是普通疾病的不常见表现,而不是少见疾病的常见表现。详尽的病史和仔细的体格检查是诊断 FUO 的关键,血培养、血涂片、骨髓及淋巴等活检和针对性的影像检查有重要的诊断意义。

（4）手术后发热:主要为吸收热和术后感染。①吸收热:一般在术后 6~8h 开始,为低热,持续 3~5 天可自行缓解。②术后感染:术后第 2 天发生的发热常常是由于肺不张所致,第 3~5 天发生的常为泌尿系统感染、肺炎和手术部位的感染,5 天以后发生的则要考虑伤口感染或脓肿。

（5）长期低热:系指低热持续 2 周以上者,根据病因可分为器质性与功能性 2 大类。

1）器质性低热:可能原因有①慢性感染;②结缔组织疾病;③内分泌系统疾病;④恶性肿瘤。

2）功能性低热:可能原因有①生理性低热。②神经性低热,多见于青年女性,长期低热可长达数月或数年。有些病人低热有季节性,出现于夏季,且每年如此。体温在一昼夜内波动幅度较小,常不超过 0.5℃,体温昼夜规律失常。神经功能性低热较常见,约占长期低热的 1/3,预后良好。③感染后低热。

（6）老年人的发热:老年人的感染症状和体征往往不典型,部分老年人可能无发热反应,在严重感染时,精神状态的改变或意识的改变可能为严重感染的首发或唯一症状。

七、治疗

（一）治疗原则

对于发热的治疗,最根本、最关键的是病因治疗。由于热型和热程变化可以反映病情变化,并可作为诊断、评价疗效和估计预后的重要参考,因此在体温≤39℃时一般无须降温干预,过于积极降温会干扰热型,影响诊断及治疗效果的评估。体温>39℃或高热持续时间过长可增加机体代谢率、引发过度免疫反应等多系统损害,此时应积极使用物理降温及药物降温的方法使核心体温降至 39℃以下。对于体温>41℃超高热,会损害神经系统,此时应迅速给予有效的降温措施。

（二）降温措施

1. 物理降温　一般可用冷毛巾湿敷额部，每 5~10min 更换 1 次，或用冰袋置于额、枕后、颈、腋和腹股沟处降温，或用 25%~50% 乙醇擦浴。对于高温中暑或过高热（41℃）可采用冰盐水灌肠、冰毯降温，或将病人置于冰水浴盆或空调病房内。

2. 药物降温　视发热程度可采用口服、直肠给药、肌内注射或静脉注射解热药物，常用的有对乙酰氨基酚、布洛芬、赖氨酸阿司匹林、阿司匹林、复方氨基比林、柴胡、吲哚美辛栓等。对于高热伴惊厥、谵妄者尚可应用冬眠合剂（如冬眠 I 号：氯丙嗪 50mg、异丙嗪 50mg、哌替啶 100mg，加入 5% 葡萄糖溶液 250mL 静脉滴注）。对于非感染性发热或感染性发热病人在有效的抗感染治疗前提下，若通过以上方法不能控制发热，可考虑予以糖皮质激素减轻炎症反应来达到控制发热的目的。因糖皮质激素副作用较多，在给予糖皮质激素前须充分权衡利弊。

3. 血管内热交换降温　是针对需要实施目标温度管理（如心肺复苏术后的亚低温治疗）、其他降温方式无效或需要快速降温而其他降温方式达不到治疗效果的一种降温措施，包括血管内灌注降温和血管内热交换降温 2 种方式。前者是通过快速、大量输注冷却液（晶体液）或自身血液来达到降温的目的，其缺陷是温度调节及维持较为烦琐、复杂，而且由于须快速、大量输注液体，对病人心、肺和肾功能影响较大，临床应用限制较大。后者是通过具有降温冷却作用的机器，通过把冷却液循环灌注到插入病人下腔静脉具有热交换作用的导管来实现降温。其优点在于降温作用快、效果明确、温度可控，但缺点是有创，且存在一定风险，需要特定的仪器设备来实现。

4. 连续性肾脏替代治疗（continuous renal replacement therapy，CRRT）　可通过外周管路以热辐射、热稀释等方法来实现降温的目的。由于 CRRT 为有创操作，且具有一定风险，因此不作为常规退热的方法，仅适用于一般降温方法无效或效果不理想的过高热的降温，尤其适用于合并肾功能衰竭的病人。

（三）诊断性治疗

当发热原因短时间难以明确，在不影响病情及后续治疗的情况下，可给予试验性治疗，若试验性治疗有效则提示可能为该疾病导致的发热，若试验性治疗无效则提示诊断错误，需停用试验性治疗药物，继续寻找发热原因。诊断性治疗宜选用特异性强、疗效确切且安全性大的治疗药物。

（四）其他措施

包括卧床休息，补液，维持水、电解质及酸碱平衡等对症治疗。对高热病人应加强护理，给予充足的易消化的食物，包括维生素，必要时可给予营养支持治疗。此外，高热惊厥或谵妄者也可酌情应用镇静药如苯巴比妥。

📖 **拓展知识：不明原因发热** ●

"发热待查"是急诊常见的"疑难杂症"，笼统代指"诊断不明确的发热"。最早于 1907 年出现相关概念，1961 年 Petersdorf 和 Beeson 正式提出发热待查的定义和分类，此后国际上开始逐渐使用"fever of unknown origin"进行统一描述，而这一概念在国内被译为"不明原因发热"及"发热待查"。在 2017 年《发热待查诊治专家共识》中建议统一将"fever of unknown origin"命名为"发热待查"并将其分为经典型发热待查、住院病人的发热待查、粒细胞缺乏病人的发热待查和 HIV 感染者的发热待查 4 类。其中经典型发热待查是指发热持续 3 周以上，口腔温度至少 3 次>38.3℃（或至少 3 次体温在 1d 内波动>1.2℃），经过至少 1 周在门诊或住院的系统全面的检查仍不能确诊的一组疾病；住院病人的发热待查是指病人入院时无发热，入院后发热超过 3d，口腔测体温至少 3 次>38.3℃（或至少 3 次体温 1d 内波动>1.2℃）；粒细胞缺乏病人的发热待查是指病人存在粒细胞缺乏，发热超过 3d，口腔测体温>38.3℃（或体温 1d 内波动>1.2℃），病原学培养结果阴性；

HIV 感染者的发热待查是指确诊 HIV 感染，住院病人发热超过 3d 或门诊病人发热超过 3 周，口腔测体温>38.3℃（或体温 1d 内波动>1.2℃）。

　　案例分析：男性病人，49 岁，农民，因"意识不清伴高热 2h"就诊。病人 8h 前在农地里劳作，2h 前逐渐出现大汗淋漓，随后逐渐出现神志不清，大小便失禁。旁人发现后立即将病人搬运至阴凉处并拨打 120 送至医院就诊。病人劳作当日天气闷热，气温 34℃左右。

　　入院后查体：T 40.8℃，P 150 次 /min，R 29 次 /min，BP 80/60mmHg，浅昏迷，烦躁不安，查体不合作。球结膜无水肿，双侧瞳孔等大、等圆，直径 0.3cm，对光反应灵敏。双侧鼻唇沟对称，口角无歪斜。颈软，无抵抗，颈静脉无怒张。双肺听诊呼吸音清，未闻及明显干湿性啰音。心率 150 次 /min，律齐，各瓣膜区未闻及病理性杂音。腹平软，肝、脾肋下未触及。四肢肌张力正常，病理征未引出。

　　辅助检查：头颅 CT：未见明显异常；心电图：窦性心动过速；快速血糖 12mmol/L；生化：血钠 145mmol/L；肌酐 110μmol/L；血气分析：pH 7.33，BE −4.6mmol/L，PaO_2 76mmHg。

　　1. 该病人高热应考虑是什么原因导致的？

　　根据病史，病人在高温、高湿环境下务农，随后出现大汗、意识不清。体格检查发现高热，体温 40.8℃，心率、呼吸增快，血压降低，辅助检查提示颅脑 CT 正常，血糖及肌酐增高。综合以上病史以及辅助检查，病人本次意识障碍的原因考虑为中暑所致。中暑时可出现中枢神经性高热，故而病人高热考虑为中暑所致。

　　2. 针对高热应如何进行处置？

　　对于中暑导致的高热病人，应在 30min 内尽快将病人核心温度降至 39.0℃以下，2h 内降至 38.5℃以下。可采用冰盐水灌肠、冰毯降温，或将病人置于冰水浴盆或空调病房内。降温方法的选择应因地制宜，可多种降温方法联用，如蒸发降温、冷水浸泡、冰盐水灌肠、冰毯降温等，如果上述降温效果不佳，可考虑血管内热交换降温等措施。

第二节　急性胸痛

一、概述

　　胸痛（chest pain）是急诊病人最为常见的就诊原因之一，是以胸痛为主要表现的一组异质性疾病群，主要由胸部疾病所致，少数为胸部之外疾病所致。导致胸痛的原因较多，多数为非致命性疾病。部分胸痛可能危及病人生命，此类胸痛被称为高危胸痛。对于高危胸痛，诊断和治疗的延迟是导致病人不良预后的主要因素之一。因此，对于急性胸痛病人，早期识别和处置，是避免高危胸痛病人出现严重不良后果的重要方法。

二、病因和发病机制

（一）病因

　　胸痛多为胸部疾病所致，少部分可由胸部外的脏器病变所致。常见的胸部疾病如下。

　　1. 胸部内脏器疾病　①心血管疾病：如心绞痛、急性心肌梗死、主动脉夹层、心包炎、心肌炎等。②肺源性疾病：如肺栓塞、胸膜炎、自发性气胸、肺癌、胸膜肿瘤等。③纵隔疾病：纵隔炎、膈疝等。

2. 胸壁组织疾病　如带状疱疹、肋间神经炎、肋骨骨折等。

3. 膈下脏器病变　如肝脓肿、膈下脓肿、脾梗死等。

4. 其他　如反流性食管炎、食管破裂、食管裂孔疝、过度换气综合征、痛风等。

（二）发病机制

心脏、肺、大血管和食管传入神经进入同一个胸背神经节,故而疼痛的定位与性质相同。由于脊髓后角神经节覆盖邻近的上下胸髓节段,因此胸痛上可波及颌部,下可波及腹部。躯体传入纤维与胸部内脏神经纤维突触共同位于脊髓后角神经节,由此可产生放射性疼痛。由于内脏神经纤维的特点,不同脏器疼痛的部位相近,特征类似,多表现为"烧灼样""针刺样""刀割样""压榨性"等。

三、临床表现

1. 发病年龄　青壮年胸痛多由自发性气胸、心肌炎、胸膜炎等引起;中老年人群急性冠脉综合征、肺栓塞、主动脉夹层、肺癌等疾病引起的胸痛多见。

2. 胸痛部位　多与相应区域脏器、组织病变有关。心绞痛与急性心肌梗死的胸痛常位于心前区、胸骨后或上腹部,常伴左肩及左臂内侧的放射痛,甚至可达无名指和小指,有时也可放射至左颈部、下颌、咽部;肺栓塞的胸痛多与呼吸有关,吸气时加重;夹层动脉瘤疼痛多位于胸背部,可向下放射至下腹部、腰部、腹股沟以及下肢;胸膜炎所致的胸痛常位于侧胸部;食管及纵隔病变引起的胸痛多在胸骨后;带状疱疹所致的胸痛沿一侧肋间神经分布,与水泡分布的位置相同,常为剧痛;肝胆疾病或膈下疾病可引起右下胸部疼痛。

3. 胸痛性质　胸痛的程度和疼痛的性质多样。带状疱疹呈刀割样或烧灼样剧痛;食管炎多为胸骨后烧灼样疼痛;肋间神经痛为阵发性灼痛或刺痛;心绞痛呈压榨样;心肌梗死则疼痛更为剧烈并有濒死感;主动脉夹层多为撕裂样疼痛。

4. 胸痛持续时间　心绞痛持续时间较短;心肌梗死持续时间长且不宜缓解;肺栓塞、炎症、肿瘤、带状疱疹等所致疼痛呈持续性;肋间神经痛、平滑肌痉挛或血管狭窄所致缺血导致的疼痛为阵发性。

5. 伴随症状

（1）伴咳嗽、咳痰:多见于气管、支气管、肺炎等肺部疾病。

（2）伴呼吸困难:常见于肺部病变,如肺炎、肺栓塞、气胸等,常提示肺部病变严重或病变范围较大。

（3）伴咯血:主要见于肺栓塞、肺癌。

（4）伴发热:多提示可能为感染性疾病,如肺炎、肝脓肿、膈下脓肿等。

（5）伴休克:多见于急性心肌梗死、夹层动脉瘤破裂、肺栓塞等。

（6）伴吞咽困难:多提示食管疾病,如反流性食管炎等。

6. 影响胸痛的因素　心绞痛可在劳累、精神紧张时诱发,休息或含服硝酸甘油可缓解;肺栓塞、肋骨骨折、胸膜炎及心包炎等导致的胸痛可因咳嗽、用力呼吸而加重;反流性食管炎在饱餐后出现,仰卧或俯卧位时加重,服用抑酸剂或胃肠动力药后可减轻或消失。

四、辅助检查

1. 血常规　在细菌感染性疾病时,白细胞、中性粒细胞比值常不同程度地增高。

2. 心肌损伤标志物　主要包括心肌肌钙蛋白、肌酸激酶同工酶和肌红蛋白。在心肌损伤时,心肌损伤标志物会不同程度地增高,如急性心肌梗死。

3. D- 二聚体　特异性较差,在肺栓塞时 D- 二聚体会有不同程度的增高,在创伤、肿瘤、炎症时也会增高。

4. 脑钠肽　在心力衰竭的诊断、预后评价上具有重要价值,在急性胸痛的鉴别诊断、危险分层等方面也具有重要作用。

5. 动脉血气分析　主要用于评估胸痛病人病情的严重程度,$PaO_2<60mmHg$ 时提示有呼吸功能衰竭。血乳酸水平的高低和病人的病情严重程度成正比。

6. 心电图　对胸痛的鉴别诊断具有重要价值。在急性冠脉综合征时,病人心电图可出现不同程度的 ST 段改变,T 波低平或倒置;急性肺栓塞病人心电图可表现为不同类型的心律失常、非特异性 ST-T 改变、T 波导致、$S_1Q_{III}T_{III}$ 或 S_1Q_{III}、右束支传导阻滞等。对于所有就诊的胸痛病人,除非能够明确胸痛来源于非心源性的良性疾病,否则应在 10min 内完成心电图检查并根据临床情况及时复查。

7. 影像学检查　胸部 X 线检查主要用于鉴别肺部疾病、肋骨骨折等;胸部 CT 较 X 线可提供更多的信息,可用于肺炎、肿瘤等的诊断与鉴别诊断;CT 血管造影可用于主动脉夹层及肺栓塞的诊断。

8. 放射性核素扫描　对肺梗死、肺内占位性病变、心肌梗死等的诊断有一定价值。

9. 超声心动图　可为胸痛的鉴别诊断提供重要信息。在急性心肌梗死时,可出现节段性室壁运动异常,同时还能评价心脏功能以及并发症,如缺血性二尖瓣反流、乳头肌断裂、室间隔穿孔、室壁瘤、附壁血栓等。

10. 腹部彩超　对膈下脓肿、肝脓肿等导致的胸痛诊断帮助较大。

五、诊断及鉴别诊断

导致胸痛的病因繁多,胸痛的病因诊断应根据病史、体格检查及辅助检查综合判断。少数病人可能以胸部以外的疼痛为第一主诉,如咽部疼痛或紧缩感可能为急性冠脉综合征;上腹部疼痛可能为急性心肌梗死或心肌炎。详细的病史,尤其是疼痛的发生与疼痛的持续时间、性质,以及疼痛是否能够缓解等,是胸痛病人诊断及鉴别诊断的重要内容之一。结合实验室及辅助检查,大多数胸痛病人均可很快明确病因。由于致命性胸痛常危及病人生命,因此在胸痛病人的诊疗过程中,应优先排查致命性胸痛并立即给予相应的抢救治疗措施,非致命性胸痛则给予动态评估、监测,合理分流。

(一)致命性胸痛

对于致命性胸痛病人,入院时可能不存在明显的生命体征异常,但由于疾病本身存在潜在致命的风险性,因此在诊疗过程中应优先进行诊断及鉴别诊断。致命性胸痛诊断、评估及治疗的延迟可增加胸痛病人的病死率及不良事件的发生率。致命性和非致命性胸痛常见的病因见表 4-3。

表 4-3　致命性和非致命性胸痛常见的病因

分类	病因
致命性胸痛	急性冠脉综合征、主动脉夹层、心脏压塞、心脏挤压伤(冲击伤)、急性肺栓塞、张力性气胸等
非致命性胸痛	稳定型心绞痛、心包炎、心肌炎、肥厚梗阻性心肌病、应激性心肌病、主动脉瓣疾病、二尖瓣脱垂、胸膜炎、肺炎、自发性气胸、肺动脉高压、肋软骨炎、单根肋骨骨折、血液系统疾病所致骨痛、胃食管反流、食管癌、肝脓肿、膈下脓肿、胆囊炎、过度换气综合征等

(二)非致命性胸痛

对于非致命性胸痛的病人,在诊疗过程中依然有因病情变化而危及生命可能,因此对于非致命性胸痛病人,在诊疗过程中也应做到动态评估,及时处置病情变化。

（三）胸痛病人的诊断流程及时间窗

对于急性心肌梗死的病人,溶栓治疗及介入治疗均存在明确的时间窗,早诊断、早治疗可显著降低此类病人的病死率,提高生活质量。超时间窗后再进行相应治疗则病人病死率明显增加。因此,尽快明确诊断对于胸痛病人来说尤为重要。急性胸痛病人的诊断流程包括以下内容。

（1）稳定生命体征。

（2）10min 内完成第一份心电图及体格检查。

（3）询问病史,包括胸痛发作的时间、既往胸痛病史、心脏病史、糖尿病、高血压病史等。

（4）尽快完善心肌标志物、血气分析、肝肾功能、血常规、床旁超声心动图、胸部 X 线等检查。

（5）经上述检查,明确为急性冠脉综合征（acute coronary syndromes, ACS）的病人则进入 ACS 的诊断和治疗流程;高度怀疑主动脉夹层、肺栓塞等非缺血性疾病病人,接受主动脉 CT 或肺动脉 CT 检查明确诊断,分别请相应专科会诊,给予相应治疗。

六、治疗

急性胸痛病人的处置原则主要包括四方面内容:一是快速识别致命性胸痛病人并评估病人病情;二是稳定病人生命体征,对症治疗;三是病因治疗;四是动态评估。

1. 快速识别致命性胸痛病人　一旦明确或疑似为致命性胸痛病人,迅速进入救治绿色通道,在疾病的时间窗内尽快给予相应的抢救治疗措施。如急性心肌梗死病人尽快进行再灌注治疗;张力性气胸的病人尽快进行胸腔穿刺排气等。

2. 稳定生命体征　对于呼吸、循环等生命体征不稳定的胸痛病人,迅速给予相应的处理措施,维持生命体征稳定,如呼吸衰竭的病人给予吸氧,有创或无创机械通气;休克的病人视情况给予补液、血管活性药物等抗休克治疗等。

3. 病因治疗　一旦病人胸痛病因明确后,尽快根据病因给予确定性治疗措施。对于急性 ST 段抬高型心肌梗死的病人,应尽快选择合适的再灌注策略;对于主动脉夹层病人,应尽快给予有效镇痛、控制心室率、血压,尽快完善相关辅助检查,为手术做准备。对于肺栓塞病人,根据危险分层,尽快给予溶栓或抗凝治疗;对于张力性气胸病人,立即行胸腔穿刺术,紧急排气、减压。

4. 动态评估　在诊断及治疗的过程中,应始终动态评估病人的病情,根据病情变化的情况给予相应的治疗措施。对于不能明确胸痛原因的病人,建议留院观察。

📖 **拓展知识:胸痛中心** •————————————

"胸痛中心"最初是为降低急性心肌梗死病人病死率而提出的概念,目前其概念已延伸至对急性心肌梗死、主动脉夹层、肺栓塞等以胸痛为主要临床表现病人的急救体系,目的是为胸痛病人构建从发病到救治的全程绿色通道,从而实现早期、快速、准确的救治胸痛病人,降低胸痛病人的并发症及病死率。胸痛中心主要由心血管内科、呼吸内科、心脏大血管外科或胸外科、急诊医学科、医学影像科等多学科组成,配备相应的诊疗小组,24h 对胸痛病人实施救治工作。胸痛中心的建立显著降低了胸痛病人确诊所需时间,对胸痛病人提供更快、更准确的评估,而医疗费用只有传统救治方法的 20%~50%。

案例分析: 男性病人,56 岁,30d 前因车祸导致骨盆骨折,在医院行骨盆外固定术,术后卧床。于 12h 前病人突然出现右侧胸部疼痛,较为剧烈,持续不缓解,并伴有气短、咳嗽、咳痰,痰中带血,无恶心、呕吐,无肩背部放射痛。自服"双氯芬酸钠缓释片"止痛,自觉胸痛症状略有缓解。

为求进一步诊治，就诊于急诊。既往病人体健，否认传染病接触史、否认糖尿病、心脏病及高血压病史。查体：T 37.6℃，P 112 次 /min，R 24 次 /min，BP 150/96mmHg。

体格检查：急性面容，口唇轻度发绀，浅表淋巴结未触及，颈静脉充盈。胸廓无畸形，叩诊呈清音。双肺听诊呼吸音清，右下肺呼吸音略低，可闻及少量湿性啰音。心界不大，心率 112 次 /min，律齐，肺动脉瓣第二心音亢进，三尖瓣区可闻及收缩期杂音。腹平软，未触及包块，无压痛及反跳痛，肝脾肋下未触及。骨盆处可见外固定架，左下肢略肿胀。

辅助检查：血常规：WBC 9.2×10^9/L，NE% 72%，Hb 138g/L，RBC 5.4×10^{12}/L；动脉血气分析（未吸氧）：pH 7.51，PaO_2 53mmHg，$PaCO_2$ 21mmHg，SaO_2 84%；D- 二聚体：1 220μg/L；胸部 X 线片示：右肺可见条索影，右侧膈肌升高；心电图示：心电图提示 V_1-V_3 的 T 波倒置及 $S_IQ_{III}T_{III}$ 征；CTPA 提示：右肺动脉充盈缺损。

1. 该病人的胸痛原因是什么？依据是什么？

该病人的胸痛由急性肺栓塞所致。依据：病人于 30d 前行骨盆手术，术后长期卧床，就诊前 12h 前病人突然出现右侧胸痛，疼痛较为剧烈，持续无缓解。入院时查体发现：口唇轻度发绀，颈静脉充盈。右下肺呼吸音略低，可闻少量湿性啰音，肺动脉瓣第二心音亢进，三尖瓣区可闻及收缩期杂音。左下肢略肿胀。辅助检查：动脉血气分析（未吸氧）：PaO_2 53mmHg，SaO_2 84%；D- 二聚体：1 220μg/L；胸部 X 线片示：右肺可见条索影，右侧膈肌升高；心电图示：心电图提示 V_1-V_3 的 T 波倒置及 $S_IQ_{III}T_{III}$ 征；CTPA 提示：右肺动脉充盈缺损。以上病史、体格检查及辅助检查提示病人为肺栓塞，因病人长期卧床，左下肢肿胀，故栓子来源于下肢的可能性较大。

2. 该病人还需和那些疾病相鉴别？

（1）肺炎：病人主要表现为咳嗽、咳痰、胸闷、气短、呼吸困难等症状，伴有发热。血常规提示白细胞及中性粒细胞比值增高。胸部 X 线片提示肺部渗出影。

（2）冠心病：心电图可有心肌缺血的变化，心肌酶水平亦有不同程度的增高。冠心病病人 CTPA 正常，而肺栓塞病人 CTPA 可见肺血管充盈缺损，依此可多可鉴别。

（3）主动脉夹层：主动脉夹层病人既往多有高血压，疼痛较为剧烈，呈撕裂样，胸片常提示纵隔增宽，血管超声和主动脉 CT 造影可见主动脉夹层特有的表现。

第三节　急性腹痛

一、概述

急性腹痛（acute abdominal pain，AAP）是指由各种原因引起的腹部突发性疼痛，常由腹腔内或腹腔外器官疾病所引起。急腹症则是指那些病情凶险，不及时处理可能危及病人生命的急性腹痛。急性腹痛是临床最常见的急症之一，国外相关流行病学研究显示，急诊以腹痛为主要主诉就诊的非创伤病人占比达到 4.9%~12.1%，50 岁以上人群甚至高达 25%，病死率可达 1.4%~2.3%。急性腹痛病人的病因复杂，涉及内科、外科、妇产科、儿科甚至是传染和精神科疾病。急性腹痛临床表现差异较大，可出现从轻度、自限性疼痛到严重威胁生命的情况。急性腹痛不仅是机体一种防御反射，还是一种刺激源，可能会对机体产生严重损害，如心率增快、心肌氧耗增加等。严重时可抑制病人血管活动中枢，导致全身微循环障碍、休克。急腹症病人应尽快明确诊断，并给予病因治疗。对于诊断不明确者应严密动态观察，以避免误诊、漏诊。

二、病因和发病机制

（一）病因
腹痛的发生多由腹腔内脏器疾病所致，少数可由腹腔外脏器及全身疾病导致。

1. 腹腔内脏器疾病

（1）炎症性疾病：急性胃炎、急性肠炎、胆囊炎、胰腺炎、腹膜炎等。

（2）溃疡：胃十二指肠溃疡、溃疡性结肠炎等。

（3）穿孔：消化性溃疡穿孔、肠穿孔、胆囊穿孔等。

（4）阻塞和扭转：肠梗阻、胆道结石梗阻、输尿管结石梗阻、胃扭转、大网膜扭转及卵巢囊肿蒂扭转等。

（5）破裂：肝、脾、胰腺、异位妊娠破裂等。

（6）血管病变：肠系膜动脉血栓形成、腹主动脉瘤和脾梗死等。

（7）其他：腹壁挫伤、腹壁皮肤带状疱疹、急性胃扩张、肠痉挛等。

2. 腹腔外脏器与全身性疾病

（1）胸部疾病：急性心肌梗死、急性心包炎、大叶性肺炎、胸膜炎等

（2）变态反应性疾病：腹型紫癜、腹型风湿热。

（3）中毒及代谢性疾病：铅中毒、糖尿病酮症酸中毒、血卟啉病等。

（4）神经精神性疾病：神经症、肋间神经炎等。

（二）发病机制
根据腹痛产生机制与特点，可将其分为内脏腹痛、躯体痛和牵涉痛三种。临床上许多疾病导致的腹痛涉及多种机制，如阑尾炎早期疼痛在上腹部，伴有恶心、呕吐，为内脏痛。随着病情的进展，腹痛转移至右下腹，波及腹膜壁层时，则出现躯体性疼痛，表现为剧烈腹痛，伴压痛、反跳痛及腹肌紧张。

1. 内脏痛（visceral pain）　腹腔内器官受到刺激后，信号经由交感神经通路传入脊髓所致，疼痛多定位模糊，呈弥漫性钝痛，常伴恶心、呕吐、出汗等其他自主神经兴奋症状。

2. 躯体性腹痛（somatic pain）　是来自腹膜壁层及腹壁的痛觉信号，经体神经传至脊神经根，反映到相应脊髓节段所支配的皮肤。疼痛多定位准确，程度剧烈而持续，常出现防御性腹肌紧张及反跳痛，腹痛可因咳嗽、体位变化而加重。

3. 牵涉痛（referred pain）　由腹部脏器引起的疼痛，经内脏神经传入，影响相应脊髓节段而定位于体表，疼痛多部位明确，疼痛剧烈，局部有压痛、腹肌紧张及感觉过敏等。

三、临床表现

（一）腹痛部位
多数情况下，疼痛所在的部位即为病变所在的部位。因此根据腹腔脏器解剖位置可以做出疾病的初步判断。如胰腺炎疼痛多在上腹部；胆囊炎、胆结石疼痛多在右上腹；小肠疾病疼痛多在脐周；转移性右下腹疼痛多为急性阑尾炎。

（二）腹痛性质和程度
根据腹痛持续时间，可分为持续性腹痛、阵发性腹痛、持续性腹痛阵发性加剧三类，根据疼痛的性质也可分为钝痛、隐痛、胀痛、烧灼样疼痛、绞痛、刀割样疼痛等。腹痛的性质与病变的器官密切相关，如阵发性绞痛多为肠道痉挛、扩张或梗阻性疾病；右上腹部阵发剧烈的绞痛多为胆石症；泌尿系结石多为腰部剧烈阵发性绞痛；中上腹持续性隐痛多为胃、十二指肠溃疡；上腹部持续性钝痛或刀割样剧烈疼痛多为胰腺炎。

（三）诱发因素

腹痛的发生多有明确的诱发因素,如急性胰腺炎常与暴饮暴食等有关;胃十二指肠溃疡穿孔常有多年慢性胃病史;腹部外伤后出现剧痛并有休克者,可能是腹腔实质脏器破裂。

（四）发作时间与体位的关系

餐后痛可能与胆胰疾病、胃部肿瘤或消化不良有关;周期性、节律性(餐前或餐后)上腹痛常见于胃、十二指肠溃疡;子宫内膜异位导致的腹痛与月经周期相关;反流性食管炎病人在躯体前倾时明显,直立位时减轻;胰腺癌病人仰卧位时疼痛明显,俯卧位或前倾位时减轻。

（五）伴随症状

1. 腹痛伴有发热、寒战提示有炎症存在,见于急性胆道感染、胆囊炎、肝脓肿等。发热先于腹痛者多为内科疾病,腹痛先于发热者多为外科疾病。

2. 腹痛伴黄疸可能存在胆道梗阻。

3. 腹痛伴休克、贫血者可能是腹腔实质性脏器破裂(如肝、脾、异位妊娠破裂);腹痛伴休克无贫血者可见于胃肠穿孔、绞窄性肠梗阻、肠扭转、急性出血坏死性胰腺炎。

4. 腹痛伴频繁呕吐提示肠梗阻可能。

5. 腹痛伴脓血便者,应考虑细菌性痢疾;腹痛伴血便须考虑肠套叠、绞窄性肠梗阻等;腹痛伴尿路刺激症状常为泌尿系统结石或感染。

四、辅助检查

1. 血常规　白细胞计数增高常提示为感染性疾病;血红蛋白及红细胞计数明显降低提示可能存在腹腔内出血。

2. 大便常规　镜检发现红细胞、白细胞、虫卵、真菌、阿米巴滋养体等常提示感染性腹泻。

3. 尿常规　有助于泌尿系统疾病的诊断及鉴别诊断。尿路感染时可有白细胞尿、血尿及蛋白尿,几乎所有尿路感染病人都有白细胞尿;尿路结石时常有肉眼或镜下血尿。

4. 妊娠试验　包括血、尿人绒毛膜促性腺激素等检查,孕龄期妇女应注意行妊娠试验以排除异位妊娠可能。

5. 生化检查　胰腺炎时血、尿淀粉酶增高;肝胆系统疾病时可出现转氨酶异常、胆红素增高;心源性腹痛时可有心肌酶学的增高;肾脏疾患累及肾功能时可有血肌酐、尿素氮的增高。

6. 凝血功能　凝血功能的改变多为继发,如肝功能衰竭时可导致凝血功能异常;腹腔脏器大出血后可出现纤维蛋白原降低、凝血功能的改变。

7. 心电图　心电图异常提示心源性腹痛的可能。

8. X线检查　肠梗阻时腹部 X 线检查可见液气平,空腔脏器穿孔时膈下可见游离气体,部分尿路结石可在 X 线检查下显影。胸部 X 线检查有助于肺炎、肺癌、气胸、胸膜炎、肝脓肿及膈下脓肿等的鉴别诊断。

9. B超检查　由于具有无创、简便易行、经济等优点,对肝脏、胆囊、胰腺、脾脏、肾脏、子宫及附件等相关疾病具有良好的诊断及鉴别诊断作用,诊断效能较高,为急腹症病人最为常用的检查方法之一。

10. 腹部CT　不仅可用于对腹腔内脏器相关疾病的诊断,还可对病变的性质、形态、大小、密度等提供直观的影像资料,在部分疾病的诊断及鉴别诊断上优于B超及腹部X线检查。

11. 内镜检查　包括胃肠镜、结肠镜等检查,主要用于肠道疾病的诊断及鉴别诊断。在检查的过程中还可通过内镜取活检或进行相应治疗。

12. 诊断性腹腔穿刺　可通过腹腔穿刺抽出液性质判断疾病和脏器损伤的情况,是一种简单而有价值的诊断方法。

13. 腹腔镜检查　对腹痛原因不明的病人,腹腔镜检查在明确腹痛病因的同时还可进行治疗。

五、诊断及鉴别诊断

(一)高危腹痛的评估与诊断

腹痛病人的评估是接诊腹痛病人前首要的步骤,评估的内容包括生命体征的评估、病情严重程度及病情分级。对于生命体征不稳定、病情危重的病人,应先根据病人具体病情给予相应的紧急处置措施,边抢救治疗边诊断。

对于腹痛病人,应优先排除和处置高危腹痛,如空腔脏器穿孔、实质脏器破裂、急性心肌梗死、肠系膜动脉或静脉栓塞、夹层动脉瘤、急性胰腺炎、糖尿病酮症酸中毒等。急腹症的诊疗路径如图 4-2。

步骤1:检查生命体征

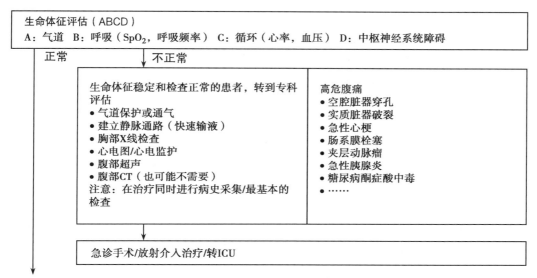

步骤2:评估病史和体格检查

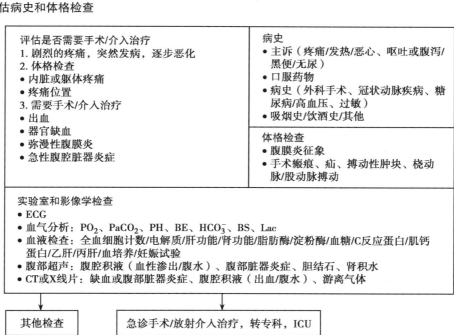

图 4-2　高危腹痛评估与诊断流程

（二）腹痛诊断及鉴别诊断

急性腹痛是一个常见而又复杂的临床症状，在进行诊断时应充分结合病史、症状、体征及实验室检查结果等各方面的资料，综合分析。

腹部的查体是诊断及鉴别诊断的重要环节，应按视、听、叩、触顺序进行。视诊时应注意观察腹部有无膨隆或凹陷，有无腹式呼吸，有无胃型、肠型或蠕动波等。听诊肠鸣音亢进提示肠梗阻，而肠鸣音消失则提示肠麻痹。腹部叩诊如肝浊音界消失和缩小，提示胃肠穿孔可能，腹部移动性浊音提示有腹腔积液存在。触诊应注意有无腹肌紧张、压痛与反跳痛，是全腹压痛还是局部压痛。全腹压痛表示病变弥散，如弥漫性腹膜炎。局部的压痛往往能提示病变的所在，如麦氏点压痛为阑尾炎的体征。腹肌紧张往往提示存在腹膜炎，反跳痛则表示病变涉及腹膜。直肠子宫陷窝饱满、宫颈举痛提示可能为宫外孕破裂等。

由于腹外脏器的病变亦可引起腹痛，故心、肺等部位的检查也必不可少。常见急性腹痛鉴别诊断见表4-4。

表4-4　常见急性腹痛鉴别表

疾病名称	诱因及病史	伴随症状	腹痛特点	腹部体征	实验室和器械检查
急性胃肠炎	不洁饮食史	腹痛、腹泻、可伴恶心、呕吐	上腹部或左下腹疼痛	上腹部及或左下腹压痛、无腹肌紧张	大便常规异常，血白细胞记数及分类可正常或增高
急性胆囊炎、胆石症	进食油腻食物	畏寒、发热、黄疸	持续性右上腹痛，向右肩背部放射	Murphy征（+），可触及肿大的胆囊	血白细胞计数及分类增高，B超示胆囊增大、囊壁增厚、囊内有强回声
急性胰腺炎	暴饮暴食、酗酒史	恶心、呕吐、发热、腹胀，可伴休克症状	突然中上腹偏左持续性剧痛，向腰部放射	中上腹及左上腹压痛伴肌紧张，可出现腹膜刺激征	白细胞计数增高，血、尿淀粉酶增高，B超、CT检查示胰腺增大
胆道蛔虫病	多见儿童及青少年，有肠道蛔虫病史	恶心、呕吐、发热、黄疸	右上腹阵发性疼痛，有钻顶感	剑突下	嗜酸性粒细胞增高，大便找到蛔虫卵，B超、十二指肠镜有助于诊断
腹型过敏性紫癜	过敏原刺激	皮肤紫癜、恶心、呕吐、便血	阵发性绞痛或钝痛	脐周或下腹部	嗜酸性粒细胞增高，毛细血管脆性试验阳性
心肌梗死、心力衰竭	多为中老年，常有高血压、高血脂、缺血性心脏病病史	胸闷、胸痛	突然剑突下疼痛	中上腹轻压痛	心电图异常、心肌酶谱改变
肺炎、胸膜炎	多有受凉、劳累、上感病史	发热、胸闷，呼吸道症状	上腹部隐痛，咳嗽或深呼吸时加重	压痛不明显	血白细胞增高、胸部X线异常
胃十二指肠穿孔	男性多见，有胃病史，劳累、暴饮暴食可诱发	恶心、呕吐、发热，可伴休克症状	突感上腹部持续性剧烈灼烧样疼痛，迅速蔓延至全腹	腹膜刺激征明显，"板状腹"，肝浊音界缩小或消失	血白细胞计数及中性粒细胞增多，腹部X线发现膈下游离气体，腹腔穿刺常有阳性发现

疾病名称	诱因及病史	伴随症状	腹痛特点	腹部体征	实验室和器械检查
肾、输尿管结石	男性多见,有反复发作史	尿频、尿急、血尿	肾区、上腹部阵发性绞痛,向会阴部放射	肾区叩痛,同侧输尿管处压痛	尿常规、X线检查、B超有阳性发现
急性阑尾炎	青壮年多见	恶心、呕吐、发热	转移性右下腹痛	麦氏点压痛,腰大肌试验阳性	血白细胞计数及中性粒细胞增多
异位妊娠破裂	育龄妇女,有短期停经史	阴道出血、恶心、呕吐、心慌、晕厥,可伴休克症状	突感下腹一侧撕裂样疼痛,可迅速扩散至下腹或全腹	下腹压痛、反跳痛,以患侧为重	后穹隆穿刺抽出不凝血,尿hCG和B超有助于诊断

六、治疗

急性腹痛在诊断上坚持降阶梯思维的原则,治疗上坚持抢救生命第一的原则。

1. 抢救治疗 对于生命体征不稳定以及高危腹痛的病人,应立即给予相应的处置措施,如心电监护、呼吸支持、循环支持等。

2. 病因治疗 对于病因明确者,及早病因治疗(包括手术治疗等)。对于病因不明的病人,应严密动态观察病人的病情变化,边治疗边诊断。

3. 对症治疗 对于病因明确的急性腹痛病人,如疼痛明显,可酌情给予解痉镇痛药物。对于腹痛病因不明的病人,慎用镇痛药物。

📖 **拓展知识:急性腹痛的镇痛治疗** ⟶

以往的观点认为急性腹痛病人的镇痛治疗可能会掩盖腹痛症状体征,不利于腹痛的病因诊断。但近年来大量的循证学研究显示:急性腹痛病人的镇痛治疗是安全的,并未对腹痛的病因诊断产生影响。2021年《中国成人急性腹痛解痉镇痛药物规范化使用专家共识》中指出:急性腹痛病人诊断前解痉镇痛治疗是安全的,并未显著掩盖腹部体征,能够有效缓解病人急性腹痛症状,减轻病人疼痛感受,提升舒适感,增加其对接诊医师的信任感和接受检诊时的配合度。需要注意的是镇痛药物在腹痛的诊疗过程中仅仅是一种对症治疗措施,而非确定性治疗手段。使用解痉镇痛药物时需遵循病情评估-解痉镇痛-再评估、急性腹痛病理生理学特点以及药物作用机制特点的原则,密切关注各种注意事项,如禁忌证、药物相互作用、配伍禁忌等,尽早根据病人病史、体格检查以及相关辅助检查结果明确腹痛病因并给予确定性治疗。

案例分析:男性病人,36岁,于4h前饮酒后出现上腹部疼痛,向背部放射,较为剧烈,持续不能缓解,伴有恶心、呕吐,呕吐物为胃内容物,无呕血,无便血,无发热、胸闷、气短等不适。查体:T 37.6℃,P 122次/分,RR 32次/分,BP 145/94mmHg。急性面容,上腹部压痛明显,伴有腹肌紧张,肠鸣音减弱。

1. 该病人的腹痛的原因最可能是什么?

该病人腹痛最可能的原因为急性胰腺炎。依据:饮酒后突然出现腹痛,集中于上腹部,持续不缓解,并有恶心、呕吐。体格检查:上腹部明显压痛,同时有腹肌紧张,肠鸣音减弱。

2. 应进一步完善什么检查?

可导致上腹痛的病因较多,在接诊时应优先排除致命性腹痛,如急性心肌梗死、主动脉夹层、肠系膜静脉血栓等。该病人为典型的急性胰腺炎症状体征,但需进一步行心电图、血尿淀粉酶、血气分析、血常规、肝肾功能、腹部 B 超、腹部 CT 等进一步进行鉴别诊断,评估病情严重程度。

第四节　呼 吸 困 难

一、概述

呼吸困难(dyspnea)一般认为是病人主观感到空气不足、呼吸费力等呼吸不适的主观体验,客观上表现为呼吸费力,严重时出现张口呼吸、鼻翼扇动、端坐呼吸等,呼吸频率、节律、深度会出现不同程度的改变。2012 年美国胸科协会(American Thoracic Society, ATS)呼吸困难共识声明将其定义为:"由强度、性质不同呼吸不适的主观体验,源于多种生理、心理、社会和环境因素的相互作用,并可能引起继发性生理和行为反应。"呼吸困难是一种复杂的症状,是急诊常见的急危重症之一,国外相关研究结果显示,9%~13% 社区成人有轻至中度的呼吸困难症状,≥40 岁者占 15%~18%,≥70 岁者占 25%~37%。导致呼吸困难的病因较多,除呼吸系统疾病外,循环系统、消化系统、神经系统等疾病均可导致。呼吸困难是需要紧急处置的临床症状之一,延迟或不恰当的处理方式可能会导致病人病情加重甚至死亡,故而,系统掌握呼吸困难的诊断与处理方法十分重要。

二、发病机制和病因

(一)发病机制

呼吸困难的发病机制尚不完全明确,可能与呼吸系统机械负荷增加、神经肌肉功能下降、呼吸驱动异常、呼吸反射及精神异常等综合因素有关。目前认为,呼吸困难是由外周的化学/迷走神经 C 纤维感受器的传入信号,经大脑边缘系统和感觉运动皮质区的感觉中枢处理,进而呼吸肌的神经冲动增加所致。这种异常的感受信号由肺部迷走神经受体及呼吸肌的机械感受器传入大脑感觉运动皮质,最终产生呼吸困难感受。

(二)呼吸困难的类型

根据呼吸困难的病因以及呼吸困难的发病机制,大致将呼吸困难分为五类。

1. 肺源性呼吸困难　由呼吸系统疾病引起的呼吸困难,根据呼吸困难在呼吸周期出现的时间,又分为吸气性呼吸困难、呼气性呼吸困难和混合性呼吸困难,特点是通气、换气功能障碍,可导致缺氧和/或二氧化碳潴留。

2. 心源性呼吸困难　主要由心功能不全或衰竭引起。

(1)左心衰竭:呼吸困难发病机制包括四点。①肺淤血使气体弥散能力下降;②肺泡张力增高,刺激牵张感受器,通过迷走神经兴奋呼吸中枢;③肺泡弹性降低,肺活量减小;④肺循环压力增高对呼吸中枢反射性刺激。

(2)右心衰竭:呼吸困难由体循环淤血所致,主要机制包括三点。①右心房与上腔静脉压力增高,刺激压力感受器进而兴奋呼吸中枢;②血氧含量减少,乳酸、丙酮酸等酸性代谢产物增加,刺激呼吸中枢;③肝淤血、腹腔积液、胸腔积液,限制呼吸运动。

3. 中毒和内分泌系统疾病　各种毒物、内源性代谢产物等可通过刺激颈动脉窦、主动脉体化学受体，直接刺激呼吸中枢导致呼吸困难；一氧化碳、亚硝酸盐、苯胺类毒物则可通过影响血红蛋白、影响细胞呼吸链等途径引起呼吸困难。

4. 血源性呼吸困难　在重度贫血、高铁血红蛋白症等情况时，红细胞携氧量减少，血氧含量降低，进而导致呼吸困难。

5. 神经精神性呼吸困难　严重颅脑疾患时，颅内高压和供血减少可刺激呼吸中枢而出现呼吸困难。癔症病人由于精神或心理因素的影响，可有呼吸困难发作。

（三）呼吸困难常见病因

呼吸困难常见的病因见表4-5。

表4-5　呼吸困难常见的病因

疾病分类		常见病因
肺源性呼吸困难	上呼吸道疾病	主要为各种原因所致的上呼吸道梗阻，如喉头水肿、咽后壁脓肿、喉及气管内异物、肿瘤压迫等
	下呼吸道疾病及胸内脏器病变	急性支气管炎、肺炎、ARDS、肺结核、支气管哮喘、COPD、急性肺水肿、肺栓塞、自发性气胸、大量胸腔积液、弥漫性间质性肺疾病、呼吸肌及膈肌麻痹、急性纵隔炎、纵隔气肿、呼吸系统肿瘤等
心源性呼吸困难		急性左心或右心衰竭、急性冠脉综合征、严重心律失常、慢性肺源性心脏病、心脏瓣膜病、缩窄性心包炎、心肌炎、心肌病、先天性心脏病等
中毒和内分泌系统疾病		一氧化碳中毒、有机磷农药中毒、药物中毒、毒品中毒等
血源性呼吸困难		重度贫血、失血性休克、血液系统疾病等
神经精神性呼吸困难		脑出血、脑梗死、脑肿瘤、颅脑外伤、癔症等

三、临床表现

呼吸困难临床主要表现为呼吸频率、节律及深度的改变，不同病因导致的呼吸困难又有所差异。

（一）肺源性呼吸困难

1. 吸气性呼吸困难　主要表现为吸气费力，呼吸频率增快，严重呼吸困难病人可在吸气时出现"三凹征"。常伴有高调吸气相的哮鸣音，多见于各种原因导致的喉、气管、支气管的狭窄与阻塞。

2. 呼气性呼吸困难　表现为呼气期费力，呼气缓慢，呼气相时间明显延长，常伴有呼气相哮鸣音。常见于慢性支气管炎、慢性阻塞性肺部疾病、支气管哮喘等。

3. 混合性呼吸困难　表现为吸气相及呼气相呼吸费力、浅快，可伴有呼吸音异常。常见于重症肺炎、急性呼吸窘迫综合征、大面积肺栓塞、弥漫性肺间质病变、大量胸腔积液、气胸等。

（二）心源性呼吸困难

1. 左心衰竭　多表现为夜间阵发性呼吸困难，夜间睡眠中突然感到胸闷、气短，轻者数分钟至数十分钟后症状缓解消失，重者可出现端坐呼吸、大汗、咳粉红色泡沫样痰，呼吸频率可达 30~50 次/min，心尖部常可闻及奔马律，两肺满布湿啰音和哮鸣音。

2. 右心衰竭　病人可出现体循环淤血的相关表现，如胃肠道及肝脏淤血引发的恶心、呕吐、腹胀等，身体低垂部位对称凹陷性水肿，肝 - 颈静脉回流征。除此之外病人可出现劳力性呼吸困难。

（三）中毒和内分泌系统疾病

中毒和内分泌疾病引起的呼吸困难主要以呼吸节律的改变为主，合并肺部感染或急性肺水肿时可有肺部啰音。如酸中毒时可出现深大呼吸；吗啡类药物中毒可出现呼吸浅慢以及呼吸节律的异常。

（四）血源性呼吸困难

主要表现为呼吸浅，心率增快，如重度贫血、高铁血红蛋白症等。

（五）神经精神性呼吸困难

主要表现为呼吸浅快，伴有叹息样呼吸或手足抽动。颅内压增高时，可出现呼吸节律的改变；焦虑、癔症病人可突然发生呼吸困难，严重时也可出现意识障碍，发生原因多为过度通气导致的呼吸性碱中毒。

四、辅助检查

1. 血常规　白细胞计数及中性粒细胞比值增高提示为感染性疾病；严重的血红蛋白降低提示呼吸困难可能为严重贫血所致。

2. 血气分析　呼吸困难时往往伴有 PaO_2 的下降，PaO_2 可正常、增高或降低，严重缺氧时血乳酸水平增高。血气分析为呼吸困难病人最为重要的检查之一，能够反映病人缺氧的程度及病情严重程度。

3. 脑钠肽　心力衰竭时，血清脑钠肽可出现不同程度的增高，可用于鉴别诊断心源性和肺源性呼吸困难。

4. D- 二聚体　在肺栓塞时，血清 D- 二聚体会出现不同程度的增高。但由于 D- 二聚体的特异性较差，在创伤、肿瘤、炎症时也会增高，因此其阳性结果对肺栓塞的预测价值较低，阴性时则多可排除肺栓塞。

5. 心电图　对于心肌缺血、梗死、心律失常等导致的呼吸困难可提供一定的诊断依据。

6. 影像学检查　对心肺疾病所致的呼吸困难鉴别诊断意义较大，为呼吸困难病人最为常用的检查方法之一，在肺炎、肺水肿、气胸等疾病的诊断与鉴别诊断中具有重要作用。胸部 CT 较 X 线可提供更多的信息，可用于肺炎、肺栓塞等的诊断与鉴别诊断；CT 血管造影可用于肺栓塞的诊断。

7. 放射性核素扫描　对肺梗死等的诊断有一定价值。

8. 超声心动图　可为心源性呼吸困难的诊断及鉴别诊断提供重要信息。

9. 其他检查　血糖和血酮体用于糖尿病酮症酸中毒所致的呼吸困难；疑似神经系统病变导致的呼吸困难时应行颅脑 CT 检查；疑似中毒导致的呼吸困难可行毒物检测。

五、诊断及鉴别诊断

呼吸困难多见于呼吸系统和心血管系统疾病，临床诊断需要综合病史、体格检查以及实验室检查结果而定。诊断及鉴别诊断时首先区分病人呼吸困难是急性还是慢性，急性呼吸困难多见于急性肺栓塞、急性左心衰竭、急性肺水肿等，而慢性呼吸困难多见于慢性阻塞性肺部疾病、肺源性心脏病等。优先排除对生命威胁较大疾病，如肺栓塞、气道梗阻 / 异物、急性心肌梗死、张力性气胸等，其次根据病人的病史、症状体征及体格检查情况，可按照肺源性、心源性、血液性、中毒和内分泌系统疾病、神经精神性呼吸困难的顺序进行诊断及鉴别诊断。需要注意的是，部分病人的呼吸困难症状可能涉及多个系统，如急性呼吸窘迫综合征（acute respiratory distress syndrome，ARDS）合并急性左心衰竭时，病人呼吸困难症状会加重；严重失血性休克时，各种酸性代谢产物对呼吸中枢的刺激、缺氧等可导致病人出现呼吸困难，失血性贫血则可加重病人的呼吸困难发生。

呼吸困难的严重程度评估为诊疗过程中一项极为重要的内容,有助于呼吸困难病人的急诊管理。目前尚无公认的评估方法。临床对呼吸困难的评估主要通过临床感受评估和严重程度评估两方面进行,对于慢性呼吸困难则更侧重于长期治疗与管理。一些评分量表可用于呼吸困难严重程度的评估,如呼吸困难量表、Borg 量表、可视 Analog 问卷等。须注意的是,呼吸困难的严重程度和相应疾病的严重程度常不一致,因此,呼吸困难的严重程度评估并不能代替疾病的严重程度评估。呼吸困难常见病因的诊断及鉴别诊断要点见表 4-6。

表 4-6 呼吸困难常见病因的诊断及鉴别诊断要点

病因		诊断及鉴别诊断要点
肺源性呼吸困难	上呼吸道疾病	气道梗阻时可在喉部或大气道闻及吸气相哮鸣音;气管异物有异物吸入史或呛咳史
	下呼吸道疾病及胸内脏器病变	肺炎、肺水肿、ARDS 等病人可有咳嗽、咳痰、发热、胸痛等表现,肺部可闻及湿性啰音,胸部 X 线 /CT 可见肺部浸润阴影,经皮氧饱和度或 PaO_2 下降;慢性阻塞性肺部疾病急性加重的病人可有慢性咳嗽、气短或呼吸困难、喘息和胸闷,查体可见桶状胸、双侧语颤减弱,肺部过清音,心浊音界缩小,呼吸音减弱,呼气期延长;哮喘病人多有支气管哮喘病史,双肺可闻及呼气相哮鸣音;气胸病人多有患侧胸痛,气管向健侧移位,患侧胸部膨隆,叩诊呈过清音,听诊呼吸音消失,胸部 X 线检查可见不同程度肺萎陷和胸腔积气;肺栓塞病人有突发的胸痛,D- 二聚体增高,心电图、超声心动图及肺血管造影可有特征性的改变
心源性呼吸困难		多有高血压、冠心病等基础疾病,可在感染、劳累、快速、大量输液等诱因下发生,左心衰竭时病人呈端坐呼吸,咳粉红色泡沫样痰,肺部听诊可闻及满布的湿啰音,脑钠肽、胸部 X 线检查、超声心动图等具有一定提示意义
中毒和内分泌系统疾病		毒物中毒病人多有明确的毒物接触史,临床表现与所接触的毒物相一致,必要时可行毒物检测明确诊断;内分泌系统疾病时可有原发疾病的临床表现,如糖尿病酮症酸中毒病人可有昏迷、腹痛、休克等表现,血糖增高,血酮体阳性
血源性呼吸困难		除呼吸困难外多有原发病的其他临床表现,如严重贫血时,病人可有头晕、乏力,皮肤、黏膜苍白等,血常规提示血红蛋白明显降低
神经精神性呼吸困难		常有情绪的异常以及焦虑、抑郁等病态,伴有叹气,血常规、生化及影像学等相关检查可无异常发现

六、治疗

呼吸困难的急诊处置一般包括紧急处理和病因治疗,紧急处理包括氧疗、建立人工气道、机械通气等呼吸支持方式,挽救病人生命的最基本救治措施;病因治疗是解除病人呼吸困难症状最根本的方法。病因治疗应在紧急处理的基础之上或同时进行。急诊的紧急处理措施包括以下几点。

1. 解除气道梗阻,保持气道通畅 包括清理气道分泌物或气道异物,常规方法不能解除气道梗阻时,尽快建立人工气道,包括气管插管、气管切开、环甲膜穿刺等。

2. 解除气道痉挛 存在气道痉挛的病人可应用糖皮质激素、氨茶碱等药物以解除气道痉挛。

3. 呼吸功能支持 包括吸氧、无创或有创机械通气等,采用哪种呼吸支持措施取决于病人缺氧程度及病情。

4. 病因治疗 在抢救治疗的同时寻找呼吸困难的病因并予以相应的治疗。

📖 **拓展知识：呼吸困难的定义与分类** •────────

呼吸困难不仅包含病人的主观感受还包括病人的客观表现，国内外对呼吸困难的定义并不完全一致，侧重点略有不同。《呼吸困难诊断、评估与处理的专家共识》将呼吸困难定义为：指病人的某种不同强度、不同性质的空气不足、呼吸不畅、呼吸费力及窒息等呼吸不适感的主观体验，伴或不伴呼吸费力表现，如张口呼吸、鼻翼扇动、呼吸肌辅助参与呼吸运动等，也可伴有呼吸频率、深度与节律的改变，病人的精神状况、生活环境、文化水平、心理因素及疾病性质等对其呼吸困难的描述具有一定的影响。按照呼吸困难的病程将呼吸困难分为急性呼吸困难与慢性呼吸困难，急性呼吸困难是指病程3周以内的呼吸困难，慢性呼吸困难是指持续3周以上的呼吸困难；按病因将呼吸困难分为肺源性呼吸困难、心源性呼吸困难、中毒性呼吸困难、血源性呼吸困难和神经精神性呼吸困难。

案例分析： 男性病人，62岁，主因"反复咳嗽、咳痰、喘息20年，双下肢浮肿2年，加重伴呼吸困难2d"入院。病人于20年前出现反复的咳嗽、咳痰，咳白色黏痰，每遇季节变化时病情反复，间断有喘息发作。近2年病人咳嗽、咳痰、喘息较前频繁，并逐渐出现呼吸费力，双下肢浮肿。活动耐力明显下降，平地行走200米后即感气短，休息后上述症状可有所改善。每于"感冒"后上述症状明显加重，间断就诊当地诊所治疗。2d前病人"感冒"后咳嗽、咳痰症状明显加重，并伴有明显的喘息及呼吸困难。病人否认既往有高血压、糖尿病及冠心病病史。

查体：T 36.7℃，P 122次/min，R 36次/min，BP 145/96mmHg，SpO_2 82%。口唇轻度发绀，浅表淋巴结未触及，桶状胸，叩诊呈过清音，双肺呼吸音减弱，呼气相延长。双下肢轻度凹陷性水肿。

1. 该病人的呼吸困难应考虑由什么疾病导致？

根据病史，病人有反复的咳喘病史，近两年加重，有典型的慢性阻塞性肺疾病体征，故而病人呼吸困难考虑为慢性阻塞性肺疾病急性加重所致。同时，病人近两年活动耐力明显下降，双下肢有水肿，既往病人反复咳喘20年，故也应考虑慢性肺源性心脏病对病人呼吸困难的影响。

2. 针对病人呼吸困难症状，下一步的处理措施有哪些？

根据病人病史以及体格检查，病人呼吸频率增快，经皮血氧饱和度下降，口唇轻度发绀，故应首先纠正该病人的缺氧，同时尽早明确诊断并给予病因治疗。处理措施包括：

（1）氧疗：如果经常规氧疗病人经皮氧饱和度不能改善，可考虑给予无创机械通气，必要时考虑建立人工气道行有创机械通气。

（2）监测与评估：在改善病人呼吸功能的同时应进行生命体征及其他必要的监测，动态评估病人呼吸、心率、血压、氧饱和度等生命体征的变化情况。

（3）病因治疗：诊断明确后尽早开始病因治疗。

第五节　意 识 障 碍

一、概述

意识是大脑对客观世界的反应，包括对自身和周围环境的感知，意识障碍（disorders of consciousness）是指人体对自身状态以及周围环境感知能力的下降或缺失，是脑和脑干功能抑制的表现之一。昏迷(coma)是觉醒状态严重抑制,是意识持续的中断或完全缺失,对内外环境认知的消失,是意识障碍最严重的阶段。根据生理与心理学可将意识障碍分为觉醒障碍和意识内容障碍两类,前者主要表现为嗜睡、昏睡和昏迷,后者表现为意识模糊、谵妄等。导致意识障碍的病因很多,多为颅内疾病所致,部分为全身性疾病所致。意识障碍是临床常见急危重症,需要迅速采取有效的救治措施。

二、病因和发病机制

意识为人对自身和周围环境的感知及认知。正常情况下,意识状态的维持依靠一个完整而正常的中枢神经系统,其中较为重要的部分包括脑干上行网状激活系统(ascending reticular activating system, ARAS)、丘脑、下丘脑激活系统、大脑皮层。ARAS 是负责觉醒的主要部位,位于脑干背侧区域旁正中顶盖部分,主要接受各种感觉信息的侧支传入,维持觉醒状态。ARAS 及大脑皮质的损害可导致意识状态改变,脑和脑干功能的抑制程度决定了意识水平的改变。下丘脑激活系统与 ARAS 在功能上具有密切联系,大脑皮质通过皮质网状束的离皮质联系向网状结构传递反馈神经冲动,调节ARAS 的活动。这些结构对中毒、代谢紊乱、机械损伤等均十分敏感,通常只有在双侧大脑均受累时才可能发生意识状态改变和昏迷,而局部、单侧的大脑皮质损伤不会导致昏迷。与之不同的是脑干的微小病变即可影响 ARAS 从而发生昏迷。

导致意识障碍的病因很多,任何可导致 ARAS、丘脑、下丘脑激活系统、大脑皮层功能障碍的病变均可引起意识状态改变,包括颅内疾病和全身性疾病。急诊常见的病因包括各种急性中毒、脑卒中、颅脑创伤、脑膜炎、严重的感染性疾病、缺氧、休克、电解质紊乱、酸碱失衡等。需要注意的是对于特定人群应考虑更多的病因,尤其是老年人,一些看起来轻微的感染、呼吸系统病变、腹泻都有可能导致意识状态改变。意识障碍常见的病因见表4-7。

表 4-7　意识障碍常见病因

	原因	疾病
颅内疾病	出血	包括创伤性和自发性脑出血:脑内出血、硬膜外及硬膜下血肿、小脑出血、脑干出血、蛛网膜下腔出血等
	梗死	大脑及小脑梗死、动脉栓塞、脑干梗死等
	颅脑创伤	弥漫性轴索损伤
	感染性疾病	脑炎、脑膜炎、脑脓肿等
	肿瘤	各种肿瘤压迫
	其他	脑积水、癫痫持续状态等
全身性疾病	缺氧	严重肺部疾病、窒息等
	循环功能障碍	严重休克
	内分泌、代谢及血液系统疾病	严重低钠血症、高钠血症,严重酸中毒、碱中毒,糖尿病高渗性昏迷、糖尿病酮症酸中毒、甲亢危象等
	中毒	有机磷农药中毒、一氧化碳中毒、镇静安眠类药物中毒、毒品中毒等
	理化因素	中暑、低温等

三、临床表现

以觉醒障碍为表现的意识障碍包括嗜睡、昏睡和昏迷,其中昏迷按照严重程度又可分为浅昏迷、中昏迷和深昏迷三级。以意识内容改变为主的意识障碍多表现为意识模糊、谵妄。

（一）以觉醒障碍为表现的意识障碍

在初期,病人可表现为嗜睡状态,随着病情进一步加重,病人进入昏睡状态,进而进入昏迷状态,这一过程随疾病严重程度的不同而不同。

1. 嗜睡　主要表现为病理性睡眠增加且过深,可被各种刺激唤醒,唤醒后能勉强配合检查及问答,刺激去除后又很快入睡。

2. 昏睡　介于嗜睡和昏迷之间的一种状态,是比嗜睡更为严重的意识障碍。此时病人处于更深的睡眠状态,需要更为强烈的刺激才能唤醒,唤醒后病人可做简单、含糊的应答,停止刺激后又很快入睡。

3. 昏迷

（1）浅昏迷:病人完全没有意识,躯体可有无意识地自主动作,疼痛刺激可躲避,瞳孔对光反射、角膜反射、吞咽反射、咳嗽反射等生理反射仍然存在。

（2）中昏迷:对外界刺激无反应,无自主活动,各种生理反射减弱。

（3）深昏迷:对外界刺激无反应,各种生理及病理反射均消失。

（二）以意识内容改变为主的意识障碍

1. 意识模糊　表现为定向力障碍,活动减少,语言不连贯,淡漠,对外界刺激反应低。

2. 谵妄　表现为意识内容清晰度降低,认知、思维、记忆、理解及判断力下降,可有幻视、幻听、妄想等,睡眠-觉醒周期紊乱。谵妄状态可具有波动性,多在夜间加重,间歇期意识可完全清醒。

（三）伴随症状

1. 伴发热　先发热再出现意识障碍多见于感染性疾病,如脑炎、脓毒症脑病;先出现意识障碍再有发热见于脑出血、蛛网膜下腔出血等。

2. 伴呼吸缓慢　可见于吗啡、巴比妥类等药物中毒导致的呼吸中枢抑制。

3. 伴瞳孔散大　见于严重的脑缺血缺氧,颠茄类、酒精、氰化物等中毒。

4. 伴瞳孔缩小　多见于有机磷农药、吗啡等中毒。

5. 伴血压降低　可见于各种类型的休克。

6. 伴心动过缓　多见于颅内高压、严重的房室传导阻滞、毒蕈中毒等。

7. 伴皮肤、黏膜颜色改变　口唇呈樱桃红色提示一氧化碳中毒;口唇青紫提示可能存在严重缺氧。

8. 伴脑膜刺激征　见蛛网膜下腔出血,脑膜炎等。

9. 伴肢体功能障碍　见出血性或缺血性脑卒中。

四、辅助检查

1. 血清电解质、肾功能、肝功能、血糖、血气分析、血氨等对代谢性及全身性疾病的诊断及鉴别诊断意义较大。

2. 颅脑 CT、MRI、数字减影血管造影、脑电图、脑脊液等检查对中枢神经系统病变的鉴别诊断有重要意义。

3. 毒物检测对疑似药物或毒物中毒的诊断及鉴别诊断具有重要意义。

五、诊断及鉴别诊断

（一）诊断流程

由于颅脑疾病和全身性疾病的临床特点存在一定差异，故而首先应通过病史及临床特点来判断是颅内疾病还是全身性疾病，然后有针对地行相应的检查来明确意识障碍的原因。

1. 颅内疾病临床特点 病变位于颅内，多具有较为明显的神经系统局灶性体征或脑膜刺激征。以局灶性神经系统体征为主的颅内疾病常见于脑梗死、脑出血、颅内占位等，主要表现为偏身肢体功能障碍、偏侧锥体束征等，颅脑 CT 检查或 MRI 多可明确病变部位。以脑膜刺激征为主的疾病常见于脑膜炎、蛛网膜下腔出血等，此类病人主要表现为脑膜刺激征而无特征性的局灶性神经系统体征，脑脊液检查、颅脑 CT 或 MRI 常有阳性发现。

2. 全身性疾病临床特点 指除颅内病变外的全身性疾病，如急性中毒、糖尿病酮症酸中毒、各种类型的缺氧、肝性脑病、低血糖、休克等，一般无明显的局灶性神经系统体征和脑膜刺激征，临床可表现为注意力丧失、定向障碍、昏睡、意识模糊、谵妄、昏迷等。颅脑 CT、MRI 检查可正常或无特殊改变，脑脊液改变不明显，血生化、凝血功能、血气分析等常有相应的异常改变。

（二）诊断要点

对于意识障碍病人，在接诊病人后，应首先对病人的生命体征及病情进行评估，检查的重点包括心率、呼吸、血压、SpO$_2$ 等。对于生命体征不稳定的病人，应在紧急处置的同时进行诊断及鉴别诊断。

1. 病史的获取要点 重点了解以下内容。

①发病过程：发生意识障碍的时间、地点、诱因、起病方式及演变过程等，意识障碍的类型、程度。②伴随症状：是否有发热、头痛、眩晕；是否伴有恶心、呕吐，如有呕吐，是否为喷射样；是否伴有抽搐，抽搐是持续性的还是间断性的，抽搐时的表现。③诊疗过程：病人发病后有无在其他医院就诊，就诊过程中用药及治疗情况如何。④其他病史：有无毒物或药物接触史，是否群体发病，有无外伤史等。⑤既往史：有无高血压、癫痫、神经精神疾患，有无糖尿病及其他内分泌代谢性疾病史，有无血液系统疾病史等。

2. 体格检查的要点 应进行"从头到脚"的体格检查，着重神经系统的查体。以下检查对病因诊断有较为重要的价值。

（1）瞳孔：大小、形状、位置、对光反应等。颅内占位压迫丘脑时，在早期呈现为小瞳孔，但对光反应正常。动眼神经受压时瞳孔对光反应消失，固定散大，常见的有天幕裂孔疝、抗胆碱能药物中毒等。针尖样瞳孔多见于急性药物或毒物中毒，如阿片类药物过量或中毒、有机磷农药中毒等。不对称瞳孔须考虑同侧中脑或动眼神经病变。

（2）眼球运动：眼球运动异常对神经系统定位诊断有重要的意义。一侧大脑半球广泛损害时病人双眼常偏向瘫痪肢体对侧；脑桥受损时双眼偏向瘫痪肢体同侧；丘脑底部和中脑端病变，两眼转向内下方；脑桥被盖急性损害可出现眼球浮动，双眼突发快速下转，然后慢慢向上恢复原位；两侧大脑皮质急性病变时可出现眼球激动现象，即每隔几秒眼球呈现快速强力摆动。分离性斜视见于小脑或脑干病变。检查眼球运动可以通过玩偶眼球运动和变温试验进行。

（3）对疼痛刺激反应：通过压眶或其他疼痛刺激观察病人对疼痛的运动反应，有助于判断昏迷病人脑功能障碍程度或昏迷程度。在全身代谢性疾病时，病人对疼痛的反应肢体两侧对称；大脑半球或脑干损伤时可出现一侧肢体异常或两侧不对称姿势。

（4）呼吸状态：潮式呼吸见于两侧半球的弥漫性病变；反射性过度呼吸见于两侧大脑半球、下丘脑及延髓病变;呼吸暂停见于脑桥病变;比奥呼吸见于脑桥下部病变;共济失调性呼吸常常提示脑桥和上延髓受累;吸气性呼吸提示病变累及延髓;呼吸停止见于延髓至 C_4 节段病变。

（5）脑干反射:通过睫脊反射、角膜反射、头眼反射、前庭眼反射等脑干反射来判断是否存在脑干功能损害。不同反射异常可提示不同病变部位。

（6）脑膜刺激征:主要包括屈颈试验、Kerning 征和 Brudzinski 征,见于脑膜炎、蛛网膜下腔出血等情况。

（三）意识障碍程度的评估

临床上通常根据病人的反应来评估病人的意识障碍程度,但上述评定方法主观性相对较强。格拉斯哥昏迷评分(Glasgow coma scale,GCS)为目前临床上最为常用的相对客观的评估方法,它从睁眼反应(觉醒水平)、言语反应(意识内容)和运动反应(病损平面)三项指标 15 项检查来判断病人意识障碍的程度。以上 15 项检查累计 15 分,最低 3 分,评分越低提示意识障碍程度越重。GCS 评分表见表 4-8。

表 4-8 GCS 评分表

项目		标准	得分
睁眼反应	自动睁眼	无刺激下睁眼	4
	呼唤睁眼	大声呼唤或发出指令后睁眼	3
	疼痛刺激睁眼	疼痛刺激后睁眼	2
	不睁眼	任何时候给予任何刺激都不睁眼	1
语言反应	言语正常	能正确讲出自己名字,正确回答时间、地点	5
	言语混乱	言语混乱	4
	只能说出单词	只能说出单个无意义的单词	3
	只能发声	仅有呻吟	2
	不发声	不发声,且已排除干扰因素	1
运动反应	服从指令	能按吩咐活动	6
	刺痛定位	对疼痛能够定位	5
	刺痛躲避	能够躲避疼痛	4
	刺痛屈曲(去皮质状态)	疼痛刺激时肘关节病理性屈曲	3
	刺痛伸展(去大脑状态)	刺痛后肘关节伸直	2
	无反应	上下肢均无反应,且已排除干扰因素	1

（四）鉴别诊断

1. 晕厥 表现为短暂的意识丧失,数秒钟至数分钟后意识恢复正常。多由脑血流灌注不足所致,包括神经反射性晕厥、直立性晕厥等。

2. 木僵 对外界刺激无反应,四肢不动、不语、不吃、不喝,身体呈蜡样屈曲,常有自主神经功能紊乱的表现,常见于精神分裂症病人。

3. 闭锁综合征 不能言语,四肢不能活动,只有睁眼、闭眼、眼球垂直运动等。

4. 癔症 是由精神因素引起的精神障碍,表现为突然起病,对外界刺激无反应,双目紧闭或睁眼,神经系统检查正常。心理治疗有效。

六、治疗

快速评估、稳定生命体征、保持气道通畅是意识障碍病人抢救治疗的首要任务。在病因明确后，应尽早进行病因治疗。

1. 稳定生命体征　对于生命体征不稳定的病人，应迅速给予相应的急救措施，稳定病人生命体征，方法包括呼吸功能支持（包括氧疗、开放气道、人工气道的建立、机械通气等）、循环功能支持（包括心肺复苏、纠正休克）等。在抢救治疗过程中需要对病人生命体征动态监测、动态评估，并根据病情变化给予相应的处置。

2. 病因治疗　在抢救治疗过程中应积极寻找意识障碍的病因，一旦病因明确，应尽快给予病因治疗。对于时限性要求较高的疾病（如脑梗死、脑出血等），应按照相应处置流程尽快处置。

3. 对症治疗　包括纠正水电解质及酸碱平衡紊乱、控制血糖、纠正低血糖、控制脑水肿、脏器功能支持及防治各种并发症。

> 📖 **拓展知识：慢性意识障碍** •━━━
>
> 　　慢性意识障碍是各种严重脑损伤后意识丧失超过 28d 的意识障碍，通常包括植物状态和微意识状态。植物状态是指脑干基本反射及睡眠 - 觉醒周期存在，有自发睁眼或刺激睁眼，但无意识内容的状态；微意识状态则是指严重脑损伤后病人出现具有不连续和波动性的明确意识征象。
>
> 　　**案例分析：** 女性病人，23 岁，于 3h 前被人发现躺在床上，呼之不应，身旁有呕吐物，呈白色糊状。床旁的桌子上可见一瓶空的地西泮片药瓶。病人家属发现后立即将病人送至急诊。家属否认病人既往有高血压、糖尿病、冠心病及精神类疾病病史。
>
> 　　查体：T 37.7℃，P 112 次 /min，R 8 次 /min，BP 82/54mmHg，SpO_2 85%。呼之不应，不能配合指令性动作，疼痛刺激四肢可见轻度收缩。角膜反射存在，双侧瞳孔等大等圆，对光反应迟钝。呼吸浅慢，双肺听诊呼吸音粗，双下肺可闻及少量粗湿啰音。四肢肌张力不高，生理反射存在，病理征未引出。
>
> 　　**1. 根据病人病史以及体格检查相关情况，初步判断病人昏迷的程度。**
>
> 　　根据病史以及体格检查情况，病人呼之不应，但疼痛刺激肢体尚有收缩，角膜等生理反射存在，故由此判断病人为浅昏迷。Glasgow 评分：6 分（睁眼反应 1 分，语言反应 1 分，运动反应 4 分）。
>
> 　　**2. 该病人的紧急处理措施有哪些？**
>
> 　　根据病史及体格检查所见（病人意识障碍，有呕吐，身旁有空的地西泮药品），考虑为口服地西泮中毒；病人有呕吐，肺部听诊可闻及粗湿啰音，故需考虑病人有吸入性肺炎。根据病人目前昏迷程度以及生命体征情况，首先应立即给予心电监护、呼吸支持（氧疗，必要时建立人工气道并机械通气）、补液纠正循环功能障碍。同时尽快给予特效解毒剂（氟马西尼）及其他相应的抢救治疗及病因治疗措施。

（吴嘉荔）

第六节　呕血、便血

急性上消化道出血是急诊常见的急危重症之一，成年人每年发病率为（100~180）/10 万，病死率为 2%~15%。大量出血是指出血量在 1 000mL 以上或循环血容量减少超过 20% 的出血。典型临床表现为呕血、黑便、便血，并常伴有血容量减少引起的失血性周围循环衰竭。急性上消化道出血，尤其是大量出血，起病急骤、病情危重，如抢救不及时常可危及生命。《急性上消化道出血急诊诊治流程专家共识》(2020版)秉承急诊"降阶梯思维"理念，按照"3次评估，2次治疗"对急诊诊治流程进行构建，力求临床的可操作性和实用性，供急诊医生参考使用。

一、概述

呕血(hematemesis)是上消化道疾病(指十二指肠悬韧带以上的消化道，包括食管、胃、十二指肠、胆道、胰及胃空肠吻合术后的空肠上段疾病)或全身性疾病所致的上消化道出血的常见症状，血液经口腔呕出。可伴有黑便，严重时可引起急性周围循环衰竭，危及生命。

便血(hematochezia)是指消化道出血经肛门排出，颜色呈鲜红、暗红、褐色。便血可为鲜血便、隐血便或柏油样便。便血多为下消化道出血，常见表现为结肠或直肠出血。10%~15%上消化道出血病人出现便血，下消化道出血占整个消化道出血20%。男性明显多于女性，平均年龄65岁以上。

二、病因病理

呕血和便血的原因甚多，但以消化性溃疡最为常见，其次为食管-胃底静脉曲张破裂，再次为急性糜烂性出血性胃炎和胃癌。因此考虑呕血的病因时，应首先考虑上述疾病。当病因未明时，也应考虑一些少见疾病，如血友病、原发性血小板减少性紫癜等。

（一）消化系统疾病

1. 食管疾病 反流性食管炎、食管溃疡、食管憩室炎、食管癌、食管异物、食管贲门黏膜撕裂综合征、食管内物理或化学损伤等。

2. 胃及十二指肠疾病 最常见的是消化性溃疡，其次有急性糜烂出血性胃炎、应激性溃疡、胃癌、胃泌素瘤等。其他少见疾病有胃平滑肌肿瘤、淋巴瘤、胃黏膜脱垂、急性胃扩张、胃扭转、憩室炎、克罗恩病等。

3. 食管-胃底静脉曲张破裂或门静脉高压性胃病出血 肝硬化、门静脉炎、门静脉血栓、肝静脉阻塞综合征。

4. 下消化道疾病 小肠腺癌、结肠癌、直肠癌、小肠结核、急性出血性坏死性肠炎、克罗恩病、溃疡性结肠炎、小肠海绵状血管瘤、小肠憩室、结肠憩室、小肠息肉、结直肠息肉、痔、肛裂、肛瘘等。

（二）上消化道邻近器官或组织的疾病

各种原因所致胆道出血、胰腺癌、急性胰腺炎合并脓肿破溃；主动脉瘤破入食管、胃或十二指肠、纵隔肿瘤破入食管等也可引起致命性出血。

（三）全身性疾病

1. 血液系统疾病 血小板减少性紫癜、白血病、血友病、霍奇金淋巴瘤、弥散性血管内凝血及其他凝血机制障碍(如应用抗凝药过量)等。

2. 感染性疾病 流行性出血热、钩端螺旋体病、斑疹伤寒、伤寒及副伤寒等。

3. 结缔组织病 系统性红斑狼疮、皮肌炎、结节性大动脉炎或其他血管炎。

4. 应激性溃疡 严重急性感染、休克、严重创伤、烧伤、心搏骤停复苏术后、非甾体抗炎药及糖皮质激素治疗。

5. 其他 尿毒症、寄生虫病、药物性肠炎、绞窄性肠梗阻、肠扭转等。

三、临床表现

（一）呕血、黑便与便血

呕血和黑便是上消化道出血主要症状，有呕血者一般都伴有黑便。呕血的颜色取决于出血量和血液在胃内停留时间以及出血部位。如出血量多、在胃内停留时间短、出血位于食管则血色鲜红或为暗红色，常混有凝血块；若出血量较少或在胃内停留时间长，由于血红蛋白与胃酸作用转变为正铁血红素，呕吐物可呈棕褐色或咖啡渣样。

呕血的同时因部分血液经肠道排出体外，可形成黑便。黑便是指排出黑色、柏油样和恶臭粪便，多见于幽门以下的上消化道病变出血，也可见于远端小肠或升结肠病变出血。

便血的颜色取决于消化道出血部位的高低。常见的有鲜血便、柏油样便、隐血便。急性大量便血者可出现血流动力学不稳定，如心率增快，血压下降，甚至休克。

（二）失血性周围循环衰竭

消化道出血是否导致急性周围循环衰竭及其程度取决于出血量的多少及失血速度，严重者在出血后短时间内即可发生急性周围循环衰竭。出血量占循环血容量 10% 以下时，病人一般无明显临床表现；出血量占循环血容量 10%~20% 时，可有头晕、无力等症状，多无血压、脉搏等变化；出血量达循环血容量的 20% 以上时，则有冷汗、四肢厥冷、心慌、脉搏增快等症状；若出血量在循环血容量的 30% 以上，则出现神志不清、面色苍白、心率加快、脉搏细弱、血压下降、呼吸急促等急性周围循环衰竭的表现。

（三）失血性贫血

大量出血后均会存在失血性贫血，贫血出现的速度和程度主要取决于失血的程度。在出血的早期因有周围血管收缩与红细胞重新分布等生理调节，外周血血红蛋白浓度、红细胞计数与血细胞比容可无明显变化。慢性消化道出血可能仅表现为贫血，可出现头晕、乏力、活动后气促和心悸。

（四）发热

多数病人在大出血控制后可出现低热，一般不超过 38℃，可持续数日至 1 周。发热可能与血容量减少、贫血、周围循环衰竭、血分解蛋白的吸收等因素导致体温调节中枢功能障碍有关。

（五）氮质血症

消化道出血后，大量血液蛋白质的消化产物在肠道被吸收，使血尿素氮升高（肠源性氮质血症）。失血使肾血流量暂时性减少，导致氮质潴留（肾前性氮质血症）。一般在纠正低血压、休克后，血尿素氮可迅速降至正常。

四、伴随症状

了解伴随症状对估计失血量及确定病因有很大帮助。

（一）伴上腹痛

慢性反复发作的上腹痛，有一定周期性与节律性，多为消化性溃疡；中老年病人，慢性上腹部，疼痛无明显规律性伴有厌食、消瘦或贫血者，应警惕胃癌。

（二）伴肝脾肿大

脾大、有腹壁静脉曲张或有腹腔积液者，提示肝硬化，肝区疼痛、肝大、质地坚硬、表面凹凸不平或有结节者多为肝癌。

（三）伴黄疸

黄疸、寒战、发热伴有右上腹绞痛并呕血者，可能由胆道疾病引起；黄疸、发热及全身皮肤黏膜有出血者，见于某些传染性疾病，如钩端螺旋体病等。

（四）伴皮肤黏膜出血

常与血液疾病及凝血功能障碍性疾病有关。

（五）伴头晕、黑蒙、口渴、冷汗

提示血容量不足。上述症状于出血早期可随体位变动（如由卧位变坐位、立位时）而发生。伴有黑便者，提示有活动性出血。

（六）其他

近期有服用非甾体抗炎药物史、酗酒史、大面积烧伤、颅脑手术、脑血管疾病和严重外伤伴呕血者，应考虑急性胃黏膜病变；剧烈呕吐后继而呕血，应考虑食管贲门黏膜撕裂综合征。

五、辅助检查

（一）实验室检查

1. 隐血试验　呕吐物隐血试验强阳性是诊断消化道出血的重要依据。

2. 血常规　急性出血病人血红蛋白会有不同程度下降，多为正细胞正色素性贫血，血细胞比容降低。但急性出血因早期血液浓缩，血红蛋白及血细胞比容可正常，补液扩容治疗后会明显下降。慢性失血性贫血多呈小细胞低色素性，为缺铁性贫血。

3. 血尿素氮　一般在出血数小时后开始上升，约 1~2d 达高峰，大多不超出 14.3mmol/L，3~4d 后降至正常。因此，监测血尿素氮水平对出血量大小及出血是否停止将有很好的提示。

4. 便常规　不同疾病引起的粪便形状及血液混合情况不同。粪便肉眼可见鲜血便、暗红色、黑色或柏油样便等；粪便可以带血、混有血或便后滴血等，也可仅为潜血阳性。

5. 其他　根据原发病及并发症的不同，可伴有网织红细胞、凝血功能、肝肾功能的变化。

（二）特殊检查

1. 内镜检查　急诊内镜检查是上消化道出血定位、定性的首选方法。内镜检查的最好时机是出血后 24h 内进行。对于急性非静脉曲张性上消化道出血，目前指南建议若无禁忌在出血后 24h 内进行内镜检查。急性上消化道出血病人超过 24h 的延迟内镜检查与病死率增加有关。积极复苏后血流动力学持续不稳定病人应进行紧急内镜检查。

2. X 线检查　腹部 X 线检查对乙状结肠扭转、肠梗阻、肠穿孔有诊断意义，对下消化道出血性疾病具有一定的诊断价值。

3. X 线钡剂检查　仅适用于出血已停止和病情稳定的病人，一般主张在出血停止、病情稳定 36~48h 后谨慎操作。

4. 选择性血管造影　适用于紧急内镜检查未能确诊的活动性出血，可明确出血部位和来源。可用于确定消化道出血的部位（特别是小肠出血）和病因诊断以及介入治疗。该项检查对肠血管畸形、小肠平滑肌瘤等有很高的诊断价值。数字减影血管造影技术的发展，对消化道出血具有诊断和选择性血管介入治疗的双重价值。

5. 放射性核素检查　多用于活动性消化道出血，内镜和 X 线钡剂无法确诊或无法行内镜检查者。方法是静脉注射 ^{99m}Tc 标记的自体红细胞后作腹部扫描，以探测标记物从血管外溢的证据。本方法为非侵入性、损伤小，只需 5mL 血液，注射一次标记红细胞可在 30h 内进行观察，可检出 0.05~0.1mL/min 的出血部位。

六、诊断及鉴别诊断

病人消化道出血后，胃内积血量在 250~300mL 可以引起呕血。呕血临床诊断中需要与其他疾病进行鉴别,避免误诊误治。

(一)诊断

1. 根据病史判断出血原因和部位

(1)慢性周期性发作的上腹疼痛或不适病史,提示消化道溃疡出血。

(2)有可引起门静脉高压疾病者,应考虑食管-胃底静脉曲张出血(esophageal-gastro varices bleeding,EGVB)。

(3)是否有导致急性胃黏膜病变出血的病因或诱因。

(4)剧烈呕吐后的上消化道出血,可能为食管贲门黏膜撕裂综合征(Mallory-Weiss 综合征)。

(5)伴有乏力、食欲下降、消瘦,以及缺铁性贫血、持续性粪便隐血试验阳性,可能为胃癌等恶性肿瘤。

(6)有黄疸、右上腹疼痛应考虑胆道出血的可能。

2. 根据临床症状判断失血速度和失血量

(1)黑便不伴其他明显症状时,失血量约为 400~600mL。

(2)出现头晕、面色苍白、口干和冷汗时,失血量约为 800~1 200mL。

(3)出现烦躁不安、肢体发冷时,失血量约为 1 200~1 600mL。

(4)出现意识障碍或昏迷、无尿和休克时,失血量约 2 000mL。

3. 判断活动出血是否停止　如果病人自觉症状好转,无冷汗及烦躁不安,脉搏及血压恢复正常并稳定,则可认为出血已减少、减慢甚至停止。

有下列情况时应考虑活动性出血:①反复呕血或持续排出不成形黑便,或黑便次数增加、颜色呈暗红色糊状;②红细胞计数、血红蛋白及血细胞比容监测持续下降;③无肾功能不全者,经充分补液后尿量正常情况下,血尿素氮水平超过 36mmol/L(100mg/dL)者,提示大出血;④补充血容量后,周围循环衰竭未见明显缓解,或好转后又恶化者。

4. 上、下消化道出血的区分

(1)呕血合并黑便,首先考虑上消化道出血,急诊内镜可明确诊断。

(2)胃管抽吸无血,不能除外上消化道出血。

(3)怀疑小肠、右侧结肠出血表现为黑便时,应经胃镜检查排除上消化道出血后,再行下消化道出血的有关检查。

(二)鉴别诊断

1. 咯血　咯血时血液呈鲜红色,或痰内带血,或血液有痰液、泡沫,呈弱碱性,病人有呼吸道病史和呼吸道症状。

2. 假性呕血　吞入来自口、鼻、咽部的血液或摄入大量动物血而后呕出。

3. 假性黑便　药物(生物炭、铁剂和某些中草药等)或食物(摄食动物内脏和动物血)常可引起大便发黑或黑便。按照病史、临床观察、隐血试验及停止药物或食物后隐血试验转阴等加以鉴别。

七、治疗

(一)急诊处理原则

恢复血容量、控制活动性出血、预防再出血和失血并发症。对于上消化道出血病人,紧急处理与否取决于失血速度和失血量多少。

1. 不成形黑便和柏油样便者应住院治疗。

2. 出血伴头晕、乏力、心悸和血压下降者应收住 ICU。

3. 大呕血伴/或血流动力学不稳定者应积极复苏。

（二）一般处理

病人应去枕平卧，头偏向一侧防止吸入性窒息，保持呼吸道通，必要时吸氧或建立高级气道（如经口气管插管）；立即建立静脉输液通道；对活动性出血者可置入胃管，了解出血部位及出血情况；活动性出血期间禁食；有意识障碍和排尿困难者须留置尿管。

（三）出血征象监测

严密监测血压、心率、呼吸频率、尿量等变化；必要时经深静脉穿刺置管并测定中心静脉压；动态观察呕血、黑便和便血情况；监测意识状态、肢体温度、皮肤和甲床色泽、静脉充盈情况；定期复查红细胞计数、血红蛋白、血细胞比容、血尿素氮、电解质等指标。

（四）治疗要点

1. 补充血容量　及时补充和维持血容量，改善周围循环，防止微循环障碍引起脏器功能障碍，根据失血量在短时间内输入足量液体，以纠正血液循环量的不足，并配合输血。常用液体包括生理盐水、等渗葡萄糖液、平衡液、血浆、红细胞悬液或其他血浆代用品。急诊大量出血，也应适当补钙。

输血指征：①收缩压<90mmHg，或比较基础收缩压降低幅度>30mmHg；②血红蛋白<70g/L，血细胞比容<30%；③心率增快>120 次/min。

在液体补充足量的前提下，如血压仍不稳定，可以适当地选用血管活性药物改善重要脏器的灌注。血容量充足的指征：①神志清楚或好转，无明显脱水貌；②收缩压 90~120mmHg；③脉搏<100 次/min；④尿量>40mL/h，血钠<140mmoL/L。

2. 控制活动性出血　根据出血病因和部位不同，进行相应的止血治疗。对上、下消化道出血，应及时给予针对性的止血和救治措施。

3. 防治并发症　防止吸入性肺炎，防止输液、输血量过快、过多导致急性肺水肿，保护肾脏等器官功能，防治水电解质和代谢紊乱。

（五）非静脉曲张破裂出血的治疗

此类病人以消化性溃疡和各种意外应激所致的急性胃黏膜病变引起的出血最为常见，内镜联合药物治疗是目前首选治疗方法。

1. 内镜下止血　可用于静脉曲张出血，也可用于非静脉曲张出血，起效迅速、疗效确切。在急诊内镜检查确定出血部位与病因后，即应根据具体病情选择合适的治疗方式：可选用药物（如去甲肾上腺素等）喷洒和注射、局部注射止血剂、热凝（高频电、微波、激光）和止血夹、内镜下套扎法等治疗。

2. 药物止血

（1）中和胃酸的药物：用氢氧化铝凝胶 60mL 灌胃，15min 后测胃液 pH，如果 pH<6.0，再注入60mL，之后每 h 测胃液 pH 一次，使其维持在 6.0 之上。

（2）抑酸药物：质子泵抑制剂（PPI）和 H_2 受体拮抗剂能够通过抑制胃酸分泌，提高胃内 pH，对消化性溃疡、急性胃黏膜病变发挥治疗作用，促进血小板聚集和纤维蛋白凝块的形成，避免血凝块过早溶解，有利于止血和预防再出血，应常规使用。

（3）其他止血药物：对消化性溃疡出血的确切疗效仍有待证实，不作为首选措施。

1）对有凝血功能障碍者，可静脉注射维生素 K_1。

2）为防止继发性纤溶，可用氨甲苯酸等抗纤溶药。

3）经胃管灌注硫糖铝混悬液或冰冻去甲肾上腺素溶液（去甲肾上腺素 8mg，加入冰生理盐水100~200mL）。

4）可酌情使用云南白药、凝血酶（口服或局部用）、生长抑素类。

（4）血管造影介入治疗：选择胃左动脉、胃十二指肠动脉、脾动脉或胰十二指肠动脉血管造影，针对造影剂外溢或病变部位经血管导管超高度选择灌注血管升压素或去甲肾上腺素止血，或进行吸收性明胶海绵栓塞止血。

（5）手术治疗：多数消化性溃疡、急性胃黏膜病变病人经积极内科治疗均可以达到止血效果，但对极少数出血不能控制，尤其是合并穿孔、幽门梗阻或疑有恶变者，病情紧急可考虑手术，并可结合术中内镜止血治疗。

（六）食管-胃底静脉曲张破裂出血的治疗

食管静脉曲张约 90%~95% 为门静脉高压所致，其中 1/3 病人发生出血。通常 6 周内发生再出血的发生率为 70% 以上，一次再出血病死率 30%~40%。

1. 药物治疗

（1）血管升压素（vasopressin）联合硝酸甘油：血管升压素具有收缩肠系膜动脉和肝动脉的作用，用药后可减肝血流量，进而降低门静脉压力。而硝酸甘油则具有降低体循环血压的作用，进而可以减少肝血流量，间接起到降低门静脉压力的作用。此两种药物联合治疗静脉曲张破裂出血具有协同作用。

（2）生长抑素（somatostatin）及其类似物：生长抑素及其类似物是临床上治疗急性静脉曲张出血的首选药物。主要作用机理是选择性减少内脏血流，减低门静脉压力，同时还可以减少曲张静脉血流量，降低曲张静脉内压力；生长抑素还可抑制肠道积血引起的胃肠充血效应，并能抑制胃泌素、胃酸以及胃蛋白酶的分泌。常用药物包括：14 肽生长抑素，8 肽生长抑素（代表药物为奥曲肽）。

（3）抗生素：静脉曲张性出血病人接受预防性抗生素用药后早期再出血的发生率减低。

2. 三腔二囊管压迫止血　止血药物无效，又不能及时内镜止血时可应用此方法，可有效控制出血。经鼻插入三腔二囊管，进行气囊压迫时，根据病情 8~24h 放气 1 次，拔管时机应在止血后 24h，一般先放气观察 24h，若仍无出血即可拔管。气囊压迫止血效果肯定，缺点是病人较痛苦。常见并发症：食管糜烂、溃疡、心律失常、心绞痛、吸入性肺炎等。

3. 急诊内镜检查和治疗　内镜检查在上消化道出血的诊断、危险分层及治疗中有重要作用。尽管一致认为对急性上消化道大出血病人应当尽快进行内镜检查，但药物与内镜联合治疗仍是目前首选的治疗方式。

4. 放射介入治疗　放射介入疗法如经颈静脉肝内门体静脉分流术（transju-gular intrahepatic portosystemic shunt, TIPS）可有效地控制出血，但明显增加肝性脑病的危险，适用于对药物和内镜治疗难以控制的曲张静脉出血和等待肝移植的病人。

5. 外科手术　急诊外科手术控制曲张静脉出血和预防再出血的效果确实，但死亡率高，并发症多，术后肝性脑病发生率高，仅在药物和内镜治疗无效、无法施行放射介入治疗的情况下方可使用，目前临床多不作为首选。

6. 清洁肠道　清除胃肠道内积血，预防发生肝性脑病。有肝性脑病者，应口服或鼻饲乳果糖或新霉素。

7. 预防再出血　首次出血后存活的病人若无预防措施，有 2/3 可能在 2 个月内再次出血。预防措施包括药物（常用非选择性 β 受体阻滞剂普萘洛尔，可合用单硝基异山梨酯）治疗、内镜治疗（应在内镜治疗后短期内应用 PPI 预防溃疡形成和促进溃疡愈合）、外科手术和放射介入等。

（七）下消化道出血的治疗

基本措施是输血、输液、纠正血容量不足引起的休克。针对下消化道出血的定位及病因诊断而做出相应治疗。如有条件内镜下止血治疗，须防止造成穿孔。对弥漫性血管扩张病变所致的出血，内镜下治疗或手术治疗有困难，或治疗后仍反复出血，可考虑雌激素/孕激素联合治疗。选择性动脉造影术后动脉内输注血管升压素可以控制 90% 的憩室和血管发育不良的出血。急诊手术仅用于病人活动性出血量多，其他治疗方法不能达到止血，伴有血流动力学不稳定时。

（八）便血的急诊处理原则与流程

便血的急诊措施取决于便血失血的严重程度和原发病的性质。80% 的病例经保守治疗，出血可自动停止。对保守治疗无效者,需积极局部止血或手术治疗。便血处理原则包括:积极复苏,稳定血流动力学状态,止血治疗和原发病处理。

1. 紧急复苏　对于失血性休克病人,应立即输血、输液和供氧等抗休克措施,稳定血流动力学,为赢得病因学治疗争取时间。

2. 止血治疗

(1)应用止血药:①巴曲酶:可以局部或静脉用药;②其他止血剂:可静脉注射酚磺乙胺、氨甲苯酸等,也可经静脉滴注血管升压素。

(2)内镜下止血:直肠或乙状结肠部位出血可在直肠镜或乙状结肠镜下对出血部位进行电灼、激光、结扎、喷洒止血药。

(3)选择性血管栓塞止血:可在血管造影检查时经动脉注射血管升压素,或用吸收性明胶海绵、聚乙烯乙醇及金属微圈选择性栓塞止血。

3. 手术治疗　下消化道肿瘤合并大出血、再发性出血、止血药无效、梗阻或穿孔者,应手术治疗。

📖 **拓展知识:危险性急性上消化道出血** ●——

1. 危险性急性上消化道出血应在出血后24h内进行内镜检查;经积极复苏仍有持续血流动力学不稳定应进行紧急内镜检查;如果血流动力学稳定,可在24h内进行内镜检查。疑似静脉曲张出血应在12h内进行内镜检查(证据水平:中,一致率:98.9%)。

2. 首先应评估病人意识、气道、呼吸和循环。在对急性上消化道出血进行初步诊断与鉴别后,结合格拉斯哥—布拉奇福德评分(GBS)判断病情危险程度(证据水平:高,一致率:100%)。

3. 根据危险程度对急性上消化道出血病人进行分层救治,危险性出血应在急诊诊治(证据水平:高,一致率:100%)。

4. 权衡输血风险和获益,采取最佳输血策略(证据水平:高,一致率:97.7%)。

5. 血流动力学不稳定的急性上消化道出血应及时容量复苏,恢复并维持重要器官灌注(证据水平:高,一致率:100%)。

6. 在积极进行容量复苏后仍存在持续性低血压,为保证重要器官最低有效灌注,可选择使用血管活性药物(证据水平:中,一致率:100%)。

7. 急性上消化道出血应慎用止血药物(证据水平:低,一致率:92%)。

8. 危险性急性上消化道出血病因不明时,可静脉联合应用质子泵抑制剂(PPI)和生长抑素治疗,病因明确后再行调整(证据水平:低,一致率:98.9%)。

9. 三腔二囊管仅作为处理内镜难以治疗的EGVB的临时过渡措施(证据水平:高,一致率:95.5%)。

(马　晓)

第五章 心搏骤停和心肺复苏

心搏骤停(sudden cardiac arrest, SCA)是指各种原因所致心脏射血功能突然停止,病人随即出现意识丧失、脉搏消失、呼吸停止。心肺复苏(cardiopulmonary resuscitation, CPR)是指采用徒手和/或辅助设备来维持 SCA 病人人工循环和呼吸最基本的抢救方法,包括开放气道、人工通气、胸外心脏按压、电除颤以及药物治疗等,目的是尽快使自主循环恢复(return of spontaneous circulation, ROSC)。脑复苏(cerebral resuscitation)是为减轻 SCA 后全脑缺血损伤,而采取的脑组织保护救治,以达到脑神经功能良好的复苏后存活。

一、概述

心肺复苏是指针对心脏、呼吸骤停采取的一系列抢救措施,是为 SCA 病人提供基础生命支持,恢复自主循环,提高 SCA 病人生存率的关键技术。随着技术的进步,心肺复苏成功率有了一定的提高,然而长时间心搏骤停后导致的缺血缺氧性脑病,成为影响预后的因素。故提出心肺脑复苏(cardio-pulmonary-cerebral resuscitation, CPCR)的概念,强调复苏的成功并非心脏和呼吸功能的恢复,而必须达到脑和神经系统功能的恢复,从而诞生了心肺脑复苏的新标准,旨在强调脑保护和脑复苏的重要性。

(一)急诊医疗体系

急诊医疗体系(emergency medical service system, EMSS)是一种专业医疗服务,为尽快向某处环境或者地方受到伤害甚至具有濒临死亡威胁的人士提供紧急医疗服务,并且尽快将伤者运送至医院急诊科接受进一步的医疗。拥有完善的通讯指挥系统、良好妥当的现场救护、具有监测和急救装置的运输工具,以及高水平的医院急诊服务和进一步治疗。其内容涵盖院前急救、急诊科(急诊室)、重症监护室一体化的救治链。

(二)生存链

SCA 有多种病因(心脏性或非心脏性病因)、多种情形(目击或非目击)和多种环境(院外或院内)。这种多样性使得单一的复苏方法并不实际,但核心部分可提供一种可达到成功复苏的通用的策略,这些行动称为"生存链"。生存链实际上是贯穿于心肺复苏开始前至心肺复苏后一系列连贯的医疗救治流程,将 SCA 后整个救治划分为六个环节(图 5-1)。生存链的提出是心肺复苏和心血管急救理念的重大突破,强调了时间对复苏成功的重要性。目击下的室颤型 SCA 时若能有效完成这些环节,可使病人存活率明显提高。因此,加强生命链中各个环节对提高心肺复苏的成功率影响重大。

1. 院内心搏骤停的生存链

(1)及早识别和预防。

(2)启动应急反应系统。

(3)即时高质量心肺复苏。

(4)快速除颤。

(5)心搏骤停恢复自主循环后治疗。

(6)康复。

IHCA

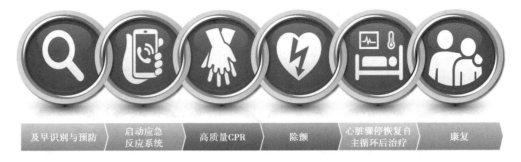

OHCA

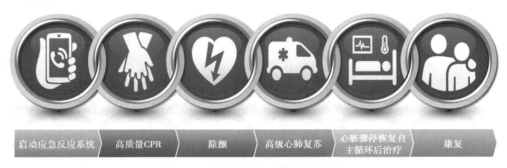

图 5-1　院内和院外心搏骤停生存链

注：IHCA 全称 in-hospital cardiac arrest，院内心搏骤停；OHCA 全称 out-of-hospital cardiac arrest，院外心搏骤停。

2. 院外心搏骤停的生存链

（1）启动应急反应系统。

（2）即时高质量心肺复苏。

（3）快速除颤。

（4）高级心肺复苏急救医疗服务。

（5）心搏骤停恢复自主循环后治疗。

（6）康复。

二、心搏骤停

（一）心搏骤停的概念

1. 心搏骤停（SCA）　是指各种原因所致心脏射血功能突然停止，病人随即出现意识丧失、脉搏消失、呼吸停止。心搏骤停可以发生在院内或院外，仍然是病人过早死亡的普遍原因，其不同于任何慢性病终末期的心脏停搏，若及时采取正确有效的复苏措施，病人有可能被挽救生命并得到康复。

2. 猝死（sudden death，SD）　是指外表健康或非预期死亡的人在外因或无外因的作用下突然和意外发生的非暴力性死亡。心脏性猝死（sudden cardiac death，SCD）是指未能预料的于突发心脏急性症状发作 1h 内发生的心脏原因死亡。导致 SCD 主要的原因是冠心病、心肌病心脏疾患。其具有突发、迅速、不可预料等特征，给人们的生命安全造成了极大的威胁。

（二）心搏骤停的病因

SCA 的病因包括心源性 SCA 和非心源性 SCA，可归纳为 5 个"H"和 6 个"T"（表 5-1）。

表 5-1 心搏骤停的病因（5 "H" 和 6 "T"）

5 "H"	6 "T"
低氧血症（hypoxemia）	中毒（toxins）
低血容量（hypovolemia）	创伤（trauma）
低体温（hypothermia）	张力性气胸（tension pneumothorax）
高钾 / 低钾血症（hyperkalemia/hypokalemia）	肺栓塞（thrombosis pulmonary）
低血糖 / 高血糖（hypoglycemia/hyperglycemia）	心脏压塞（tamponade cardiac）
	心脏栓塞（thrombosis coronary）

（三）心搏骤停的临床表现

SCA 前绝大多数病人无先兆症状，少数病人在发病前数分钟至数十分钟有乏力、头晕、心悸、胸闷等非特异性症状。心脏停搏后 3~5s 病人出现头晕、黑蒙；停搏 5~10s 即出现意识丧失；停搏 10~15s 可发生阿 - 斯综合征，伴有全身性抽搐及大小便失禁；停搏 20~30s 出现呼吸停止、面色发绀；停搏后 60s 出现瞳孔散大；如果停搏超过 4~6min，因中枢神经系统缺氧过久而造成不可逆的损害；SCA 后主要的临床表现为意识丧失，大动脉搏动消失，心音消失。

1. 心室颤动（ventricular fibrillation，VF） 心室肌发生快速而不规则、不协调的连续颤动，心室丧失有效的整体收缩能力。心电图表现为 QRS 波群消失，代之以形态大小不等、频率不规则的室颤波，频率为 200~500 次 /min（图 5-2）。心室颤动是心搏骤停最常见的类型，约占 80%。

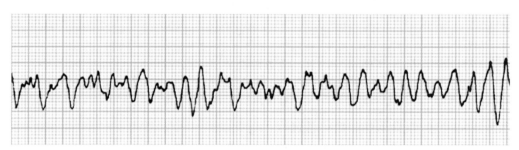

图 5-2 心室颤动

2. 心室停搏（ventricular asystole，VA） 心室肌完全丧失收缩活动，呈静止状态，心电图表现呈直线（图 5-3）。

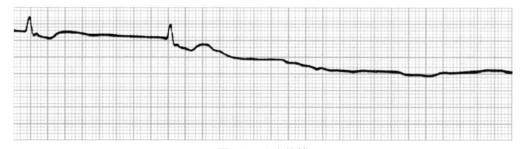

图 5-3 心室停搏

3. 无脉电活动（pulseless electric activity，PEA） 有组织心电活动存在，但无有效的机械活动（图 5-4）。

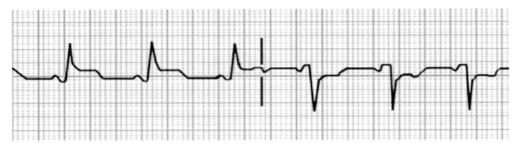

图 5-4　无脉电活动

三、心肺复苏术

（一）心肺复苏术的适应证
各种原因导致的 SCA 包括心室颤动或扑动、心室停搏、无脉电活动均为 CPR 的适应证。

（二）心肺复苏术的禁忌证
无绝对禁忌证，相对禁忌证如下。

1. 多发肋骨骨折。

2. 大面积肺栓塞。

3. 主动脉夹层。

4. 张力性气胸。

（三）心肺复苏术的操作方法
1. 判断现场环境　复苏前应先判断现场环境，保证现场环境安全后，实施抢救。

2. 判断意识　轻拍病人双肩，同时大声呼唤病人，若病人无反应，则代表存在潜在的 SCA 可能，进行下一步操作。

3. 呼救　呼叫旁人帮助，电话呼叫 120，启动 EMSS，取得除颤仪或 AED 及急救设备。

4. 判断脉搏　检查病人颈动脉搏动（10s 内），同时判断呼吸。若颈动脉搏动存在，无自主呼吸，则予以呼吸支持（10~12 次 /min），同时每 2min 检查一次脉搏，判断是否存在 CA。若颈动脉搏动消失，无呼吸或仅是喘息，则提示存在 CA，应进行下一步操作。

5. 复苏体位　迅速将病人摆放成头、颈与躯干在同一轴面的仰卧位，对位于软质、不适宜复苏的地面、床垫等地方的病人，应在病人背部衬垫平整的硬木板，或将病人转移至相对硬质的平面。

6. 心肺复苏（C-A-B）

（1）胸外按压（chest compression，C）

1）按压部位：成人按压部位为病人胸部的中央，相当于双乳头连线水平与胸骨相交处或剑突上两横指。

2）按压手法：施救者双手手指交叉重叠（或一手放置于另一手背部，双手叠加），以一手掌根部置于病人按压部位，按压时手掌根部与胸骨长轴平行，上半身前倾，双肘伸直，肩、肘、腕呈一直线，凭借上半身的重量和肩背部肌肉的力量，有节奏地垂直下压。

3）按压频率及深度：按压的频率为 100~120 次 /min，按压的深度为 5~6cm。

（2）气道（airway，A）：在进行人工通气前应先清除其口中异物（义齿、分泌物等），开放气道。开放气道的基本手法如下。

1）仰头抬颏法：施救者一手掌根置于病人的前额，用手掌推动，使头后仰，另一手的示指、中指并拢置于颏下，提起下颏，使下颌尖、耳垂连线与地面垂直。此方法是心肺复苏过程中最常用打开气道的手法，但不适合疑有颈椎骨折的病人。

2）托颌法：施救者位于病人头侧，两手置于病人头部两侧，除拇指外的四指托住病人下颌部位，在保证头部和颈部固定的前提下，用力向后上方抬起下颌，拇指轻推颏部使口张开。当高度怀疑病人颈椎受伤时适用。

3）仰头抬颈法：施救者一手置于病人前额向后、向下压，另一手将病人颈部上抬起，使其头部尽量后仰。对于颈椎骨折者，不适合应用此方法。

（3）人工呼吸（breathing，B）：人工通气2次，以看到胸廓起伏为通气有效的标准，每次通气时间超过1s。依据抢救现场条件不同，可采用以下方式进行人工通气。

1）口对口人工通气：施救者以拇指和示指捏紧病人的鼻孔，用自己的双唇完全包绕病人的口部，然后用适当的力量吹气（施救者在正常呼吸情况下吹起即可，而非深呼吸），使其胸廓扩张。吹气结束后，施救者口唇应迅速脱离病人口部，同时松开捏鼻孔的手，让病人的胸廓依靠其弹性自主回缩以呼气。

2）口对鼻人工通气：适用于合并面部外伤或口腔不能打开的病人。施救者用自己的口封住病人的鼻子，同时用手抬高病人的下颌使口封闭，用力向病人鼻孔内吹气，通气结束后施救者的口自病人的鼻部移开，同时将手放开，让病人呼气。

3）简易呼吸气囊通气：将面罩紧扣于病人面部（应包住口鼻），贴紧皮肤。采用"EC"手法固定面罩（一手拇指和示指成"C"形置于面罩边缘，将面罩加压于病人面部，其余三指成"E"形托住病人下颌）。另一手均匀用力挤压气囊，挤压气囊的1/3~2/3为宜，每次通气结束后松开气囊即可。

7. 电除颤（defibrillation，D） 分析是否为可电击心律，是则立即进行1次电击，然后继续心肺复苏，否则继续心肺复苏，持续约2min后再次分析心律（AED提示需要再次分析心律），重复上述电除颤操作。

8. 重复操作 以每按压30次、通气2次为一个周期（按压通气比例为30∶2），5个周期后进行以下操作。

9. 判断复苏效果 判断颈动脉搏动，若未恢复，继续以30∶2的比例进行按压、通气。若自主循环恢复而无呼吸，可停止胸外心脏按压，以10~12次/min频率进行人工通气，并定时检查脉搏，同时予以其他抢救治疗措施。

（四）终止复苏标准

CPR无需医嘱即可以立即开始，但医院内停止CPR必须有持有执业执照的医生的医嘱。院内终止复苏由抢救医生决定，在规范CPR持续30min以上，病人仍没有恢复心跳时可以考虑终止复苏。但在做决定时应考虑许多因素，包括SCA时有无目击者、CPR的时间、SCA前状态以及复苏过程中是否出现过自主循环等，还要充分考虑伦理学、社会经济、文化背景、宗教信仰以及法律法规等。需要注意的是青壮年猝死（如电击、溺水、交通工伤事故和不明原因等猝死）应考虑适当延长心肺复苏时间。

（五）心肺复苏并发症

1. 人工呼吸的合并症 胃扩张。

2. 胸外按压的合并症 肋骨骨折；胸骨骨折；气胸、血气胸、肺挫伤。

（六）心肺复苏注意事项

1. 以100~120次/min的速率实施胸外按压。

2. 按压深度达到5~6cm。

3. 每次按压后让胸部完全回弹。

4. 尽可能减少按压中断。

5. 给予病人足够的通气（30次按压后2次人工呼吸，每次呼吸超过1s，每次须使胸部隆起）。

6. 胸外按压时,按压时间与放松时间大致相当,放松时掌根部不应离开胸壁,以免按压点移位。

7. 每2min更换一次胸外按压人员,以保证按压的效果。

8. 对于已经建立高级气道的病人,CPR过程中可给予6s一次的通气(10次/min)。

9. 对于不可电击心律,CPR过程中应尽早给予肾上腺素(每3~5min给予1mg,静脉推注)。

(马 晓)

第六章 创 伤 概 述

创伤对人类的生存和健康构成威胁,随着社会的进步,特别是交通、工农业机械化的发展,以及灾难、事故及意外等,创伤的发生率呈日益增多的趋势。全球每年因创伤导致死亡约 100 万人,致伤者数千万。创伤在我国城市是第五位死因,在农村则为第四位死因。近年来,严重多发伤的病例增多,已成为救治的难点。创伤的预防与救治受到广泛关注与重视。

一、创伤病因

在日常工作和生活中,损伤人体的致伤因子很多,常见的有机械性损伤,如钝器打伤、重力压伤、过度牵拉引起撕裂,以及锐器的刺伤和切割、子弹或者弹片的穿入或穿透伤等;物理性损伤,如烧伤、冻伤、高压高速气流所致的冲击伤等;化学性损伤,如强酸、强碱、毒气等所致的损伤;生物性损伤,如兽咬、蛇咬以及细菌和毒素等所致的损伤。

机械性损伤最为常见,此类损伤的严重程度取决于致伤的质量和速度,如交通事故所致的损伤大多都很严重,主要原因是车辆的质量大和速度快。另外,还因暴力作用的角度、单位面积所承受暴力的大小、致伤物体的性质(锐器、钝器)和受力部位的不同,而造成不同程度的损伤。

二、创伤的定义及分类

(一)创伤的定义

创伤(trauma)的定义可分为广义和狭义两种。广义而言,是指机体受到外界致伤因素(物理性、化学性或生物性)的作用,造成机体组织结构的破坏和/或功能障碍。狭义而言,是指机械性创伤,即机械力造成机体结构完整性的破坏和/或功能障碍。

(二)创伤的分类

创伤的分类是为了准确地了解创伤的性质和严重程度,尽快对创伤病人作出正确的诊断,以便使创伤病人得到及时有效的救治,同时也有利于日后的资料分析、经验总结和科学研究。常用的分类方法有以下几种。

1. 按体表结构的完整性 按体表结构的完整性是否受到破坏可将创伤分为开放性和闭合性两大类,体表结构完整无伤口者为闭合性损伤(closed injury),如挤压伤(crush injury)、扭伤(sprain)、震荡伤(concussion)、关节脱位、闭合性骨折、闭合性内脏伤等。体表结构完整性破损者为开放性损伤(opened injury),如擦伤(abrasion)、撕裂伤(laceration)、切伤或砍伤、刺伤等。一般地说,开放性创伤易发生伤口污染,进而可引起感染,但某些闭合性创伤,如胆管,肠道破裂,也可能发生严重的腹腔污染引起无菌性炎症或细菌感染。

2. 按致伤部位分类 人体致伤部位的区分和划定,与正常的解剖部位相同。一般分为颅脑伤、颌面颈部伤、胸部伤、腹部伤、骨盆部(阴臀部)伤、脊柱脊髓伤、上肢伤、下肢伤、多发伤等。

3. 按致伤机制分类 可分为挫伤、擦伤、刺伤、切割伤、挤压伤、撞击伤、火器伤等。

三、临床表现与诊断

（一）创伤的临床表现

1. 局部表现

（1）疼痛：创伤发生后，因组织破坏、纤维断裂、组织细胞肿胀等，可产生不同程度的疼痛。疼痛的程度与创伤的部位、程度及创伤后炎症反应强弱等因素有关。疼痛的性质一般可分为隐痛、钝痛、胀痛、烧灼痛、撕裂痛、刺痛等，活动后加重、制动后减轻是其特点。疼痛一般可持续 2~3d，以后逐渐缓解；若疼痛持续或疼痛加重，则可能并发感染。疼痛的部位常常提示为受伤部位，应仔细检查，以免造成误诊或漏诊。

（2）肿胀：肿胀的产生是由于创伤后所造成的局部出血、渗出与炎性水肿。受伤部位表浅者可伴有触痛、发红、青紫或有波动感。肢体严重肿胀可造成肢体远端的血供障碍，从而出现脉搏微弱、感觉迟钝、肢端苍白、肤温降低等。

（3）功能障碍：创伤后，因组织结构破坏可直接造成功能障碍。而局部炎症也可以引起功能障碍，如腹部创伤发生肠穿孔，可因腹膜炎而出现呕吐、腹胀、腹痛及肠麻痹等。此外创伤后的局部疼痛亦可导致功能障碍，如肢体骨折后因局部剧烈疼痛继发的肌肉痉挛可进一步加重功能障碍。某些功能障碍可直接危及生命，如创伤性窒息、呼吸衰竭、心脏压塞等，均应立即抢救。

（4）创口与出血：开放性创伤查体时应注意观察创口的部位、形状、大小、深浅、污染程度、有无搏动性出血，并查清创口的数目。

2. 全身表现

（1）体温升高：创伤早期的体温升高，主要由创伤区域内的出血或坏死组织的分解产物吸收所引起，而创伤早期也处于分解代谢期，机体内营养物质的分解也会产生热，使体温升高。体温一般在 38℃左右。体温如过高，除由脑损伤造成外，可能合并有感染。

（2）生命体征变化：创伤发生后，因儿茶酚胺分泌增多，可造成心率加快。同时因周围血管收缩，故舒张压升高，脉压缩小。血压、呼吸、脉搏的变化常提示创伤的严重程度，须引起足够的重视。

（3）口渴和尿量减少：创伤病人所出现该类症状多为失血及脱水的表现，但若尿量过少则要警惕休克与急性肾衰竭的发生。

（4）其他：创伤病人还可有其他表现，如乏力、消瘦、食欲减退、嗜睡、失眠、便秘及女子月经不调等。

（二）创伤的诊断

创伤的诊断主要是明确创伤的部位、性质、程度、全身性变化及并发症情况等，特别是原发损伤部位或内脏是否损伤及其损伤程度。因此在接诊时要详细了解创伤史，仔细进行全身体格检查，必要时结合辅助检查等才能做出全面、正确的诊断。

1. 受伤史　详细了解受伤史对于了解损伤机制、估计预后具有重要意义。

2. 受伤经过　重点在于询问致伤原因、时间、地点、受伤部位，合并暴力强度、性质、作用方式、作用时间长短及现场情况等。如切割伤，其创缘虽较整齐，但可造成重要的血管神经损伤或创伤性出血；刺伤虽创口较小，但可造成深部的血管、神经、内脏等组织器官的损伤；坠落伤常可导致多发性骨折，并常常合并内脏损伤；枪弹伤虽伤口较小，但常合并深部组织器官损伤，且常合并有组织烧灼、坏死，常并发严重的感染，而受伤时的体位则对判断伤道走行具有重要的参考意义。

3. 伤前情况　主要了解伤员的既往情况（包括各种慢性病史、用药史、过敏史等），此外还应了解伤员的个人嗜好，如烟酒史等，这对判断意识情况及判断预后具有重要意义。

4. 伤后表现及演变过程　创伤的诊断可通过其临床表现来确定其创伤的部位和结构，并可通过其症状的变化来判断其损伤的程度及并发症的程度。不同部位、不同程度、不同组织的创伤,其表现不尽相同,而其伤后的演变也不相同。如神经组织创伤,应重点了解其伤后意识变化情况、肢体感觉障碍的程度和范围及瘫痪情况等;胸部创伤应了解伤后是否有呼吸困难、咳嗽咳痰、咯血等;腹部创伤,则应了解腹痛的最先疼痛部位、程度、性质及腹痛范围的变化情况;对于开放性创伤,则应了解其伤后失血情况(即出血量、出血速度、口渴情况、尿量变化情况及血压、脉搏的变化等)。

5. 体格检查　首先要从整体上观察伤员的一般状态,判断伤员损伤的程度。对于生命体征相对平稳者,可进行全面详细的检查;对于创伤严重者应先着手于急救,在急救中再逐步进行系统的有针对性的检查。全身检查,采用临床常规的体格检查步骤,应注意呼吸、脉搏、血压、体温等生命体征以及意识状态、面容、体位姿势等,并注意病人的精神及心理状态,适当予以安慰。局部检查,应根据受伤史及症状突出部位进行全面、详细检查。如头部创伤须检查头皮、颅骨、耳道、瞳孔、鼻腔、口腔、肌张力、神经反射等;胸部创伤须检查胸廓外形、呼吸运动、呼吸音、有无触痛及挤压痛等;腹部创伤须检查压痛、反跳痛、腹肌紧张、移动性浊音、肝浊音界及肠鸣音等;四肢创伤须检查肿胀、畸形、异常活动、骨擦音、弹性固定、主动活动和被动活动情况、肢端颜色、肤温、脉搏搏动等。对于开放性损伤,须详细检查其创面和创口的形状、大小、深度、创缘情况、污染情况、异物存留情况、出血性状及外露组织等。对伤情较重者,应在手术室麻醉下进行探查。对于枪弹伤、电击伤等尤其要注意寻找出入口,并根据伤情仔细判断是否存在合并内脏损伤。

6. 辅助检查　对某些创伤的诊断具有重要的参考价值,但要根据伤情及全身情况选择必需的检查项目,以免加重病情或造成浪费。虽然各种辅助检查的水平不断提高,但手术探查无疑仍是诊断伤情的重要方法,其不仅可明确诊断,更是抢救的重要手段与前提,但手术探查的指征应当严格掌控。

7. 实验室检查　血常规检查可判断失血或感染情况;尿常规检查可判断泌尿系创伤或感染情况;生化项目可判断水电解质平衡情况,对于有肝及肾创伤的病人,在其治疗过程中,通过肝功能检查和肾功能检查可判断其创伤修复情况。怀疑胰腺损伤时,可行血或尿淀粉酶检查。

8. 穿刺和导管检查　诊断性穿刺是一种常用、简单、安全的诊断与治疗方法。阳性时可直接明确诊断,但还应注意存在假阳性、假阴性等情况,须进一步观察或检查。如心包穿刺可证实心包积液或积血,胸腔穿刺可明确气胸与血胸的诊断,腹腔穿刺与灌洗可证实内脏损伤与出血。导管检查常用的是导尿管的应用,留置导尿管或灌洗可诊断膀胱与尿道的创伤,还可观察每小时尿量的变化,以作为补液与观察休克时的参考;测定中心静脉压可辅助判断血容量与心功能。

9. 影像学检查　X线检查可排除与诊断骨折和脱位的病人;对于有胸、腹部创伤者,也可明确是否有肺病变、气胸、血胸、腹腔积气和积液等,还可明确异物的位置、大小、形态等。CT检查可明确诊断颅脑创伤及内脏创伤,并可指导骨科手术的术前计划。超声检查可发现胸腔、腹腔的积血和积液及内脏破裂、血管损伤等。MRI能很好地分辨不同的软组织,对于软组织如膝关节交叉韧带、半月板等损伤的分辨较CT、X线更为敏感,可明确相关软组织损伤。数字减影血管造影消除了骨骼及软组织影像,血管显影更为清晰,可以明确诊断如锁骨下动脉、股动脉等血管损伤。对于重症病人应进行床旁影像学检查。

四、创伤并发症

严重创伤后,由于组织或器官损伤,局部及全身器官功能障碍和代谢紊乱,易发生较多的并发症。可影响伤员的伤情及病程的发展和预后,故对创伤并发症应有足够的警惕性,密切观察,早期诊断,积极采取措施预防和处理。常见的并发症有以下几种。

1. 休克　早期较常见,表现为面色苍白、口唇发绀、烦躁不安或表情淡漠、脉细弱、血压降低等。

其原因为强烈刺激、失血、失液等引起的有效循环血量减少；失血性休克是创伤急性期死亡的主要原因之一。晚期由于感染发生可导致脓毒症，甚至脓毒症休克。

2. 感染　开放性创伤一般都有污染，如果污染严重处理不及时或不当，加之免疫功能降低很容易发生感染。闭合性创伤如累及消化道或呼吸道，也容易发生感染。初期可为局部感染，重者可迅速扩散成全身感染。特别是广泛软组织损伤，伤道较深，并有大量坏死组织存在且污染较重者，还应注意发生厌氧菌（破伤风或气性坏疽）感染的可能。

3. 脂肪栓塞综合征　常见于多发性骨折，主要病变部位是肺，可造成肺通气功能障碍甚至呼吸功能不全，也可发生于脑组织，出现意识障碍。

4. 应激性溃疡　发生率较高，多见于胃、十二指肠，小肠和食管也可发生。溃疡可为多发性，有的面积较大，且可深至浆膜层，可发生大出血或穿孔。

5. 凝血功能障碍　主要是由于凝血物质消耗、缺乏，抗凝系统活跃，低体温和酸中毒等，常表现为出血倾向。凝血功能障碍、低体温和酸中毒被称为"死亡三联征"，是重症创伤死亡的重要原因。

6. 多器官功能障碍综合征　与一般的外科疾病相比，创伤有其特殊性，存在大量的坏死组织，可造成机体严重而持久的炎症反应，加之休克、应激、免疫功能紊乱及全身因素的作用，容易并发急性肾衰竭等严重并发症。此外，由于缺血缺氧、毒性产物、炎症介质和细胞因子的作用，还可发生心脏和肝脏功能损害。急性肾衰竭大多见于挤压伤、大面积烧伤、创伤性休克等情况下。由于肾脏缺血、大量血红蛋白和肌红蛋白损害肾小管而引起少尿。多器官功能衰竭多见于严重创伤"第二次打击"后，一旦 MODS 进入失代偿期，即多器官功能衰竭时，病人预后往往较差。

7. 创伤后应激障碍　经历创伤事件后，延迟出现和 / 或长期持续的精神障碍。目前关于其产生机制主要包括以下方面：脑内的记忆系统紊乱，神经内分泌功能紊乱，易感性和神经解剖改变等。临床表现主要为反复重现创伤性体验，持续性回避，持续性焦虑和警觉水平增高，常在创伤后数天，甚至数月后才出现（很少超过 6 个月），病程可长达多年。治疗方式主要为心理治疗和药物治疗及家庭治疗。

五、创伤评估

1. 初级评估　一般在现场急救或急诊室中进行，目的是快速判断是否存在威胁生命和肢体安全的状态，一般可按照"ABCDEF"的顺序进行检查。"A"（airway）是指判断气道是否通畅，一般用"听、看、检"法进行检查。其中，"听"是指通过听判断是否有异常呼吸音（如听到鼾声则提示有舌后坠）；"看"是指查看头面颈部是否有可见开放伤；"检"是指检查伤员是否有呼吸困难、急促和烦躁不安等。"B"（breathing）是指评估呼吸是否正常，是否有张力性气胸和开放性气胸。"C"（circulation）是指判断有无致命性大出血和失血性休克等。"D"（disability）是指评估中枢神经系统有无障碍。"E"（exposure）是指暴露病人全身，以利全面充分评估病情，并评估现场救治环境是否安全。"F"（fracture）是指评估有无骨折。

2. 病史采集

（1）尽早确诊伤情是救治严重多发伤、提高抢救成活率的关键。为此，简明扼要地询问病史是必要的。向病人或知情人员收集全面的病史，包括病人的一般情况及主诉，如起病时间、症状持续时间等，对伤者的病史采集应着重评估其出血量。

（2）在初级评估完成，复苏处理已开始，全身状态好转，可开始进一步评估，包括从头到足的体格检查，可采用"CRASH PLAN"检查法。即根据 9 个字母代表的器官或部位顺序查体。"C"（cardiac）心脏及循环系统：包括血压、脉搏、心率，注意有无心脏压塞的 Beck 三联征，即颈静脉怒张、心音遥远、血压下降，评价循环状况，注意有无休克及组织低灌注；"R"（respiration）胸部及呼吸系统：注意有无呼吸困难、气管偏移，胸部有无伤口、畸形、反常呼吸、皮下气肿及压痛，叩诊音是否异常，呼吸音是否减弱；"A"（abdomen）腹部脏器：腹壁有无伤痕、瘀斑，腹部是否膨隆及是否存在腹膜刺激征，肝浊音区是否缩小，肝、脾、肾区有无叩击痛，肠鸣音情况；"S"（spine）脊柱和脊髓：脊柱有无畸形、压痛及叩击痛，运动有无障碍，四肢感觉；"H"（head）颅脑：意识状况、头皮有无伤口及血肿、颅骨有无凹陷，生理反射和病理反射的情况；"P"（pelvis）骨盆：骨盆挤压、分离试验；"L"（limbs）四肢：通过视、触、动可了解四肢情况；"A"（arteries）动脉：观察各部位动脉有无损伤即活动性出血；"N"（nerves）神经：根据伤者的运动与感觉体格检查，可明确各重要部位神经有无损伤及定位体征。

（3）严重创伤发生后，迅速、准确的评估是病人得到合理救治的基础，可有效降低这类病人的死亡率，评估的首要目的是确定病人当前的状态，根据以上评估方法评估病人，对病人的病情有整体的印象，同时迅速评估可能危及病人生命的情况，并给予紧急干预措施，病人病情的评估应是动态的、连续的。

六、创伤急救的原则

创伤常发生于生活和工作场所，院前急救和院内救治是否及时和正确直接关系到伤员的生命安全和功能恢复。伤员经现场急救被送到一定的救治机构后，遵循"先救命，后治伤"的原则，即刻对其伤情进行判断、分类，然后采取针对性的措施进行救治。院内救治的一般原则如下。

（一）判断伤情

可根据前述创伤分类方法及指标进行伤情判断和分类，以便把需作紧急手术和心电监护的伤员与一般伤员区分开来。常常可简单地分为三类：第一类为致命性创伤，如危及生命的大出血、窒息、开放性或张力性气胸。对这类伤员，只能作短时的紧急复苏，就应手术治疗。第二类为生命体征尚属平稳的伤员，如不会立即影响生命的刺伤、火器伤或胸腹部伤，可观察或复苏 1~2h，争取时间做好交叉配血及必要的检查，并同时作好手术准备。第三类为潜在性创伤，性质尚未明确，有可能需要手术治疗，应继续密切观察，并做进一步检查。

（二）呼吸支持

维持呼吸道通畅，必要时行气管插管或气管切开。张力性气胸穿刺排气或闭式引流；开放性气胸封闭伤口后行闭式引流。如有多根肋骨骨折引起反常呼吸时，先用加垫包扎或肋骨牵引限制部分胸廓浮动，再行肋骨固定。发生外伤性膈疝时，可先插入气管导管行人工呼吸，再行手术整复。另外，应保持足够有效的氧供。

（三）循环支持

主要是积极抗休克。对循环不稳定或休克伤员应建立一条以上静脉输液通道，必要时行中心静脉穿刺置管术，或周围静脉切开插管。应尽快恢复有效循环血容量，维持循环稳定。在扩充血容量的基础上，可酌情使用血管活性药物。髂静脉或下腔静脉损伤以及腹膜后血肿者，禁止经下肢静脉输血或输液，以免伤处出血增加。

（四）镇静止痛和心理治疗

剧烈疼痛可诱发或加重休克，故在不影响病情观察的情况下选用药物镇静止痛。无昏迷和瘫痪的伤员可皮下或肌内注射哌替丁 75~100mg 或盐酸吗啡 5~10mg 止痛。由于伤员可有恐惧、焦虑等，甚至个别可发生伤后精神疾病，故心理治疗很重要，使伤员配合治疗，利于康复。

（五）防治感染

遵循无菌操作原则，使用抗菌药物。开放性创伤需加用破伤风抗毒素。抗菌药物应在伤后 2~6h 内使用可起预防作用，延迟用药起治疗作用，并需延长持续用药时间。对抗感染能力低下的伤员，用药时间也需延长，且常需调整药物种类。

（六）密切观察

严密注视伤情变化，特别是对严重创伤怀疑有潜在性损伤的病人，必要时进行生命体征的监测和进一步的检查。发现病情变化，应及时处理。

（七）支持治疗

主要是维持水、电解质和酸碱平衡，保护重要脏器功能，并给予营养支持。

七、多发伤

（一）多发伤的定义

多发伤（multiple trauma）国内定义是指机体在单一机械致伤因素作用下，同时或相继遭受两个或两个以上部位或脏器的严重创伤，其中一处损伤即使单独存在也可危及生命。凡遭受两个以上解剖部位的损伤，其中一处损伤即使单独存在也可危及生命的损伤。即至少一处 AIS（abbreviated injury scale）评分≥3 分，故 ISS（injury severity score）评分≥10 分。

（二）多发伤的特点

多发伤伤情严重，可在短时期内致机体内生理失衡、微循环紊乱及严重缺氧等一系列影响组织细胞功能的循环和氧代谢障碍，处理不当可能迅速危及伤员生命。

1. 损伤机制复杂　同一病人其不同机制所致损伤可能同时存在，如交通事故病人可由撞击挤压等多种机制致伤；高处坠落可同时发生多个部位多种损伤。

2. 伤情重、变化快　多发伤具有加重效应，总伤情重于各脏器伤相加。伤情发展迅速、变化快，须及时准确地判断与处理。

3. 生理紊乱严重　由于多发伤伤情复杂，常累及多个重要脏器，可直接造成组织器官及功能损害。同时由于急性血容量减少，组织低灌注状态与缺氧等病理生理变化，多伴发一系列复杂的全身应激反应，以及脓毒症等引起组织器官的继发性损害，并互相影响，易发生休克、低氧血症、代谢性酸中毒、颅内压增高等。如果这些病理改变得不到有效控制，可导致多器官功能障碍综合征。

4. 诊断困难，易漏诊、误诊　因多发伤病人损伤部位多、伤情复杂、伤势重、病史收集困难，很容易造成漏诊与误诊。病人可同时有开放性损伤和闭合性损伤，明显创伤和隐匿创伤；这些创伤可互相掩盖，以及各专科会诊时医生只顾本专业的局限性，缺少整体观念，在治疗中往往只注意发现主要的和显而易见的创伤，而容易忽视深在和隐蔽部位；病情危重时，情况不允许进行相关的辅助检查等，均是常见的漏诊原因。

5. 处理顺序与原则的矛盾　严重多发伤常需要手术治疗，由于创伤的严重程度、部位和累及脏器不同，对危及生命的创伤处理重点和先后次序也不一样。有时几个部位的创伤都很严重，多个损伤都需要处理，其先后顺序可能发生矛盾。不同性质的损伤处理原则不同，如颅脑伤合并内脏伤大出血，休克治疗与脱水治疗的矛盾；腹部创伤大出血合并休克，既要迅速扩容、恢复有效循环血容量和组织灌注，又要立即手术控制出血，而且在手术控制大出血以前不能过快地输血，以防引起或加重出血和凝血功能障碍。

6. 病死率高　多发伤涉及多部位多脏器损伤，损伤范围广，伤情重，创伤反应强烈而持久，而且多发伤失血多，体液丢失多，休克发生率高，进而导致生理功能紊乱进一步加重，甚至早期出现多器官功能障碍综合征、凝血功能障碍、急性呼吸窘迫综合征（ARDS）、全身炎症反应综合征（systemic inflammatory response syndrome, SIRS）等严重并发症，导致早期病死率较高。损伤涉及的部位或脏器越多，病死率越高。统计发现，涉及 2 个部位的多发伤，病死率为 49.3%，而涉及 3、4、5 个部位的多发伤，病死率则分别高达 60.4%、68.3% 和 71.4%。另外，如果合并颅脑、肝脏和大血管等重要脏器损伤者死亡率更高。

7. 并发症 多发伤由于组织器官广泛损伤及破坏,失血量大,全身生理紊乱严重,容易发生各种并发症。同时因机体免疫、防御系统功能下降,容易导致严重感染和脓毒症。

（三）辅助检查

多发伤可发生在身体的任何部位,因此,在不耽误必要的抢救时机前提下,要求以简便诊断方法,在最短的时间内明确脑、胸、腹等部位是否存在致命性损伤。简要询问病史,了解伤情;监测生命体征,判断有无致命伤;按照"CRASH PLAN"顺序检查,以免漏诊。辅助检查包括以下几种。

1. 穿刺 简单、快速、经济、安全,准确率达 90%,可反复进行,为胸腹创伤首选方法。临床上有时可出现假阳性、假阴性。

2. 腹腔灌洗 简便,可在床边进行,阳性率达 95%,可反复进行,用于腹部创伤。但有可能造成医源性损伤。

3. X 线 简便、无创、费用低。为骨关节伤的首选方法,也常用于其他部位伤。

4. B 超 简便,可在床边进行。对腹腔积血、实质性脏器损伤和心脏压塞准确性高,空腔脏器和腹膜后损伤准确性差。主要用于腹部创伤。

5. CT 实质性脏器损伤可以定性,颅脑、胸腹创伤意义较大。用于血流动力学稳定病人。

6. MRI 多角度、多层面成像,软组织分辨率极高。但操作复杂、费用高、金属异物影响检查。主要用于脑和脊髓伤。

7. 血管造影 可以同时进行诊断和治疗,能够判定出血来源。但费用昂贵、费时。在特定情况下有意义,用于腹部及盆腔创伤。

8. 内镜技术 可以同时进行诊断和治疗。在特定情况下,用于胸腹创伤。

（四）救治原则

多发伤的救治遵循"救命第一,保存器官、肢体第二,维护功能第三"的原则。按 VIPCO 程序救治。

V（ventilation）即保持通气及呼吸道通畅,在多发伤救治中,首先保证病人气道通畅,迅速清除口咽腔凝血块、呕吐物及分泌物。鼻导管给氧,放置口咽通气管、气管切开和辅助呼吸,昏迷病人应及早气管插管,颌面及喉部严重损伤宜行气管切开术,有胸腔创伤发生通气障碍者,应行气管切开、胸腔闭式引流。开放性气胸宜用凡士林纱布填塞胸部伤口,予以包扎,预防纵隔摆动。张力性气胸应行胸腔闭式引流。

I（infusion）即保持良好的灌注,纠正缺氧时应快速建立多条液体通道,一般选择上肢、颈静脉,在有腹部伤时忌用下肢静脉通道。根据出血控制与否迅速补充血容量,以防止休克发生和恶化,第 1 小时内输平衡液及血液 2 000~2 500mL（其中血及血浆代用品>400mL）,如确定性止血需 30min 以上,可视情况使用抗休克裤。对严重休克病人,应适当补充碳酸氢钠,以纠正酸中毒,7.5% 高渗盐水的输注有改善血流动力学、提高生存率升压效果,其输入量为失血量的 10%~20%,10~15min 可输入 200~400mL,对出血未能控制者可加重出血,要慎用。

P（pulsation）即监护心脏搏动,维护心脏功能。及早发现和处置"心脏压塞"征,否则后续通气或扩容都是无效的;对张力性气胸应立即行胸腔闭式引流,对心肌挫伤可选用多巴胺治疗。

C（control bleeding）即控制出血。通过敷料加压包扎有效地控制外出血是多发伤抢救中最有效的方法之一;对大血管损伤经压迫止血后应迅速手术进行确定性止血（结扎或吻合）;一旦经胸腹腔穿刺或腹腔灌洗术明确了腹腔内出血,应立即剖腹探查止血。

O（operation）即紧急手术。抢救多发伤病人,必须争分夺秒。时间和伤情不允许做过多的检查,将病人后送可能会延误抢救时机。手术是创伤救治的决定性措施,也是控制出血的最有效的手段,手术救治的主要目的是控制出血、修复或切除受损的组织和器官及血肿清除和减压。

1. 常见紧急手术

（1）头颅紧急手术：开颅探查颅内血肿清除术或去骨瓣减压术等。

（2）胸部紧急手术：开胸探查止血、胸腔闭式引流术、心脏穿透伤的修补及心脏压塞引流和减压术、肺裂伤缝合术等。

（3）腹部紧急手术：开腹探查脾切除术、肝修补术、肠切除肠吻合术等。

（4）肢体骨折紧急手术：四肢长骨骨折的内固定术和外固定术等。

（5）血管紧急手术：血管结扎、血管移植、血管吻合术。

（6）紧急介入手术：多发伤伴有严重骨盆骨折，肾脏的裂伤或挫伤，不能行手术处理时，选择介入止血无疑是一种较好的选择。

2. 损伤控制外科（damage control surgery，DCS）　是指针对严重创伤病人进行阶段性修复的外科策略，旨在避免由于严重创伤病人生理潜能的耗竭、避免"死亡三联征"（低体温、酸中毒和凝血障碍）出现，损伤的因素相互促进，而成为不可逆的病理过程，其目的在于有效降低严重创伤病人的死亡率。损伤控制手术分为三个阶段。

第一阶段：救命手术，包括 3 个方面。①控制出血：可采用填塞、结扎、侧壁修补、血管腔外气囊压迫、血管栓塞、暂时性腔内转流等简单有效的方法；②控制污染：快速修补、残端封闭、简单结扎置管引流等；③避免进一步损伤和快速关腹：用巾钳、单层皮肤缝合、人工材料、真空包裹技术，突出强调有效、快速和简单。

第二阶段：ICU 复苏，包括复温（电热毯、暖水袋、空调、热湿气体吸入、温盐水腹腔灌洗、加热输液装置）、纠正凝血障碍（血小板、凝血因子、纤维蛋白原）、呼吸机通气支持、纠正酸中毒（扩容、吸氧、血管活性药物、碱性药物）及全面体检避免漏诊。

第三阶段：确定性再手术。包括取出填塞、全面探查、解剖重建。

（马汉宁）

第七章 急性中毒

中毒（poisoning）是指外界化学物质进入人体后达到中毒量，产生组织和器官暂时或永久性损害的过程。一般将能引起中毒的物质称为毒物。本章主要介绍急性中毒概述、有机磷农药中毒、急性一氧化碳中毒及镇静安眠药物中毒。

第一节 急性中毒概述

根据接触毒物的毒性、剂量和时间，通常将中毒分为急性和慢性两类。急性中毒（acute poisoning）是指过量毒物在短时间内经皮肤、黏膜、呼吸道、消化道等途径进入人体后产生一系列病理生理变化及其临床表现，其特点为发病快、病情复杂、变化快等，如诊断失误或抢救不及时可危及生命。慢性中毒（chronic poisoning）是由于长时间、小剂量毒物进入人体内并蓄积而导致的损害，其特点是起病缓慢，病程较长。毒物的种类繁多，一般可将其分为以下 5 类：①工业性毒物；②农药；③药物；④日常生活性毒物；⑤有毒动植物。

一、流行病学

我国目前缺乏大样本多中心的急性中毒流行病学的数据，目前的文献数据显示，女性中毒例数明显高于男性，年龄集中在 20~29 岁和 30~39 岁，尤其是 20~29 岁。从急性中毒的原因来看，自杀是急性中毒的重要原因，中毒途径以消化道为主；乙醇作为单项毒种在中毒物质中占第一位；药物中毒最常见的是苯二氮䓬类镇静催眠药；农药中毒主要是有机磷农药和百草枯；急性中毒病死率为 2.06%，其中农药占急性中毒病死毒物中的 26.74%~75.68%。在美国，与损伤相关疾病的发病率和死亡率中，中毒是第二大原因。

二、病因及中毒机制

（一）病因
急性中毒的原因大多数是由于非正常接触毒物所致，按接触毒物方式不同可分为以下两种。
1. 职业性中毒 在生产过程中因为防护不当或错误操作导致与毒物接触中毒。
2. 生活性中毒 多因误食、自杀、意外接触、用药过量或谋害引起。
（二）急性中毒的机制
毒物进入人体后，产生毒性作用，导致机体功能障碍和 / 或器质性损害，引起疾病甚至死亡。中毒的严重程度与剂量或浓度有关，多呈剂量 - 效应关系。不同毒物的中毒机制不同，有些毒物通过多种机制产生毒性作用。
1. 干扰酶的活性。人体的新陈代谢主要依靠酶参与催化，大部分毒物是通过对酶系统的干扰而引起中毒。其作用机制包括：与酶活性中心的原子或功能基团结合；破坏蛋白质部分的金属离子或活性中心；竞争抑制；作用于酶的激活剂；与辅酶作用；与酶的底物作用等。

2. 破坏细胞膜的功能。表现为对膜脂质的过氧化作用、对膜蛋白的作用、使膜结构及通透性改变。

3. 阻碍氧的交换、输送和利用。

4. 影响新陈代谢功能。

5. 改变递质的释放或激素的分泌，如肉毒杆菌毒素，使运动神经末梢不能释放乙酰胆碱而致肌肉麻痹。

6. 损害免疫功能使免疫功能下降、引起异常免疫反应、损害免疫器官。

7. 光敏作用。包括光变态反应、光毒性反应、某些物质在日光照射下发生光化合反应，形成有毒物质，从而对机体产生毒害作用，如沥青。

8. 对组织的直接毒性作用。如强酸强碱中毒，其毒性作用主要是引起蛋白质变性，造成组织坏死，引起局部充血、水肿、坏死和溃疡。

三、毒物吸收途径

1. 经胃肠道吸收　为除气体及动物咬伤外最常见的毒物吸收途径，主要在小肠吸收，脂溶性毒物及酒精溶液易被胃黏膜吸收。

2. 经皮肤吸收　脂溶性毒物易通过完整皮肤进入血液循环而引起中毒。

3. 经呼吸道吸收　以粉尘、烟雾、气体等形态为主的毒物由呼吸道吸收，经呼吸道吸收的毒物中毒往往病情发展迅速。

4. 注射吸收　多发生于医疗事故或犯罪行为中（如静脉注射毒品），毒性作用迅速。

5. 创面吸收　如毒蛇咬伤、毒蜂蜇伤。

四、临床表现

急性中毒病情发展快，可产生不同表现，重者可在短时间内出现昏迷、惊厥、发绀、呼吸困难、休克及多脏器损伤等表现而危及生命。不同毒物作用的靶器官不同，在靶器官损害的基础上还存在多系统、多器官的损害，故而临床表现差异大。

（一）一般临床表现

急性中毒的一般临床表现见表 7-1。

表 7-1　急性中毒临床表现

部位	临床表现	常见毒物
皮肤黏膜	皮肤及口腔黏膜灼伤	强酸、强碱、甲醛、苯酚、来苏儿等腐蚀性毒物。硝酸使皮肤、黏膜痂皮呈黄色；盐酸痂皮呈棕色；硫酸痂皮呈黑色
	发绀	可引起氧合血红蛋白不足的毒物（麻醉药、有机溶剂、阿片类等呼吸中枢抑制剂，刺激性气体、有机磷农药等引起肺水肿）；高铁血红蛋白生成的毒物（亚硝酸盐、硝基苯、苯胺、大量亚甲蓝），非那西丁，发芽马铃薯，腌渍不好的蔬菜
	樱桃红色	一氧化碳、氰化物
	黄疸	中毒性肝损害（磷、四氯化碳、对乙酰氨基酚、蛇毒、毒蕈、鱼胆）；溶血（苯胺衍生物，硝基苯）

部位	临床表现	常见毒物
眼症状	瞳孔扩大	抗胆碱药(阿托品、莨菪碱类、颠茄),肾上腺素类(肾上腺素,去甲肾上腺素、麻黄碱等)
	瞳孔缩小	阿片类(吗啡、可待因、樟脑酊、海洛因),有机磷农药,氨基甲酸酯类杀虫剂,毒扁豆碱,毛果芸香碱,毒蕈,巴比妥、氯丙嗪
	失明	甲醇、硫化氢
神经系统	昏迷	镇静催眠药;麻醉药;有机溶剂(乙醇、苯、汽油、煤油);窒息性毒物(一氧化碳、硫化氢、氰化物);高铁血红蛋白生成性毒物;降糖药(优降糖、胰岛素);农药(有机磷杀虫剂、有机汞杀虫剂,拟除虫菊酯杀虫剂、溴甲烷等)
	惊厥	中枢兴奋药(尼可刹米、贝美格、盐酸二甲弗林等);异烟肼;窒息性毒物;农药(上述杀虫剂)
	肌纤维颤动	有机磷杀虫剂、异烟肼、氨基甲酸酯类杀虫药
	谵妄	阿托品、乙醇、汽油、煤油
	瘫痪	箭毒、蛇毒、可溶性钡盐、三氧化二砷(砒霜)、磷酸三邻甲苯酯、正己烷
呼吸系统	呼吸加快	中枢兴奋剂,可引起酸中毒的毒物(水杨酸类、甲醇);刺激性气体(氨、氯、光气、二氧化碳)
	呼吸减慢	镇静催眠药、麻醉药、阿片类、一氧化碳、可引起呼吸肌无力的毒物(蛇毒、镁、铊等)
	肺水肿	刺激性气体、有机磷农药、百草枯、磷化锌
循环系统	心律失常	抗心律失常药物、洋地黄类、拟肾上腺素类、三环抗抑郁药、氨茶碱、有机磷农药
	心搏骤停	洋地黄、奎尼丁、氨茶碱、锑剂、依米丁、窒息性毒物、引起低钾的毒物(排钾利尿药)
	休克	降压药、氯丙嗪、镇静催眠药、硝酸甘油、三氧化二砷、亚硝酸盐类、锑剂、依米丁类生物碱
泌尿系统	急性肾衰	氨基苷类、头孢类、磺胺类抗生素、毒蕈、生鱼胆、蛇毒、四氯化碳、升汞、砷化氢、引起休克的毒物可因肾缺血而导致急性肾衰
	血尿	磺胺类、毒蕈、酚
消化系统	腹痛	腐蚀性毒物、食物中毒、铅、钡、砷、磷、有机磷农药、毒蕈、巴豆
	呕血	腐蚀性毒物、水杨酸类、抗凝剂
	中毒性肝病	扑热息痛、砷、汞、磷、锑、硝基苯类、四氯化碳、毒蕈、抗肿瘤药、抗结核药
血液系统	溶血性贫血	砷化氢、苯胺、硝基苯
	白细胞减少	氯霉素、抗癌药、苯
	出血	水杨酸类、氯霉素、抗癌药、肝素、敌鼠、杀鼠灵、多香豆素

(二)急性中毒综合征

急性中毒综合征为某一类毒物中毒后所特有的一系列临床表现,常见毒物中毒后的急性中毒综合征有以下内容。

1. 胆碱样综合征 包括:①毒蕈碱样综合征:表现为心动过缓、流涎、流泪、多汗、瞳孔缩小、支气管分泌液过多、呕吐、腹泻、多尿,严重时可导致肺水肿。主要见于有机磷酸盐、毛果芸香碱、某些毒蘑菇等中毒。②烟碱样综合征:表现为心动过速、血压升高、肌束颤动、肌无力等。主要见于烟碱样杀虫剂中毒、烟碱、黑寡妇蜘蛛中毒等。

2. 抗胆碱综合征　主要表现为心动过速、体温升高、瞳孔散大、吞咽困难、皮肤干热、口渴、尿潴留、肠鸣音减弱甚至肠梗阻，严重时甚至出现谵妄、幻觉、呼吸衰竭等。主要见于颠茄、阿托品、曼陀罗、某些毒蘑菇、抗组胺类药物、三环类抗抑郁药等中毒。

3. 交感神经样中毒综合征　主要表现为中枢神经系统兴奋，抽搐、血压升高、心动过速、体温升高、多汗、瞳孔散大。考虑与体内儿茶酚胺升高有关，主要见于氨茶碱、咖啡因、苯环己哌啶、安非他命、可卡因、苯丙醇胺、麦角酰二乙胺等中毒。

4. 麻醉样综合征　主要表现为中枢神经系统抑制，呼吸抑制、血压下降，瞳孔缩小、心动过缓、肠蠕动减弱，体温降低，严重时昏迷。主要见于可待因、海洛因、复方地芬诺酯、丙氧酚中毒等。

5. 阿片综合征　主要表现同麻醉样综合征，主要见于乙醇、镇静催眠药、阿片类等中毒。

6. 戒断综合征　主要表现为心动过速、血压升高、瞳孔扩大、多汗、中枢神经系统兴奋、定向障碍、抽搐、反射亢进、竖毛、哈欠、幻觉。主要见于停用以下药物：乙醇、镇静催眠药、阿片类以及三环类抗抑郁药物等。

（三）特殊中毒特征

指某一类毒物中毒后病人所具有的特殊表现，常见毒物中毒后特殊中毒特征（表 7-2）。

表 7-2　特殊中毒特征

特殊中毒表现		常见毒物
阵挛性惊厥、癫痫发作		农药：毒鼠强、有机氯杀虫剂、有机氟农药、拟除虫菊酯、二甲四氯、烟碱
		医用药物：异烟肼、中枢兴奋剂、氨茶碱、阿托品和乙胺嘧啶
		植物毒物：马钱子、白果、马桑和莽草子；其他：樟脑丸或萘、霉变甘蔗毒
呕吐物或洗胃液颜色异常	紫红色	高锰酸钾
	蓝绿色	铜盐、镍盐
	粉红色	钴盐
	黄色	硝酸盐、苦味酸
	亮红色	红汞、硝酸
	咖啡色	硝酸、硫酸及草酸
	棕褐色	盐酸
	暗处发光	黄磷
	无色或白色	碱类
尿色异常	蓝色	亚甲蓝
	棕褐、黑色	苯胺染料、萘、苯酚、亚硝酸盐
	樱桃红、棕红色	安替匹林、锌可芬、可以引起血尿及溶血的毒物
	橘黄色	农药氟乐灵
	绿色	麝香草酚
	黄色	引起黄疸的毒物、呋喃类

特殊中毒表现		常见毒物
皮肤颜色异常	化学性发绀	高铁血红蛋白、胺碘酮
	樱桃红色	一氧化碳
	黄染	米帕林（阿地平）、损肝毒物及溶血毒物引起的黄疸（磷、四氯化碳、蛇毒、毒蕈、苯的氨基或硝基衍生物、蚕豆病及氯丙嗪引起的黄疸）
	红色	硼酸、双硫仑反应、万古霉素
	紫癜	抗凝血灭鼠剂（敌鼠钠盐和溴敌隆）、氯吡格雷、糖皮质激素、肝素、华法林、水杨酸制剂
特殊气味	水果味	乙醇、盐酸碳氢化合物、氯仿、丙酮、酮酸中毒
	乙烯基	乙氯维诺
	枯草味	光气
	苦杏仁味	氰化物、苦杏仁苷
	大蒜味	砷、二甲基亚砜、铊、硒酸、有机磷
	臭鸡蛋味	H_2S、硫醇
	冬青油味	甲基水杨酸盐
	芳香味	苯类芳香烃、有机氯农药毒杀芬
	鞋油味	硝基苯
	樟脑丸	樟脑、萘、二氯苯
皮肤、黏膜出血		敌鼠钠盐杀鼠剂、肝素、水杨酸、华法林等

五、辅助检查

1. 实验室检查　除部分毒物中毒外（如有机磷农药中毒、亚硝酸盐中毒、一氧化碳中毒等），绝大多数毒物中毒实验室检查多无特异性改变，血常规、尿常规、粪便常规、生化、凝血等检查可做参考。

2. 影像学及其他相关检查　如颅脑 CT、颅脑 MRI、胸部 CT 或 X 线检查可对毒物造成的颅脑或肺部病变的诊疗提供参考，脑电图、肌电图可对中毒性脑病、外周神经损伤的诊断提供参考依据。

3. 毒物检测　有条件的情况下，应常规进行毒物检测。毒物的血药浓度监测不仅可作为毒物中毒的诊断依据，在一定条件下尚可作为病情评估、指导治疗的依据。

（1）常用毒物实验室检测取样标本：包括人体体液，如胃内容物、血液、尿液等；人体组织，如头发、皮肤等；病人所接触的可疑中毒物质，如水源、食物、药物等。

（2）便携式毒物检测：包括检气管、便携式气体测定仪、毒物测定箱、快速综合毒性检测仪、便携式酒精测试仪、常见食物中毒快速检测箱等。

（3）毒物检测手段方法：包括色谱、质谱、光谱、化学法、层析法、胶体金法等。

六、诊断

急性中毒的诊断主要依据毒物接触史、临床表现、实验室检查及其他辅助检查结果。毒物检测是急性中毒诊断目前最为客观的方法，但由于条件的限制，目前尚无法做到通过毒物检测来明确所有毒物中毒。

毒物接触史是急性中毒诊断重要的依据之一,应重点询问病人或相关人员病人接触毒物的种类、名称,进入体内的剂量、途径,接触的时间,接触毒物后病人的表现,发病现场的情况,是否有残余毒物等情况。若为群体中毒,应了解其他同时发病人员的情况。若无明确的毒物接触史但临床高度怀疑中毒时,应该仔细询问病史,寻找相关证据。病人的临床表现应与所接触毒物中毒后的临床表现相一致。病人所接触毒物和毒物中毒的临床表现不一致时,应考虑病史的准确性,反复详细追问病史。

1. 临床诊断 有明确的毒物接触史和毒物中毒临床表现,排除具有相似临床表现的其他疾病时,可做出急性中毒的临床诊断;有中毒的临床表现,临床高度怀疑毒物中毒,给予相应特异性拮抗剂后中毒症状明显缓解,排除具有相似临床表现的其他疾病时,也可做出临床诊断。

2. 临床确诊 在临床诊断的基础上,有明确的毒物检测结果,可临床确诊。

3. 疑似诊断 具有毒物急性中毒的相关特征性临床表现,但缺乏毒物接触史以及毒物检测结果,其他疾病又难以解释病人临床表现时,可作疑似毒物中毒诊断。

七、治疗

中毒救治一般可分为除毒、解毒、对症三步急救。总体救治原则为:①清除未被吸收的毒物;②促进吸收入血毒物清除;③解毒药物应用;④对症治疗与并发症的处理;⑤器官功能支持与重症管理。

（一）现场急救

1. 防护措施 参与现场救援的人员必须采取符合要求的个体防护措施,确保人员安全。医护人员应按照现场分区和警示标识。

2. 群体中毒救治 迅速启动（medical priority dispatch system, MPDS）,对群体中毒事件中的病员进行现场检伤。

3. 脱离染毒环境 切断毒源,使中毒病人迅速脱离毒物环境是到达中毒现场的首要措施。如现场中毒为有毒气体时,应迅速将病人移离中毒现场至上风向的空气新鲜场所。

4. 现场救治

（1）脱离染毒环境后,迅速判断病人的生命体征,对于存在心跳停止的,立即进行现场心肺复苏术。

（2）对于存在呼吸道梗阻的病人,立即清理呼吸道,开放气道,给予呼吸复苏。

（3）立即脱去已污染的衣服,用清水洗净皮肤。若毒物遇水能发生反应,应先用干布抹去沾染的毒物后再用清水冲洗,冲洗过程尽量避免热水以免增加毒物的吸收。对于眼部的毒物,要优先彻底冲洗,应用温水反复冲洗大于 10 次,每次 10min,在冲洗过程中要求病人做眨眼动作,有助于充分去除有毒物质。

（4）消化道途径中毒者,如无禁忌,可考虑催吐。

（5）尽快明确接触毒物的名称、理化性质,并明确接触时间、吸收量和方式。现场救治有条件时,应根据中毒的类型,尽早给予相应的特效解毒剂。积极地对症支持治疗。保持呼吸、循环的稳定,气道保持开放,必要时气管插管减少误吸风险。

经过必要的现场处理后,将病人转运至相应医院。转运过程中,医护人员必须密切观察病人病情变化,随时给予相应治疗。转入医院后,应做好病人交接。

（二）院内急救

1. 终止与毒物的接触 主要为清除身体所接触的毒物,若病人未行相应毒物清除措施或清除效果不满意,应进行毒物清除,具体方法同院前救治。

2. 肠道去污

（1）洗胃:为最常用的消化道清除毒物方法,轻度中毒或弱毒性物质中毒洗胃不作为首选。口服毒物中毒后,若无禁忌,应尽早进行洗胃。洗胃时间总的原则为愈早愈好,尽快实施。一般原则上在服毒后 4~6h 内洗胃。但有些病人就诊时已超过 6h,酌情仍可考虑洗胃。

（2）导泻:为目前常用的清除毒物的方法之一。不推荐单独使用导泻药物清理急性中毒病人的肠道。

（3）吸附:活性炭是一种安全有效、能够降低从胃肠道吸收入血的毒物水平的清除剂,当病人在短时间(几小时内)吞服了潜在毒性的、过量的药物或毒物后,立即给予活性炭口服。对于腐蚀性毒物及部分重金属,可口服鸡蛋清,保护胃黏膜,减少或延缓毒物吸收。

（4）全肠灌洗(whole bowel irrigation,WBI):是一种相对较新的胃肠道毒物清除方法。方法是经口或胃管快速注入大量的聚乙二醇溶液(成人 2L/h,学前儿童 500mL/h),从而产生液性大便。可多次注入直至大便流出物变清为止。

（5）灌肠:经导泻或全肠灌洗仍无排便,可用 1% 温肥皂水 500~1 000mL 灌肠。视病人病情及是否排便,可予多次灌肠。

3. 促进毒物代谢

（1）强化利尿:通过扩充血容量、增加尿量,达到促进毒物排泄目的,主要用于以原形从肾脏排出的毒物中毒。对心、肺、肾功能不全者慎用。方法为快速大量补液,根据血浆电解质和渗透压情况选用不同液体;②补液同时给予呋塞米 20~80mg 静脉注射,最好维持尿量 200~300mL/h。

（2）改变尿液酸碱度:为通过改变尿液酸碱度来达到加速毒物排出的作用,包括①碱化尿液。弱酸性化合物,如水杨酸、苯巴比妥等中毒时,用碳酸氢钠静脉滴注,尿 pH 达 8.0 能加速毒物排出;②酸化尿液。弱碱性毒物如苯丙胺、士的宁、苯环己哌啶等中毒时,使尿液 pH<5.0 能加速毒物排出,可应用维生素 C 4~8g/d 静脉输注。③碱化尿液和高尿流量(约 600mL/h)的治疗方案可考虑在治疗某些重度中毒应用。

4. 特效解毒剂 对于有特效解毒剂的毒物中毒,有条件时在治疗过程中应尽早给予。

5. 血液净化(blood purification,BP) 是通过把病人血液引出体外并通过一种净化装置,清除某些致病物或毒物,达到治疗目的的一种医疗技术,在毒物中毒救治过程中,其不仅为清除毒物常用的方法,也为纠正脏器功能不全或衰竭的方法。常用方法有血液透析、血液滤过、血液灌流、血浆置换等,其中血液灌流为最常用方法,有条件时应尽早进行。常用的血液净化技术有以下几种。

（1）血液灌流(hemoperfusion,HP):是血液流经装有固相吸附剂(活性炭或树脂)的灌流柱,通过吸附作用清除外源性药物或毒物,达到净化血液目的。主要用于高蛋白结合率、高脂溶性、大中分子量的毒物,如中巴比妥类(短、长效)、百草枯、苯二氮䓬类、洋地黄、三环类抗抑郁药、有机磷农药等,是目前中毒血液净化治疗的主要措施。

（2）血液透析(hemodialysis,HD):基于扩散原理,利用半透膜两侧浓度差,将高水溶性、小分子(分子量<500D)和部分中分子、低蛋白结合率和 / 或伴酸中毒的毒物清除,如酒精、甲丙氨酯、长效巴比妥、水杨酸类、甲醇、乙二醇、茶碱等。脂溶性毒物透析效果差,一般不行 HD,如短效巴比妥类、格鲁米特等。氯酸盐或重铬酸盐中毒可导致急性肾衰竭,首选 HD。HD 同时能纠正水、电解质、酸碱平衡紊乱。

（3）血浆置换(plasmapheresis,PE):将血液分离为血浆和细胞成分,弃去血浆,把细胞成分和所需补充的白蛋白、新鲜血浆及平衡液等按一定比例回输至病人体内,达到清除毒物或药物目的。主要用于分子量大、蛋白结合率高的毒物(如铬酸或铬酸盐中毒)、异常血红蛋白(如苯的氨基化合物、氯酸钠中毒)及红细胞的破坏产物或合并肝功能衰竭时产生的大量蛋白结合率高的内源性毒素,还可清除炎性因子、补充血液中有益成分,如活性胆碱酯酶。用于清除游离或与蛋白质结合的毒物,如洋地黄、三环类抗抑郁药、百草枯等,特别是生物毒(如蛇毒、蕈毒)及砷化氢等溶血性毒物中毒。缺点是需求量大、来源受限、价格昂贵、容易经血传播病毒致感染,不能纠正水、电解质、酸碱平衡紊乱。

（4）连续性血液净化(continuous blood purification,CBP):为血液净化的一种特殊形式,是连续、缓慢清除水分和溶质治疗方式的总称。CBP 能稳定清除致病因子及炎症介质,重建和维持机体内环境稳定,恢复细胞功能,保护重要器官功能。

（5）血液净化技术的联合应用：对难治性危重病人,可联合应用血液净化技术。

6. 生命支持

（1）心脏呼吸骤停：急性中毒病人一旦出现心脏呼吸骤停应即刻开始心肺脑复苏。

（2）中毒性呼吸衰竭：在出现呼吸衰竭时,应及时给予呼吸功能支持,包括氧疗、建立人工气道、有创及无创机械通气等。

（3）循环功能衰竭：总的治疗原则为去除诱因、维持有效循环血量、合理使用血管活性药物。

（4）中毒性心力衰竭：治疗上主要为去除毒物/药物对心肌的毒性作用,保护心肌,改善心脏功能等,严重泵功能衰竭者可采用主动脉球囊反搏和体外膜氧合等心脏辅助装置进行支持治疗。

7. 对症治疗　主要目的在于保护重要器官,使其恢复功能,维护机体内环境稳定。

（1）脏器功能支持

1）中毒性肾功衰竭：针对原发病因采取有效的治疗措施,合理使用利尿药,需要时尽早行血液净化。

2）中毒性肝功衰竭的治疗原则为：①去除诱因（治疗原发病）,包括解毒剂的应用、终止与毒物接触、血液净化等；②保肝药物及抗氧化剂的应用,如还原型谷胱甘肽、维生素 C、维生素 E 等；③及时行血液净化及人工肝治疗；④对爆发性肝功能衰竭,治疗无效者需要进行肝移植治疗。

3）弥散性血管内凝血（disseminated intravascular coagulation, DIC）：中毒所致的 DIC,常见于生物毒素中毒,如蝰蛇、蝮蛇、眼镜蛇等毒蛇咬伤等。治疗上应针对病因采取有效的治疗措施,可予抗蛇毒血清解毒,补充凝血因子以及输血等治疗。

4）全身炎症反应综合征（SIRS）与多器官功能障碍综合征（MODS）：早期积极有效的干预 SIRS 和 MODS 对提高救治成功率,改善预后。治疗方法包括乌司他丁、血必净、还原性谷胱甘肽等减轻炎性反应和保护脏器功能的药物的应用以及血液净化治疗等措施。

5）中毒性脑病：主要为对症治疗,原则为防治脑水肿、保护脑细胞、控制抽搐、促醒等综合治疗,高压氧治疗也是重要的救治手段之一。

6）急性肺损伤：包括吸入性肺炎及急性肺水肿等,治疗原则为改善呼吸功能、合理氧疗、合理使用抗生素及糖皮质激素等。

（2）维护机体内环境稳定：急性中毒常因毒物本身的作用和病人呕吐、腹泻、出汗、洗胃以及利尿等均可造成内环境的紊乱。因此,在救治过程中要密切监测并维持水、电解质与酸碱平衡。

（3）营养支持：主要针对不能进食或进食差的病人。

（4）其他治疗：包括发热的处理、保持肠道通畅、急性胃黏膜病变的治疗、动物咬伤创面的换药及护理等。

8. 防治并发症　主要包括毒物中毒的特殊并发症和一般并发症的治疗。①特殊并发症的治疗,如有机磷农药中毒导致的中间期综合征及迟发周围神经病变、一氧化碳中毒导致的迟发脑病等。②一般并发症的治疗,如压疮、深静脉血栓、肺炎、横纹肌溶解综合征等。

第二节　有机磷农药中毒

一、概述

急性有机磷农药中毒（acute organophosphorus pesticide poisoning, AOPP）为临床上最为常见的

农药中毒。本类农药常见的种类有敌敌畏、乐果、氧化乐果、对硫磷、辛硫磷等，多呈油状液体，大多具有大蒜样特殊臭味。有机磷农药对人体的危害依据其毒性的高低不等，严重时可因多脏器功能衰竭而死亡。据世界卫生组织估计，每年全球有数百万人发生 AOPP，其中约 20 万人死亡，且大多数发生在发展中国家。据文献统计，我国每年发生的中毒病例中 AOPP 约占 20%~50%，病死率 3%~40% 左右。

二、病因及发病机制

有机磷农药经胃肠道、呼吸道或皮肤、黏膜吸收后迅速分布至全身各脏器，以肝脏中的浓度最高，肾、肺、脾脏次之，脑和肌肉最少。有机磷农药在体内的代谢产物主要由肾脏排出，约 48h 后多完全排出，但肠道内蓄积农药可再吸收。

有机磷农药发病机制主要在于对胆碱酯酶的抑制，其进入体内可与乙酰胆碱结合，形成化学性质稳定的磷酰化胆碱酯酶，使胆碱酯酶分解乙酰胆碱的能力消失，导致体内乙酰胆碱大量蓄积，胆碱能神经持续冲动，产生先兴奋后抑制的一系列毒蕈碱样症状（M 样症状）、烟碱样症状（N 样症状）以及中枢神经系统症状。

中间型综合征（intermediate syndrome，IMS）又称为中间期肌无力综合征，发病机制与神经肌肉接头传递功能障碍、突触后膜上骨骼肌型烟碱样乙酰胆碱受体（nicotinic acetylcholine receptor，nAChR）失活有关，其发生受多种因素影响，可能与有机磷农药（organophosphorus pesticides，OPs）排出延迟、再吸收或解毒剂用量不足有关。迟发性多发性神经病（delayed polyneuropathy）则与 OPs 胆碱酯酶的抑制效应无关，可能与神经靶酯酶的抑制、老化以及轴突发生变性等有关。

三、临床表现

（一）胆碱能危象

胆碱能危象（cholinergic crisis）的发病时间与毒物的种类、中毒途径及剂量相关，口服病人多在 10min 至 2h 内发病，吸入中毒病人多在 30min 内发病，皮肤吸收者多在 2~6h 发病。

毒蕈碱样症状（muscarinic signs）又称 M 样症状，为中毒后最早出现的症状，表现为恶心、呕吐、腹痛、大汗、流涎、瞳孔缩小（针尖样瞳孔）、气道分泌物增加、支气管痉挛等，严重者可出现急性肺水肿。

烟碱样症状（nicotinic signs）又称 N 样症状，表现为肌束震颤（颜面、眼睑、舌、四肢及全身横纹肌）、肌肉痉挛、肌力减退，严重时可出现呼吸肌麻痹而导致呼吸功能衰竭。

中枢神经系统症状表现为：头晕、头痛、乏力、烦躁不安、谵妄、抽搐，严重者可出现昏迷、中枢性呼吸功能衰竭。

（二）脏器功能损害

可出现心血管功能障碍，如心率增快、心肌损害、心力衰竭、心律失常等，部分病人可出现肝脏、肾脏等脏器功能损害。

（三）并发症

中间型综合征（IMS）是指发生在 AOPP 后 1~4d、个别 7d 后出现的以曲颈肌、四肢近端肌肉、第Ⅲ~Ⅶ和第Ⅸ~Ⅻ对脑神经所支配的部分肌肉，以及以呼吸肌麻痹为特征性临床表现的综合征。病人可表现为转颈、耸肩、抬头、咀嚼无力、睁眼、张口、上肢及下肢抬举困难，不伴感觉障碍，减反射减弱或消失。此外还可出现胸闷、气短、呼吸困难，常迅速发展为呼吸功能衰竭。IMS 发病机制目前尚不清楚，可能与有机磷农药排出延迟、再吸收或解毒剂用量不足有关。

迟发性多发性神经病（delayed polyneuropathy）少数病人在急性中毒症状消失后 2~3 周出现以感觉、运动型多发神经病，主要表现为肢体末端烧灼、疼痛、麻木及下肢无力，严重者呈足下垂及腕下垂，四肢肌肉萎缩。目前认为其发生与胆碱酯酶抑制无关，为有机磷农药抑制神经靶酯酶并使其老化所致。

（四）其他临床表现

局部损害部分皮肤接触病人可出现过敏性皮炎，严重者可出现剥脱性皮炎。

吸入性肺炎口服有机磷农药中毒后部分胆碱能症状及神经系统症状较重的病人可出现呕吐、误吸，导致吸入性肺炎，病人可出现胸闷、气短、呼吸困难，甚至急性呼吸窘迫综合征。

反跳是指口服有机磷农药中毒病人经积极抢救治疗，临床症状好转后数天至一周病情突然急剧恶化，再次出现 AOPP 症状。其原因主要与皮肤、毛发及胃肠道内残留的有机磷毒物继续被吸收或解毒剂减量、停用过早有关。

猝死在临床症状体征完全消失数日以后，突然心跳停止，其原因可能与有机磷农药对心肌的直接损伤有关。

四、辅助检查

1. 胆碱酯酶活力测定　特异性的实验室指标为胆碱酯酶活力测定，在鉴别诊断困难时，毒物检测为最为可靠的方法。胆碱酯酶活力测定是 AOPP 诊断较特异的重要实验室依据，全血胆碱酯酶活力测定可作为 AOPP 诊断、分级及病情判断的重要指标。AOPP 时病人胆碱酯酶活力明显降低。

2. 肝功能　部分病人 ALT、AST 多表现为轻度升高。出现肝功能衰竭时，ALT、AST 及胆红素可明显增高，并可出现"酶胆分离"现象。

3. 肾功能　多为肌酐及尿素氮的轻度增高，但经过积极救治多可恢复。

4. 血乳酸　部分病人伴有不同程度的血乳酸增高，尤其是在出现循环功能障碍或衰竭时，血乳酸越高，病情越严重。

五、诊断及鉴别诊断

临床诊断一般依据明确的有机磷农药接触史、临床表现及辅助检查不难诊断，确诊需临床诊断和毒物检测。应注意的是，即使病人或家属不能提供明确的有机磷类农药接触史，但病人出现特征性的临床表现或胆碱酯酶活力明显下降，也需考虑本病，毒物检测为诊断的金标准。在诊断本病的过程中应注意有无合并其他类型的毒物中毒，合并外伤时，应注意外伤所致的病症。

（一）诊断标准

1. 病史明确的有机磷农药接触史，有自服、误服，皮肤涂抹外用，喷洒农药污染皮肤，呼吸道吸入等。

2. 临床表现及体格检查具备或不完全具备胆碱能危象和非胆碱酯酶抑制的毒性表现。

3. 辅助检查胆碱酯酶活力明显降低。血、尿、粪便或胃内容物中检测到有机磷农药或其特异性代谢产物成分。

（二）分级标准

1. 轻度中毒　以毒蕈碱症状为主，胆碱酯酶活力在正常值的 50%~70%。

2. 中度中毒　上述症状加重，出现烟碱样症状，胆碱酯酶活力在正常值的 30%~50%。

3. 重度中毒　除毒蕈碱样症状及烟碱样症状外，出现肺水肿、呼吸功能衰竭、昏迷、脑水肿等，胆碱酯酶活力在正常值的 30% 以下。

（三）鉴别诊断

1. AOPP 应与中暑、急性胃肠炎或脑炎等鉴别，尚需与氨基甲酸之类农药等中毒鉴别。除此之外，在诊断的过程中应注意并发症的鉴别诊断，如吸入性肺炎、外伤、合并其他毒物中毒等。

2. 氨基甲酸酯类农药与 AOPP 临床症状体征相似，胆碱酯酶活力也明显下降，与有机磷农药抑制胆碱酯酶不同的是其作用快、恢复快。依据病史及毒物检测结果可明确诊断。

3. 其他类型农药无典型的胆碱能危象表现，胆碱酯酶活力正常。依据毒物接触史、临床表现及实验室检查一般不难鉴别。

六、治疗

（一）现场急救

1. 评估　评估现场环境安全，脱离中毒环境，初步评估病人生命体征，呼吸心跳停止者，立即行心肺复苏术，维持生命体征稳定。

2. 终止与毒物的接触　衣物、皮肤等被有机磷农药污染者，脱去污染的衣物，用肥皂水清洗污染的皮肤、毛发。

3. 催吐　无催吐禁忌证，神志清楚、能合作者，可在现场尽早催吐。

4. 解毒剂的应用　有条件时予以特效解毒剂（用法见院内救治）。

5. 转运　尽快将病人转运至有救治条件的医疗机构。

（二）院内救治

1. 终止与毒物的接触　尚未去除被有机磷农药污染的衣物，未清洗被有机磷农药污染的皮肤、毛发等或清洗不彻底者，应彻底清洗，以终止与毒物的接触，避免毒物继续经皮肤黏膜吸收。

2. 肠道去污

（1）洗胃：洗胃应在中毒后尽早进行。洗胃液可选择清水，也可用 2% 碳酸氢钠溶液（敌百虫忌用）或 1∶5 000 高锰酸钾溶液（对硫磷忌用）。洗胃前应严格把握适应证与禁忌证，并注意防止并发症。

（2）导泻：洗胃后可予以硫酸镁 20~40g 溶于 20mL 水中口服，或 20% 甘露醇注射液 250mL 口服。

（3）吸附：洗胃后可单次予以活性炭 50~100g，应注意肠梗阻是给予活性炭治疗的禁忌证。

3. 特效解毒剂　应早期、足量、联合、重复用药。

（1）抗胆碱能药物：可通过阻断乙酰胆碱对毒蕈碱受体（M 受体）的作用，减轻或消除 AOPP 的 M 样症状。因其不能阻断烟碱受体（N 受体），因此对 N 样症状无效。

1）阿托品：是目前最常使用的抗胆碱能药物，AOPP 病人应迅速给予足量的阿托品，并使其达到"阿托品化"。阿托品化指标包括：口干、皮肤黏膜干燥、颜面潮红、肺部啰音显著减少或消失、意识状态好转、瞳孔较前扩大、心率 90~100 次/min 等。应注意的是，目前临床阿托品化的指标仅作为临床参考指标，不能因盲目地要求"达标"而无限度使用阿托品，否则易导致阿托品过量或中毒，主张"在观察中用药和用药中观察"及个体化原则。首剂用量参考表 7-3，以后依据病情每 10~30min 或 1~2h 给药一次，中毒情况好转后逐步减量至停用（一般 3d 左右）。

2）盐酸戊乙奎醚：为具有选择作用的抗胆碱能药，具有副作用小、治疗效果好、使用方便等特点，因此，有条件者推荐首选戊乙奎醚作为治疗 AOPP 的抗胆碱能药物，使用时需要关注病人谵妄症状发生。戊乙奎醚一般首剂用量参考表 7-3，维持剂量一般 1~2mg 肌内注射，每 8~12h 一次，一般维持治疗 3d 左右可停药。

表 7-3　常用抗胆碱能药治疗 AOPP 首次剂量推荐

药物	轻度中毒	中度中毒	重度中毒
阿托品 /mg	2~4	4~10	10~20
东莨菪碱 /mg	0.3~0.5	0.5~1.0	2.0~4.0
苯那辛 /mg	2~4	4~10	10~15
甲磺酸苯扎托品 /mg	1.0~2.5	2.5~5.0	5.0~10
戊乙奎醚 /mg	1~2	2~4	4~6

（2）复能剂：使用原则为早期、足量、足疗程，临床上大多推荐使用氯解磷定，首次剂量见表 7-4，随后以 0.5~1.0g，每 2 小时 1 次，肌内注射，后酌情延长用药间隔时间至停用，疗程一般 3~5d，严重病例可适当延长用药时间。

表 7-4　常用复能剂首次推荐剂量

药物名称	轻度中毒	中度中毒	重度中毒
氯解磷定 /g	0.5~1.0	1.0~2.0	1.5~3.0
双复磷 /g	0.25~0.5	0.5~0.75	0.75~1.0

4. 血液净化治疗　急性重度 AOPP 病人应尽早行血液灌流（HP）治疗，以清除体内毒物。合并肾功能衰竭者，如有指征，可行血液透析或连续性肾脏替代治疗（CRRT）。

5. 生命支持　AOPP 病人早期即可出现呼吸、循环功能衰竭，在治疗过程中生命体征监测应贯穿整个治疗过程。出现呼吸功能衰竭的病人应尽早建立人工气道并行机械通气；合理补液，必要时予以血管活性药物（如多巴胺、多巴酚丁胺、去甲肾上腺素等）；出现心律失常者，应根据心律失常类型予以相应治疗；心脏停搏及时行心肺复苏术。

6. 对症支持治疗　包括氧疗、合理使用抗生素、营养支持、脏器功能支持等。

7. 并发症的治疗

（1）IMS 的治疗：IMS 目前尚无特效治疗方法，早期识别，正确、及时的高级生命支持（监测、机械通气等）是救治成功的关键。AOPP 导致的 IMS 出现呼吸机麻痹时可予以突击量氯解磷定治疗，具体用法为：氯解磷定 1g/ 次，每隔 1 小时 1 次，连用 3 次；接着每隔 2 小时 1 次，连用 3 次；以后每隔 4 小时 1 次，直到 24 小时，第一个 24 小时氯解磷定总量在 10g 左右。24 小时后，每隔 4 小时 1 次，用 3 天为 1 疗程；以后按 4~6 小时 1 次，持续时间视病情而定。其他治疗包括阿托品（以对症治疗为目的）、机械通气、保肝药物的应用及辅助治疗等（如维生素 C、呋塞米等）。

（2）迟发周围神经病变：主要以维生素 B 族、神经生长因子、中药调理，并配合针灸、理疗及肢体功能训练为主。

（3）反跳：可重新按胆碱能危象处理，调整解毒剂用量，同时予以对症支持治疗。及时寻找可能的诱因，阻断有机磷农药再吸收的途径为治疗的关键。如考虑为肠道毒物再吸收（如肝肠循环、肠道祛毒不彻底等），尽早予以通便治疗；毛发、皮肤 OPs 清洗不彻底，须再次反复清洗毛发、皮肤。

第三节　一氧化碳中毒

一、概述

一氧化碳（carbon monoxide, CO）是一种无色、无味、无刺激，几乎不溶于水的气体。工业上在炼钢、炼焦等生产过程中；生活中在应用火炕、煤炉取暖以及使用煤气的过程均可能导致 CO 的产生和泄露。吸入过量的 CO 引起的中毒称急性一氧化碳中毒。因现场 CO 的浓度不同、病人接触时间长短不一、病人年龄及有无基础疾病等差异，导致对人体的危害程度不同。

二、病因及发病机制

CO 主要经呼吸道吸入产生中毒症状。CO 通过影响细胞呼吸及氧化过程，导致细胞水平的氧运输和利用障碍。急性一氧化碳中毒对全身组织均有毒性作用，因为人体的大脑和心脏对缺氧最为敏感，所以导致大脑和心脏更容易遭受损害。

CO 吸入机体内与血液中血红蛋白结合，形成稳定的碳氧血红蛋白（COHb）。COHb 具有不携氧、不易解离的能力，同时还抑制 HbO_2 的解离，阻碍氧的释放和传递，导致低氧血症，进而引起组织缺氧。另外 CO 也会影响细胞内氧弥散，损伤细胞线粒体功能；抑制细胞色素氧化酶活性影响细胞呼吸和氧化过程。

CO 中毒后大脑内小血管迅速麻痹、扩张，同时脑内三磷酸腺苷在无氧情况下迅速耗尽，钠泵运转失常，钠离子在细胞内蓄积诱发脑细胞水肿。另外缺氧可导致血管内皮细胞肿胀从而导致脑部循环障碍，同时脑内酸性代谢产物蓄积，使血管通透性增加产生脑细胞间质水肿。

在上述机制作用下可造成脑皮质或基底节区的血栓形成、缺血性局灶性软化或坏死，以及广泛的脱髓鞘病变，导致部分病人出现急性一氧化碳中毒迟发脑病。

三、临床表现

急性一氧化碳中毒的症状与机体 COHb 饱和度密切相关。但也与中毒时病人吸入 CO 的浓度、吸入时间以及病人的年龄、健康状况及中毒时的体力活动等有关。按照中毒程度的程度可分为 3 级，若病人就诊时若脱离中毒环境时间较长，实时测得的 COHb 数值仅作为病情分级的参考标准。

1. 轻度中毒　血液 COHb 浓度为 10%~30%。病人可以有不同程度的头痛、头晕、恶心、呕吐、心悸及全身无力等不适。若病人既往存在冠心病，可出现心绞痛表现。这类病人在脱离中毒环境吸入新鲜空气或接受氧疗后，上述症状可很快消失。

2. 中度中毒　血液 COHb 浓度为 30%~50%。病人口唇黏膜可呈樱桃红色。病人会出现视物不清、幻觉、判断力降低、胸闷气短、呼吸困难等。甚至出现运动失调、嗜睡、意识障碍或浅昏迷。接受氧疗后病人可恢复正常，一般无明显并发症。

3. 重度中毒　血液 COHb 浓度达 50% 以上。病人可迅速出现昏迷、肺水肿、呼吸抑制、心律失常或心力衰竭。另外病人可呈去皮质综合征。部分病人因昏迷呕吐而合并吸入性肺炎，昏迷后长时间保持一个体位出现挤压伤及横纹肌溶解。

迟发型神经精神综合征：急性一氧化碳中毒病人，尤其是重度病人，以及合并心脑血管疾患的老年病人，在意识障碍恢复后，经过 2~60d "假愈期" 后可出现以下临床表现中的一种或多种症状。

（1）锥体外系神经障碍：是由于基底节和苍白球损害，出现帕金森病综合征，主要表现为四肢肌张力增强、表情淡漠、静止性震颤等。

（2）锥体系神经损害：表现为偏瘫、病理反射阳性、大小便失禁等。

（3）精神意识障碍：表现为谵妄状态、痴呆木僵、去皮质状态。

（4）大脑皮质局灶性功能障碍：表现为失语、失明、不能站立等，甚至出现继发性癫痫。

（5）脑神经及周围神经损害：出现皮肤感觉障碍、水肿，有时发生球后视神经炎或其他脑神经障碍。

四、辅助检查

急性一氧化碳中毒比较特异性的实验检查为碳氧血红蛋白测定,另外常规脑电图、颅脑 CT 及 MRI 对此病的诊断有一定意义。

1. 血液 COHb 测定　COHb 测定是十分有价值的诊断方法。对于一氧化碳中毒的确诊及病情严重程度度判定有重要意义。但须及时完成,因为在脱离中毒环境 8h 后 COHb 测定不能准确评估病人中毒的严重程度。正常人血液中碳氧血红蛋白测定为 5%~10%。

2. 常规脑电图　可见弥漫性低幅慢波,与缺氧性脑病进展相平行。

3. 颅脑 CT　脑水肿时可见脑部有病理性密度减低区。

4. 颅脑 MRI　早期双侧苍白球长 T_1、T_2,双侧大脑半球白质等 T_1、稍长 T_2 为稍高信号或高信号。偶见内囊、大脑脚、黑质、海马区异常信号。晚期半卵圆中心、侧脑室周围长 T_1、T_2 高信号灶。

五、诊断及鉴别诊断

根据病人的一氧化碳接触史,急性发生的中枢神经损害的症状和体征,再结合及时的血液 COHb 测定的结果可以诊断。其中生活性中毒,需要询问发病时的环境情况,如有无一氧化碳的来源、通风条件、同屋居住人员有无类似症状。职业性中毒多为意外事故,一般接触史比较明确,同时可做现场卫生学调查及一氧化碳浓度测定协助诊治。

（一）诊断标准

1. 病史　明确的一氧化碳接触史,包括在密闭空间内生火炉、燃烧木炭、烧火炕以及煤气泄漏等;生产中的意外事故,如炼钢、炼铁行业产生的工业废气排放系统故障或工作人员防护措施的不到位。

2. 临床表现及体格检查　出现典型的神经系统损害表现,典型体征为口唇黏膜为樱桃红色。

3. 辅助检查　血液 COHb 测定高于正常值,正常人血液含量可达 5%~10%。采集血标本要求在脱离中毒现场 8h 以内尽早测定。

（二）鉴别诊断

1. 硫化氢中毒　一般发病环境为粪池、菜窖、阴沟等会产生大量硫化氢气体的地方,其带有臭鸡蛋味。除神经系统损害的表现之外,会导致眼和呼吸道刺激症状可资鉴别。

2. 苯二氮䓬类药物中毒　也会出现头晕、乏力、嗜睡、运动失调,严重者出现呼吸抑制、血压下降的临床表现。但此类药物中毒应用"氟马西尼注射液"治疗有效,结合病人发病时所处环境进行毒物检测可资鉴别。

3. 昏迷需与常见的能引起昏迷的疾病鉴别　如糖尿病酮症酸中毒、低血糖昏迷、肝性脑病、尿毒症脑病、肺性脑病、脑血管意外等,但此类疾病往往伴有原发疾病。通过病史询问、查体及完善的辅助检查可资鉴别。

六、治疗

（一）现场急救

脱离现场环境,立即打开门窗或将病人转移至空气新鲜的地方。快速评估病人生命体征,呼吸心跳停止者,立即行心肺复苏术,尽快将病人转运至有救治条件的医疗机构。

（二）院内救治

1. 氧疗

（1）高压氧：能增加血液中物理溶解氧，促进氧释放和加速 CO 解离，迅速纠正组织缺氧，缩短昏迷时间和病程，且可预防急性一氧化碳中毒迟发脑病。最好在 4h 内进行，一般轻度中毒治疗 5~7 次；中度中毒 10~20 次；重度中毒 20~30 次。

（2）吸氧：吸氧后可纠正缺氧，同时可加速 COHb 解离。中毒者给予吸氧，包括鼻导管和面罩吸氧，有条件者给予吸入纯氧。

2. 生命支持治疗　对于重度一氧化碳中毒病人，往往合并严重的心肌损害，呼吸衰竭等，此类病人应收住重症监护室。严密监测病人的心率、心律、氧饱和度、血压等。对于自主呼吸能力较差的病人，必要时需行气管插管或气管切开术，并给予呼吸机辅助通气。

3. 对症治疗

（1）脑损害：急性中毒 2~4h 后即会出现脑水肿，24~48h 脑水肿将发展到高峰。故针对病人颅内高压表现程度，可给予 20% 甘露醇快速静脉滴注，后期根据病人颅内高压的表现情况，逐渐将脱水药物减量至停。除甘露醇之外，临床上亦用呋塞米注射液、托拉塞米注射液以及甘油果糖氯化钠注射液（有肾功能障碍者）脱水降颅内压治疗。另外可给予补充 B 族维生素、ATP、胞磷胆碱等神经营养药物促进脑功能恢复。对于出现频繁抽搐的病人，首选地西泮注射液，10~20mg 静脉推注，抽搐症状缓解后可给予苯妥英钠 0.5~1g 静脉滴注，可在 4~6h 重复使用。

（2）心肌损害对于合并继发心肌损害的病人：可考虑给予营养心肌、改善循环治疗，同时注意监测病人心电图、心肌酶变化。既往有冠心病的病人可诱发心绞痛，此类病人在上述治疗的基础上，还应给予抑制血小板聚集、调制稳定斑块治疗。

（3）横纹肌溶解综合征：早期病人应大量补液，并给予碳酸氢钠碱化尿液，若出现肾功能衰竭，则应行血液透析治疗。并注意观察病人皮肤颜色、张力、血运情况，必要时应外科手术干预。

（4）防治并发症：尤其是对于昏迷病人，加强气道管理、翻身拍背护理，防止坠积性肺炎、压疮、静脉血栓等的发生。误吸病人应给予抗生素治疗，另外对于不能经口进食的病人，留取胃管、空肠营养管肠内营养支持，早期也可给予静脉营养支持。病情趋于平稳后且无消化道症状后尽早肠内营养。

第四节　镇静安眠药物中毒

一、概述

镇静安眠药是临床上最常用的一类药物。其为中枢神经系统抑制药物，具有镇静、安眠、抗惊厥等作用。一般小剂量具有镇静作用，中等剂量具有安眠作用，大剂量可产生抗惊厥、麻醉作用。长期滥用可引起耐药性、依赖性从而导致慢性中毒；突然停药或减量可引起戒断综合征。

目前镇静安眠药物主要分为以下 4 种。

1. 苯二氮䓬类药物（benzodiazepines, BZD）　也称弱安定类药物。其具有选择性高、安全范围大、对呼吸抑制小、不影响肝酶活性等特点，目前成为应用最为广泛的镇静安眠药，同时该药也被用于抗癫痫、抗惊厥和全身麻醉等，根据药物（及其活性代谢物）的消除半衰期的长短可分为三类：长效类、中效类及短效类（表 7-5）。

表 7-5　苯二氮䓬类镇静催眠药

分类	半衰期	代表药物
长效类	>30h	地西泮、氟西泮、氯氮草
中效类	6~30h	艾司唑仑、阿普唑仑、劳拉西泮、氯硝西泮、替马西泮
短效类	<6h	三唑仑、奥沙西泮

2. 巴比妥类药物（barbiturates） 是巴比妥酸的衍生物，人工合成的巴比妥类药物有 2 500 余种，临床应用的有 10 种左右。巴比妥类是常用的催眠、抗惊厥药物。根据药物的脂溶性、起效时间及作用时间长短不同，分为四类：长效类、中效类、短效类及超短效类（表 7-6）。

表 7-6　巴比妥类镇静催眠药

分类	作用持续时间	代表药物
长效类	6~8h	巴比妥、苯巴比妥（鲁米那）
中效类	4~6h	异戊巴比妥（阿米妥）、戊巴比妥
短效类	2~3h	司可巴比妥（速可眠）
超短效类	30~45min	硫喷妥钠

3. 非巴比妥、非苯二氮䓬类 常见的有水合氯醛、格鲁米特、甲喹酮等。

4. 吩噻嗪类（抗精神病药） 能治疗各类精神病及各种精神症状的药物，又称为强安定剂或精神阻断剂。

二、中毒机制

1. 苯二氮䓬类药物 与 GABAA 受体复合物上的 BZ 受点结合，诱发受体构象变化，促进 GABA 与 GABAA 受体结合，增加 Cl⁻ 通道开放而导致 Cl⁻ 内流增加，产生中枢抑制效应。大剂量时除可抑制中枢神经系统外，还可抑制心血管系统。另外同时口服中枢抑制剂、环类抑制剂和乙醇等可使此类药物的毒性增强。此类药物中毒直接导致死亡罕见，主要是因为此类药物的中毒剂量与治疗剂量比值非常高。

2. 巴比妥类药物 抑制丙酮酸氧化酶系统，从而抑制中枢神经系统，特别对大脑皮质、下丘脑和脑干网状结构上行激活系统有抑制作用。随着剂量从小到大，抑制程度由浅到深，反射功能逐渐消失，表现为镇静→催眠→止惊→麻醉作用。大剂量可直接抑制延髓呼吸中枢，导致呼吸衰竭，是致死的主要原因。另外可抑制血管运动中枢，使周围血管扩张，血压下降，发生休克。同时对下丘脑 - 垂体系统作用促使抗利尿激素（antidiuretic hormone，ADH）分泌，从而使尿的形成减少。精神抑郁，肝、肾功能不全或饮酒后会导致中毒或病情加重。

3. 非巴比妥、非苯二氮䓬类药物 此类镇静安眠药物对中枢神经系统的作用与巴比妥类相似。

4. 吩噻嗪类药物 具有多种受体阻滞作用，主要抑制中枢神经系统多巴胺受体产生抗精神病作用，同时又可以抑制脑干血管运动和呕吐反射，阻断 α 肾上腺素能受体，抗组胺及抗胆碱能等作用。

三、临床表现

1. 苯二氮䓬类药物中毒 此类药物中毒所产生的临床表现主要与口服剂量、作用时间及年龄等因素有关，主要表现为中枢神经系统抑制。轻度病人表现为头晕、嗜睡、全身乏力等，如果服用剂量较大,则出现嗜睡、醉酒样状态,老年病人容易出现共济失调。严重者出现幻视甚至昏迷,查体见角膜反射消失。同时可出现呼吸抑制,出现发绀、窒息,部分病人出现误吸。另外也会引起血压下降、心动过缓、循环衰竭等。部分病人可出现眼震、复视、恶心、呕吐及皮疹等。

2. 巴比妥类药物中毒　此类药物中毒所产生的临床表现主要以中枢神经系统抑制为主,但也会产生呼吸系统、循环系统等损害。症状较轻时表现为眩晕、头痛、语言迟钝、动作不协调、神志模糊、嗜睡、感觉障碍、肌肉颤动、眼球震颤、视物模糊、情绪不稳定等。重度中毒可先有一段兴奋期,表现为躁狂、谵妄、四肢强直、腱反射亢进、踝阵挛和病理反射阳性;随后进入抑制状态,表现为全身松弛,角膜、咽、腱反射均消失,瞳孔对光反射消失,昏迷逐渐加深。对于呼吸系统,症状较轻时呼吸正常或略减慢;但某些短效巴比妥类药物中毒早期可导致肺水肿发生,影响呼吸;重症病人则出现呼吸中枢受抑制,呼吸减慢变浅、不规则,或潮式呼吸,发绀,甚至呼吸衰竭。对于心血管系统,症状较轻时血压正常或略降低;重症病人则血压明显降低,脉搏细速,甚至发生休克。部分病人可出现少尿、恶心、呕吐、黄疸、皮疹等。

3. 非巴比妥非苯二氮䓬类药物中毒　这类药物中毒与巴比妥类药物中毒有相似之处,但有其自身的特点。

（1）水合氯醛中毒:过量服用后 2~3h 出现明显的中毒症状,呼出气体有梨样气味。初期可出现瞳孔缩小,后期扩大;并可出现心律失常、低血压、肺水肿、呼吸困难、肝肾功能损伤等。

（2）格鲁米特中毒:①意识障碍。意识障碍呈周期性波动,可出现共济失调,严重者可出现抽搐、昏迷。②循环系统。抑制作用比较突出,多表现低血压、休克。③抗胆碱能症状。可出现视物模糊、眼球震颤、瞳孔扩大、口干、便秘、尿潴留等。

（3）甲喹酮中毒:可出现锥体束体征,如肌阵挛、抽搐甚至癫痫发作等;另外此药物中毒呼吸抑制作用较为明显。

（4）甲丙氨酯中毒:临床表现与巴比妥类药物中毒较为相似。严重病人可出现心动过速、心律不齐、低血压、休克、肺水肿、呼吸衰竭甚至昏迷。

4. 吩噻嗪类药物中毒　最常见的为锥体外系反应,临床表现有 3 类:①静坐不能;②帕金森病综合征;③急性肌张力障碍反应:如吞咽困难、牙关紧闭及斜颈。另外还可出现心动过速、心律失常、低血压;对此类药物过敏的病人可出现剥脱性皮炎、胆汁淤积性肝炎及粒细胞缺乏症等,严重者可导致病人死亡。

四、辅助检查

1. 血气分析　呼吸抑制的病人可出现氧分压降低。

2. 肝功能测定　部分病人可出现肝功能损害,表现为 AST、ALT 升高。

3. 心电图　可出现心动过速、心律失常、心电图呈 PR 及 Q-T 间期延长,ST 段和 T 波变化。

4. 血、尿急胃液药物浓度测定　对此类药物中毒有明确诊断意义,尤其是对急性中毒病人,但有时其与临床表现相关性差。

五、诊断及鉴别诊断

根据病人有此药物服用或误服的病史,同时病人有头晕、全身乏力、嗜睡、呼吸抑制等临床表现,同时结合病人血液、尿液及胃液中检测出镇静安眠药或其代谢产物可诊断。

（一）诊断标准

1. 病史　明确的药物接触史,尤其是有长期口服此类药物的病人或自杀倾向的病人。

2. 临床表现　出现中枢神经系统、呼吸系统、心血管系统抑制表现。不同种类的镇静安眠药可有比较特异性的临床表现。

3. 辅助检查　病人血液、尿液及胃液中检测出镇静安眠药或其代谢产物

（二）鉴别诊断

对于存在意识障碍，又不能准确提供药物接触史的病人，应与以下疾病鉴别。

1. 精神抑制状态　见于强烈精神刺激或癔症性昏睡发作，病人表现为懒言少语，对外界刺激如推摇、呼唤，甚至疼痛刺激常无反应。双目紧闭，翻看眼睑时有抵抗，并可见眼球活动。

2. 癔症性昏睡　多有呼吸急促，也有屏气，检查四肢肌张力增高，对被动活动有抵抗，常呈阵发性，生命体征均平稳，在心理暗示治疗后可迅速恢复。

3. 昏迷需与常见的能引起昏迷的疾病鉴别　如糖尿病酮症酸中毒、低血糖昏迷、肝性脑病、尿毒症脑病、肺性脑病、脑血管意外等，但此类疾病往往伴有原发疾病。通过病史询问、查体及完善毒物检测和血药浓度测定可鉴别。

六、治疗

（一）现场急救

轻度病人常常表现较轻，及时就医即可。对于深昏迷的病人，要及时清理呼吸道分泌物，若出现心跳停止者，立即给予心肺复苏术。对于生命体征相对平稳，且能配合治疗的病人给予催吐治疗，随后送至有条件救治的医疗机构。

（二）院内救治

1. 生命支持治疗　对于重症病人往往呼吸抑制、血压下降、意识障碍等危急情况，故应做如下处理。

（1）保持气道通畅：深昏迷病人应给予气管插管保护气道，必要时给予正压通气辅助呼吸，保证充足的供氧并促进二氧化碳排出。

（2）维持血压：重症病人出现低血压，多由于血管扩张所致，应积极补液扩充血容量，若效果不佳，可给予适量多巴胺泵入纠正低血压。但对于吩噻嗪类药物中毒的病人纠正低血压应考虑应用去甲肾上腺素或盐酸去氧肾上腺素等α受体激动剂。

（3）心电监护：监测病人的血氧饱和度，同时观察病人如果出现心律失常，酌情给予抗心律失常治疗。

2. 肠道去污

（1）洗胃：口服中毒病人立即给予温清水或1∶5 000高锰酸钾溶液洗胃。

（2）导泻：给予硫酸钠导泻。应要注意的是导泻时禁用硫酸镁，避免镁离子吸收后加重中枢神经系统抑制。

（3）吸附：对各种镇静安眠药有效，洗胃后给予药用炭片吸附。

3. 促进毒物代谢　给予大量补液、适当利尿促进毒物代谢，但需关注病人心功能情况。

4. 特效解毒剂　巴比妥类和吩噻嗪类药物无特效解毒剂。氟马西尼（flumazenil）是苯二氮䓬类拮抗剂，能通过竞争抑制苯二氮䓬类受体而阻断苯二氮䓬类药物的中枢神经系统作用。用法：0.2mg静脉注射30s，若无反应，再给0.3mg，若仍无反应，则每隔1min给予0.5mg，最大剂量3mg。考虑到此药的半衰期短（0.7~1.3h），对有效者须每小时重复给药0.1~0.4mg，以防止病情复发。

5. 血液净化　一般建议药物中毒后4~6h内行血液净化治疗，12h后再行血液净化治疗的效果较差。国际中毒血液净化工作小组推荐与建议：①丙戊酸、巴比妥类（长效）等适合血液净化；②苯妥英、卡马西平中毒可尝试血液净化；③三环类抑郁药中毒不适合血液净化。此类药物中毒血液净化及其模式选择见表7-7。

表 7-7 镇静安眠药物中毒血液净化机模式选择

药物名称	血液净化模式			
	血液透析	血液灌流	CRTT 或 RTT	血浆置换
卡马西平	首选	次选	或 CRTT	—
巴比妥类	血液透析	—	—	—
苯妥英	首选	次选	或 CRTT	—
丙戊酸	首选	次选	或 CRTT	—

6. 对症支持治疗

（1）促醒：纳洛酮是阿片受体拮抗剂，目前广泛应用于各种呼吸抑制及昏迷病人。其能阻断和逆转内阿片肽的毒性作用，可作为抢救镇静催眠药物急性中毒的首选药物之一。用法：0.4~1.2mg 静脉注射，必要时 30min 重复给药 1 次，直到呼吸抑制解除或清醒。

（2）营养神经：胞磷胆碱是脑代谢活化剂，通过促进卵磷脂的合成而促进脑组织代谢，并且能降低脑血管阻力，改善脑血流，同时可增强脑干网状结构上行激活系统功能。用法：0.25~0.5g 加入 5%~10% 葡萄糖液 250~500mL 静脉滴注。

（3）改善肝功能：对于有肝功能损害的病人可给予改善肝功能治疗。

7. 防治并发症　急性镇静安眠药物中毒时，常可出现感染（肺部、泌尿系等）、脑水肿、呼吸衰竭、休克等并发症，应及时给予纠正。

（康向飞）

第八章 烧伤、冻伤概述

第一节 热力烧伤

由火焰、热液、高温气体、激光、炽热金属液体或固体等所引起的组织损害统称为烧伤。由电、化学物质等所致的损伤,也属烧伤范畴。

一、伤情判断

判断伤情最基本的要素是烧伤面积和深度,同时还应考虑全身情况,如休克、重度吸入性损伤和较重的复合伤。

(一)烧伤面积的估算

是指皮肤烧伤区域占全身体表面积的百分数。为便于记忆,将体表面积划分为 11 个 9% 的等份,另加 1%,构成 100% 的总体表面积。即头颈部 =1×9%,躯干 =3×9%,双上肢 =2×9%,双下肢 =5×9%+1%,共为 11×9%+1%(会阴部)(图 8-1,表 8-1)。估算面积时,女性和儿童有所差别。一般成年女性的臀部和双足各占 6%;儿童头大,下肢小,可按下法计算:头颈部面积 =[9+(12- 年龄)]%,双下肢面积 =[46-(12- 年龄)]%。此外,不论性别、年龄,病人并指的掌面约占体表面积 1%,如医者的手掌大小与病人相近,可用医者手掌估算,此法可辅助九分法,测算小面积烧伤较便捷(图 8-2)。

表 8-1 中国新九分法

部位		占成人体表面积 /%		占儿童体表面积 /%
头部	发部	3	9	9+(12- 年龄)
	面部	3		
	颈部	3		
双上肢	双上臂	7	9×2	9×2
	双前臂	6		
	双手	5		
躯干	躯干前	13	9×3	9×3
	躯干后	13		
	会阴	1		
双下肢	双臀	5	9×5+1	9×5+1-(12- 年龄)
	双大腿	21		
	双小腿	13		
	双足	7		

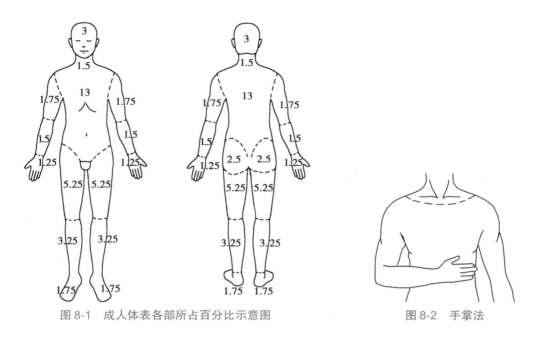

图 8-1　成人体表各部所占百分比示意图　　　　　　　　图 8-2　手掌法

（二）烧伤深度的判定

一般采用三度四分法，即将烧伤深度分为Ⅰ度、浅Ⅱ度、深Ⅱ度、Ⅲ度。组织损害层次见图 8-3。

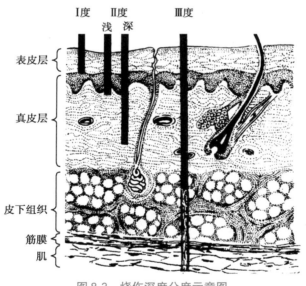

图 8-3　烧伤深度分度示意图

Ⅰ度烧伤：仅伤及表皮浅层，生发层健在。表面红斑状、干燥，烧灼感。再生能力强，3~7 天脱屑痊愈，短期内可有色素沉着。

浅Ⅱ度烧伤：伤及表皮的生发层和真皮乳头层。局部红肿明显，由大小不一的水疱形成，内含淡黄色澄清液体，水疱皮如剥脱，创面红润、潮湿、疼痛明显。创面靠残存的表皮生发层和皮肤附件（汗腺、毛囊）的上皮再生修复，如无感染，创面可于 1~2 周内愈合，一般不留瘢痕，但可有色素沉着。

深Ⅱ度烧伤：伤及真皮乳头层以下，但仍残留部分网状层，深浅不尽一致，也可有水疱，但去疱皮后，创面微湿，红白相间，痛觉较迟钝。由于真皮层内有残存的皮肤附件，创面修复可依赖其上皮增殖形成上皮小岛，如无感染，可通过上皮小岛扩展融合修复，需 3~4 周。但常有瘢痕增生。

Ⅲ度烧伤：又称为焦痂型烧伤。全层皮肤烧伤，可深达肌肉甚至骨骼、内脏器官等。创面蜡白或焦黄,甚至炭化。硬如皮革,干燥,无渗液,发凉,针刺和拔毛无痛觉。可见粗大栓塞的树枝状血管网(真皮下血管丛栓塞)。由于皮肤及其附件全部表皮层被毁,3~4 周后焦痂脱落形成肉芽创面,创面修复有赖于植皮,较小创面也可由创缘健康皮肤上皮生长修复。愈合后多形成瘢痕,且常造成畸形。

对烧伤深度的估计,目前也有"四度五分法"与三度四分法的不同之处在于将三度四分法 Ⅲ 度烧伤中损伤达深筋膜以下的烧伤,称为 Ⅳ 度烧伤。

(三)烧伤严重程度分度

为了对烧伤严重程度有一基本估计,作为设计治疗方案的参考,我国常用下列分度法。

1. 轻度烧伤　Ⅱ 度烧伤面积 10% 以下。

2. 中度烧伤　Ⅱ 度烧伤面积 11%~30%,或有 Ⅲ 度烧伤但面积不足 10%。

3. 重度烧伤　烧伤总面积 31%~50%;或 Ⅲ 度烧伤面积 11%~20%;或 Ⅱ 度、Ⅲ 度烧伤面积虽不到上述百分比,但已发生休克、合并较重的吸入性损伤和复合伤等。

4. 特重烧伤　烧伤总面积 50% 以上;或 Ⅲ 度烧伤 20% 以上。

(四)吸入性损伤

又称"呼吸道烧伤"。之所以改称为"吸入性损伤",是因其致伤因素除了热力引起外,燃烧时烟雾中还含有大量的化学物质,如 CO 中毒、氰化物等,被吸入至下呼吸道,引起局部腐蚀或全身中毒。合并重度吸入伤可使烧伤死亡率增加 20%~40%。

吸入性损伤的诊断依据:①于密闭环境发生的烧伤;②面、颈和前胸部烧伤,特别口、鼻周围深度烧伤;③鼻毛烧焦,口唇肿胀,口腔、口咽部红肿有水泡或黏膜发白;④刺激性咳嗽,痰中有炭屑;⑤声嘶、吞咽困难或疼痛;⑥呼吸困难和 / 或哮鸣音;⑦纤维支气管镜检查发现气道黏膜充血、水肿,黏膜苍白、坏死、剥脱等,是诊断吸入性损伤最直接和准确的方法。

二、烧伤病理生理和临床分期

根据烧伤病理生理特点,一般将烧伤临床发展过程分为四期,各期之间相互交错,烧伤越重,其关系越密切。

(一)体液渗出期

伤后迅速发生的变化为体液渗出。体液渗出的速度,一般以伤后 6~12h 内最快,持续 24~36h,严重烧伤可延至 48h 以上。

在较小面积的浅度烧伤,体液渗出主要表现为局部组织水肿,一般对有效循环血量无明显影响。当烧伤面积较大(一般指 Ⅱ 度、Ⅲ 度烧伤面积成人在 15%,小儿在 5% 以上者),尤其是抢救不及时或不当,人体不足以代偿迅速发生的体液丧失时,则循环血量明显下降,导致血流动力与流变学改变,进而发生休克。因此在较大面积烧伤,此期又称为休克期。

烧伤休克的发生和发展,主要系体液渗出所致,有一渐进累积过程,一般需 6~12h 达高潮,持续约 36~48h,血流动力学指标才趋于平稳。体液渗出主要因毛细血管通透性增加所致。烧伤后立即释放的多种血管活性物质,如组胺、5- 羟色胺、激肽、前列腺素类、儿茶酚胺、氧自由基、内皮素、肿瘤坏死因子、血小板活化因子、白三烯、溶酶体酶,p38/MAPK 激活使微管相关蛋白 4 磷酸化、色素上皮衍生因子(PEDF)、缓激肽 β1 受体等都可引起烧伤后微循环变化和毛细血管通透性增加。此外,近年来发现,严重烧伤早期可迅即发生心肌损害,也是休克发生和发展的重要因素之一。在较大面积烧伤,防治休克是此期的关键。

(二)急性感染期

继休克后或休克的同时,感染是对烧伤病人的另一严重威胁。严重烧伤易发生全身性感染的原因主要有:①皮肤、黏膜屏障功能受损,为细菌入侵打开了门户。②机体免疫功能受抑制。烧伤后,尤其是早期,体内与抗感染有关的免疫系统各组分均受不同程度损害,免疫球蛋白和补体丢失或被消耗。③机体抵抗力降低。烧伤后 3~10 天,正值水肿回吸收期,病人在遭受休克打击后,内脏及各系统功能尚未调整和恢复,局部肉芽屏障未臻形成,伤后渗出使大量营养物质丢失,以及回收过程中带入的"毒素"(细菌、内毒素或其他)等,使人体抵抗力处于低潮。④易感性增加。早期缺血缺氧损害是机体易发生全身性感染的重要因素。烧伤感染可来自创面、肠道、呼吸道,或静脉导管等。防治感染是此期的关键。

(三)创面修复期

创面修复过程在伤后不久即开始。创面自然修复所需时间与烧伤深度等多种因素有关,无严重感染的浅Ⅱ度和部分深Ⅱ度烧伤,可自愈。但Ⅲ度和发生严重感染的深Ⅱ度烧伤,由于无残存上皮或上皮被毁,创面只能由创缘的上皮扩展覆盖。如果创面较大(一般大于 3cm×3cm),不经植皮多难自愈或需时较长,或愈合后瘢痕较多,易发生挛缩,影响功能和外观。Ⅲ度烧伤和发生严重感染的深Ⅱ度烧伤溶痂时,大量坏死组织液化,适于细菌繁殖,感染机会增多。且脱痂后大片创面裸露,成为开放门户,不仅利于细菌入侵,而且体液和营养物质大量丧失,使机体抵抗力和创面修复能力显著降低,成为发生全身性感染的又一高峰时机。此期的关键是加强营养扶持机体修复功能和抵抗力,积极消灭创面和防治感染。

(四)康复期

深度创面愈合后形成的瘢痕,严重者影响外观和功能,需要康复锻炼、体疗、工疗和整形以期恢复;某些器官功能损害及心理异常也需要一恢复过程;深Ⅱ度和Ⅲ度创面愈合后,常有瘙痒或疼痛、反复出现水疱,甚至破溃,并发感染,形成"残余创面",这种现象的终止往往需要较长时间;严重大面积深度烧伤愈合后,由于大部分汗腺被毁,机体散热调节体温能力下降,在盛暑季节,这类伤员多感全身不适,常需 2~3 年调整适应过程。

三、治疗原则

1. 早期及时补液,迅速纠正休克,维持呼吸道通畅。
2. 使用有效抗生素,及时有效地防治全身性感染。
3. 尽早切除深度烧伤组织,用自、异体皮移植覆盖,促进创面修复,减少感染来源。
4. 积极治疗严重吸入性损伤,采取有效措施防治脏器功能障碍。
5. 实施早期救治与功能恢复重建一体化理念,早期重视心理、外观和功能的康复。

四、现场急救、转送与初期处理

(一)现场急救、转送

现场抢救应尽快去除致伤原因,脱离现场和对危及生命的情况采取救治措施。

1. 迅速去除致伤原因　包括尽快扑灭火焰、脱去着火或沸液浸渍的衣服。劝止伤员衣服着火时站立或奔跑呼叫,以防增加头面部烧伤或吸入性损伤;迅速离开密闭和通风不良的现场;及时冷疗能防止热力继续作用于创面使其加深,并可减轻疼痛、减少渗出和水肿,越早效果越好。一般适用于中小面积烧伤,特别是四肢烧伤。方法是将烧伤创面在自来水下淋洗或浸入水中(水温一般为 15~20℃),或用冷水浸湿的毛巾、纱垫等敷于创面。一般至冷疗停止后不再有剧痛为止,多需 0.5~1h。

2. 优先处理危重病情　注意有无心跳及呼吸停止、复合伤,对大出血、窒息、开放性气胸、骨折、严重中毒等危及病人生命的情况应先施行相应的急救处理。

3. 妥善保护创面 在现场附近,创面只求不再污染、不再损伤。因此,可用干净敷料或布类保护,或行简单包扎后送医院处理。避免用有色药物涂抹增加对烧伤深度判定的困难。

4. 保持呼吸道通畅 火焰烧伤常伴烟雾、热力等吸入性损伤,应注意保持呼吸道通畅。合并CO中毒者应移至通风处,有条件者应吸入氧气。

5. 其他救治措施 ①严重口渴烦躁不安者常提示休克严重,应迅速建立静脉通道加快输液,现场不具备输液条件者可口服含盐饮料,以防单纯大量饮水发生水中毒。转送路程较远者,应留置导尿管,观察尿量。②安慰和鼓励病人,使其情绪稳定。疼痛剧烈可酌情使用地西泮、哌替啶等。已有休克者,需经静脉用药,但应注意避免抑制呼吸中枢。

6. 转送 严重大面积烧伤早期应避免长途转送,烧伤面积较大者,若不能在伤后1~2h内送到附近医院,应在原单位积极抗休克治疗或加作气管切开待休克被控制后再转送。必须转送者应建立静脉输液通道,途中继续输液,保证呼吸道通畅,途中最好有医护人员陪同。

（二）入院后初期处理

1. 轻度烧伤 主要为创面处理,包括清洁创周健康皮肤,创面可用1:1 000苯扎溴铵或1:2 000氯己定清洗、移除异物,浅Ⅱ度水疱皮应予保留,水疱大者,可用消毒空针抽去水疱液。深度烧伤的水疱皮应予清除。如果用包扎疗法,内层用油质纱布,可添加适量抗生素,外层用吸水敷料均匀包扎,包扎范围应超过创周5cm。面颈与会阴部烧伤不适合包扎处,则予以暴露疗法。疼痛较明显者,给予镇静止痛剂,口服或静脉补液,如无禁忌可酌情进食。使用抗生素和破伤风抗毒素。

2. 中、重度烧伤 应按下列程序处理:①简要了解受伤史后,记录血压、脉搏呼吸,注意有无吸入性损伤及其他合并伤,严重吸入性损伤应及早行气管切开;②立即建立静脉输液通道,按照补液公式输液防治休克。③留置导尿管,观察每小时尿量、比重、pH,并注意有无血红蛋白尿;④清创,估算烧伤面积和深度(应绘图示意),应特别注意肢体、躯干有无Ⅲ度环状焦痂的压迫,若影响血液循环或呼吸,应行焦痂切开减张术;⑤按烧伤面积深度和补液反应,调整制订第一个24h的输液计划;⑥广泛大面积深度烧伤一般采用暴露疗法;⑦注射破伤风抗毒素血清,并使用抗生素治疗防治感染。

五、烧伤休克

烧伤休克是严重烧伤常见并发症,可危及生命。烧伤休克主要为烧伤局部或远隔部位毛细血管通透性增加导致体液丢失所致,早期迅速发生的心肌损害导致循环动力减弱也是烧伤休克发生与发展的重要因素。烧伤休克的发生时间与烧伤严重程度关系密切,面积越大,深度越深者,休克发生越早越重。休克期度过不平稳者多因补液延迟、长途转送、严重复合伤、吸入性损伤影响通气等所致。较长时间的组织缺血缺氧,既容易引发感染,又可造成多脏器损害,严重影响全病程的平稳以及救治效果。

（一）临床表现

主要表现为:①心率增快、脉搏细弱,听诊心音低弱;②血压的变化,早期脉压变小,随后血压下降;③呼吸浅、快;④尿量减少是低血容量性休克的一个重要标志,成人尿量低于20mL/h常示血容量不足;⑤口渴难忍,在小儿特别明显;⑥烦躁不安,是脑组织缺血缺氧的一种表现;⑦周边静脉充盈不良、肢端冰凉,畏冷;⑧血液化验,常出现血液浓缩(血细胞比容升高)、低血钠低蛋白、酸中毒。

（二）治疗

烧伤休克一般发展较缓慢,且体液丧失量多可以从烧伤严重程度进行预测,若给予及时适当处理,常可预防其发生或减轻其严重程度。液体疗法是防治烧伤休克的主要措施。病人入院后,应立即寻找一较粗且易于固定的静脉行穿刺或切开,以保持静脉输液通道的通畅,这对严重烧伤病人早期救治十分重要。

1. 休克防治　补液治疗是防治烧伤休克最重要的措施，由于严重烧伤后及早出现的心肌损害和心功能降低也参与了烧伤休克的发生和发展，因此在按补液公式进行"容量补充"的同时，还可给予心肌保护或心力扶持药物，以进行"动力扶持"。常根据病人的烧伤面积和体重按下述公式计算补液量。

伤后第 1 个 24h 补液量：成人每 1% Ⅱ 度、Ⅲ 度烧伤面积每千克体重补充电解质液 1mL 和胶体液 0.5mL（电解质与胶体比例为 2∶1），另加基础水分 2 000mL。伤后前 8h 内输入一半，后 16h 补入另一半。

伤后第 2 个 24h 补液量：胶体及电解质均为第 1 个 24h 实际输入量的一半，5% 葡萄糖溶液补充水分 2 000mL（小儿另按年龄、体重计算）。广泛深度烧伤者与小儿烧伤胶体及电解质比例可改为 1∶1。第二个 24h，胶体和电解质液为第一个 24h 的一半，水分补充仍为 2 000mL 上述补液公式，只是估计量，应仔细观察病人尿量［应达 1mL/（kg·h）］、精神状态、皮肤黏膜色泽、血压和心率、血液浓缩等指标，有条件者可监测肺动脉压、肺动脉楔压、中心静脉压和心排血量，随时调整输液的量与质。

举例：烧伤面积 60%、体重 60kg 病人，第 1 个 24h 补液总量为 60×60×1.5+2 000=7 400mL，其补液的量与质中：胶体为 60×60×0.5=1 800mL，电解质液为 60×60×1.0=3 600mL，水分为 2 000mL，伤后前 8h 内输入总量的一半即 3 700mL，后 16h 补入总量的另一半 3 700mL。第 2 个 24h，胶体减半为 900mL，电解质液减半为 1 800mL，水分仍为 2 000mL，于 24h 内均匀补入。紧急抢救一时无法获得血浆时，可使用低分子量的血浆代用品，暂时扩张血容量和溶质性利尿，但用量不宜超过 1 000mL，并尽快以血浆取代。电解质液、胶体和水分应交替输入。

对于烧伤后未予及时补液或补液不足或入院时已有明显休克的延迟复苏病人，需要电解质液、胶体和水分应交替输入的补液量往往多于立即补液治疗者，可在有创血流动力指标严密监测下，按以下公式进行快速补液。

伤后第 1 个 24h 补液量：成人每 1% Ⅱ、Ⅲ 度烧伤面积每千克体重补充胶体液和电解质液各 1.3mL，另加基础水分 2 000mL 伤后前 8h 内输入一半，后 16h 补入另一半。第 2 个 24h，成人每 1% Ⅱ、Ⅲ 度烧伤面积每千克体重补充胶体液和电解质液各 0.5mL，另加基础水分 2 000mL（小儿另按年龄、体重计算），于 24h 内均匀补入。

延迟复苏病人第 1 个 24h 需要的液体量多，补液速度快，应非常慎重，特别是幼儿。应在严密监护下进行，防止发生补液过多过快所致的并发症。

此外，广泛深度烧伤者，常伴有较严重的酸中毒和血红蛋白尿，为纠正酸中毒和避免血红蛋白降解产物在肾小管的沉积，在输液成分中可增配 1.25% 碳酸氢钠。

2. 休克监测　由于病人伤情和个体的差异，抗休克治疗时应严密观察，根据病人对治疗的反应随时调整输液的速度和成分。简便的几项观察指标是：①尿量每千克体重不低于 1mL/h；②病人安静，无烦躁不安；③无明显口渴。④脉搏、心跳有力，脉率在 120 次/min 以下；⑤收缩压维持在 90mmHg 以上、脉压差维持在 20mmHg 以上；⑥呼吸平稳；⑦有条件者可检测中心静脉压、血气、血乳酸等。若出现血压低、尿量少、烦躁不安等现象，则应加快输液速度。同时，特别应注意保持呼吸道的通畅。

六、烧伤全身性感染

感染是烧伤救治中的突出问题。感染如未能控制，其结果终因脓毒症休克、多器官功能衰竭而死亡。

（一）病因

烧伤感染的原因主要有：①创面大量坏死组织和渗出成为微生物良好的培养基；②严重烧伤虽在体表肠黏膜屏障有明显的应激性损害，肠道微生物、内毒素等均可移位，肠道可成为内源性感染的重要来源；③吸入性损伤后，继发肺部感染的概率高；④长时间静脉输液，静脉导管感染是最常见的医源性感染。

（二）诊断

烧伤全身性感染的主要依据：①精神症状，初始时仅有些兴奋、多语、定向障碍，继而可出现幻觉、迫害妄想等；也有表现淡漠。②体温骤升或骤降，波动幅度较大（1~2℃）。体温骤升者，起病时常伴有寒战，体温不升者常提示严重感染。③心率加快（成人常在 140 次 /min 以上）。④呼吸急促。⑤创面骤变。常可一夜之间出现创面生长停滞、创缘变钝、干枯、出血坏死斑等。⑥白细胞计数骤升或骤降。其他如血糖、脏器功能都可能变化。

早期诊断和治疗是防治烧伤全身性感染的关键。

（三）防治

提高对感染发生和发展规律性的认识，理解烧伤休克和感染的内在联系，及时纠正休克，维护机体的防御功能；认识到烧伤感染途径的多样性，包括外源性与内源性以及静脉导管感染等，全面予以防治。

1. 积极纠正休克 防治组织器官缺血缺氧损害、维护机体的防御功能，保护肠黏膜屏障，对防止感染有重要意义。

2. 正确处理创面 烧伤创面特别是深度烧伤创面是主要感染源，对深度烧伤创面进行早期切痂、削痂植皮，是防治全身性感染的关键措施。

3. 合理应用抗生素 抗生素的选择应针对致病菌，及时用药至关重要。反复病原学培养以掌握创面的菌群动态及其药敏情况，是抗感染的有效手段。一般烧伤创面的病菌常为多菌种，耐药性较高，应避免病人间交叉感染。对严重病人并发全身性感染时，可联合应用三代头孢菌素和氨基糖苷类抗生素静脉滴注，依据细菌学培养结果及时调整。需要注意的是，感染症状控制后，应及时停药，不能留待体温完全正常，因烧伤创面未修复前，一定程度的体温升高是不可避免的，长期不合理使用抗生素，可诱导耐药菌或真菌等二重感染。

4. 其他综合措施 包括营养支持、维持水与电解质平衡、脏器功能的维护等。营养支持选用肠内或肠外营养，胃肠道功能完整优选肠内营养，保护肠黏膜屏障完整性。

七、常见并发症的防治

（一）肺部并发症

肺部并发症居烧伤后各类并发症之首，多发生于伤后 2 周内，与吸入性损伤、休克、全身性感染等有关。肺部感染与肺水肿占多数，肺不张次之。首先应针对主要病因进行预防。其次是早期诊断与治疗。存在致病因素或临床有不明原因的呼吸、心跳增快时，应仔细进行胸部检查。必要时进行 X 线检查和血气分析检查。加强呼吸道管理及对症处理，选用有效抗生素等。

（二）心功能不全

烧伤后心功能不全，可在伤后很快发生，也可发生在烧伤后期。严重烧伤早期，由于应激心脏局部肾素血管紧张素和内皮素等释放可引起心肌缺血缺氧，因此在毛细血管通透性增加导致有效循环血容量减少之前，即可出现心肌损害，诱发或加重休克，这一现象被称为"休克心"。心功能不全多发生于严重休克或感染时，主要因缺血缺氧和失控性炎症反应造成心肌损害。因此，在烧伤抗休克的同时，常规给予心肌保护，平稳度过休克和防治严重感染，是防治心功能不全的关键。

（三）肾功能不全

主要原因为休克和全身性感染，少数因化学烧伤中毒所致。因休克所致肾功能不全多为少尿型，早期应迅速补充血容量，及早应用利尿剂以增加尿量，碱化尿液。因感染所致肾功能不全多为非少尿型，其特点为：①肾小球滤过率随全身性感染的加重而逐渐下降，内生肌酐清除率降低，血尿素氮和肌酐增高；②肾小管对电解质调节功能一般尚能保持正常，但严重者对钠、氯重吸收亢进，可出现高钠与高氯血症，血清钾正常或偏低；③尿量正常或偏多，比重多不低；④全身性感染控制后，肾功能障碍多可恢复。

（四）烧伤应激性溃疡

早期除偶有腹部隐痛和黑便外，其他症状甚少，多在发生大出血或穿孔后被发现。出血和穿孔时间多在伤后 1~3 周。在防治方面，首先是避免发生严重休克和脓毒症。对严重烧伤，常规给予抑酸、保护胃黏膜等治疗。一般出血量不大时，可先采用保守治疗。如果出血难以控制或并发穿孔，应采取手术治疗，但有时不易确定出血部位。

（五）脑水肿

发生原因除烧伤的全身影响致广泛充血水肿外尚可因缺氧、酸中毒、补液过多、中毒（CO、苯、汽油中毒等）、代谢紊乱（尿毒症、低钠血症、血氨增高等）、严重感染、头面部严重烧伤、肾功能不全、复合脑外伤等引起。尤多见于休克期小儿。早期症状为恶心、呕吐、嗜睡、舌后坠、鼾声或反应迟钝，部分表现为兴奋或烦躁不安，甚至出现精神症状。小儿则有高热、抽搐，严重者发生心律失常、呼吸不规则或骤停、昏迷，或出现脑疝。应警惕其发生，注意控制输液量，必要时及早应用利尿剂及脱水剂，保持呼吸道通畅。

八、创面处理

根据创面大小、深度和分泌物等情况，早期清创后可采用包扎治疗、半暴露治疗和暴露疗法。

1. Ⅰ度烧伤　无需特殊处理，能自行消退。但应注意保护创面，如烧灼感重，可涂薄层油脂。

2. 小面积浅Ⅱ度烧伤　清创后，若水疱皮完整，应予保存，只需抽去水疱液，消毒包扎，水疱皮可充当生物敷料，保护创面、减痛，且有利于创面愈合。如水疱皮已撕脱，可以无菌油性敷料包扎。除非敷料浸湿、有异味或有其他感染迹象，不必经常换药，以免损伤新生上皮。如创面已感染，应勤换敷料，清除脓性分泌物，保持创面清洁，多能自行愈合。

3. 深度烧伤　由于坏死组织多，组织液化、细菌定植难以避免，应正确选择外用抗菌药物。常用的有效外用药有 1% 磺胺嘧啶银霜剂、碘伏等。外用抗菌药物只能一定程度抑制细菌生长。烧伤组织由开始的凝固性坏死经液化到与健康组织分离，需要 2~3 周，在这一过程中，随时都存在侵入性感染的威胁，因此多主张采用积极的手术治疗，包括早期切痂（切除深度烧伤组织达深筋膜平面）或削痂（削除坏死组织至健康平面），并立即皮肤移植。早期外科手术能减少全身性感染发病率，降低脏器并发症，提高大面积烧伤的治愈率，并缩短住院日。

4. 大面积深度烧伤　病人健康皮肤所剩无几，需要皮肤移植的创面大，手术治疗中最大的难题是自体皮"供"与"求"的矛盾。我国学者创用大张异体（种）皮开洞嵌植小块自体皮；异体（种）皮下移植自体微粒皮（见知识拓展），以及充分利用头皮为自体皮来源（头皮厚，血运好，取薄断层皮片 5~7d 可愈合，可反复切取，不形成瘢痕也不影响头发的生长）。如仍遇自体皮供应不足，则大面积Ⅲ度烧伤的创面可分期分批进行手术。

📖 **知识拓展：自体皮肤移植**

自体皮肤移植常用的两类方法为游离皮片移植和皮瓣移植。

1. 游离皮片移植　根据切取皮片的厚度可区分为以下三类。

（1）刃厚皮片含表皮和部分真皮乳头层：是最薄的一种皮片，在成人厚度约为 0.15~0.25mm，移植容易存活，但存活后易收缩，耐磨性差。取皮方法可用滚轴刀或剃须刀片，也可用电动取皮机(图 8-4、图 8-5)。

(2)中厚皮片:包括表皮和真皮的 1/2~1/3,在成人厚度为 0.3~0.6mm,弹性与耐磨性均为佳,适用于关节、手背等功能部位。用电动取皮机或鼓式取皮机切取,调节至要求的厚度,整张取下。

(3)全厚皮片:包括皮肤的全层。存活后色泽、弹性、功能接近正常皮肤、耐磨性好。适用于手掌、足底与面颈部的创面修复。

游离皮片的存活有赖于皮片与创面建立血液循环,所以移植的皮片需紧贴创面。开始时借渗出的血浆物质黏附并提供营养,6~12h 后皮片和创底的毛细血管芽开始生长,24h 受区的毛细血管芽可长入皮片,48h 逐步建立血液循环,一周左右建立较好的循环。因此游离植皮时,应保证创底无坏死组织、无积血,并均匀加压包扎,不留死腔。术后注意局部制动,如果无感染和皮片下积血,启视时间刃厚皮片需 2~3d,中厚与全厚皮片延长至 7~14d。

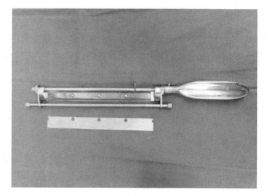
图 8-4 滚轴刀

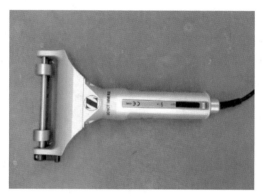
图 8-5 电动取皮刀

2. 皮瓣移植 适用于修复软组织严重缺损肌腱、神经、血管、骨质裸露,创底血液循环差的深度创面,特别是功能部位。可概括为带蒂皮瓣移植与游离皮瓣移植两类。

(1)带蒂皮瓣:由一带有血液供应的皮肤与皮下组织所形成,除蒂部与供皮区相连接外,其他三面均与供处分离。此皮瓣可用于修复邻近或较远处的组织缺损。皮瓣缝合固定于缺损处后,蒂部仍与供处连接,暂时保证皮瓣的血液供应,待皮瓣与创底建立确实的血液循环后(一般需要3~4 周),再予断蒂。皮瓣移植需精心设计,皮瓣的长宽比例最好为 1:1,不宜超过 1.5:1,除非皮瓣内含有解剖学自体命名的动脉,以保证皮瓣有足够的血供。

(2)游离皮瓣移植:是将一块完全游离的自体皮瓣通过显微外科手术,将皮瓣的静脉、动脉与缺损区的静、动脉吻合,以保证该皮瓣的血液供应与静脉回流。常用于严重毁损性烧伤软组织严重缺损的创面,无法采用局部带蒂皮瓣修复者。游离皮瓣的设计与应用有不少新的进展,值得关注。

3. 大面积Ⅲ度烧伤的植皮术 大面积Ⅲ度创面大多自体供皮区严重不足,为此,一般采用启体微粒植皮和大张异体皮开洞嵌植自体皮等方法。异体皮分为同种异体皮和异种皮,同种异体皮来自志愿提供皮肤的人体或新鲜的尸体,异种皮多取自小猪皮。异体或异种皮虽最终将被排斥,但可起到过渡性覆盖创面作用。同种异体皮临时覆盖的作用在 3 周左右,异种皮 2 周左右,在过渡期,自体皮片可赢得增生、扩散的时间。常用方法有以下几种。

(1)自体微粒植皮:为一种解决自身皮源不足的方法。将自体皮片用剪刀或碎皮机剪成1mm 以下的微小皮粒,置等渗盐水中做成悬液,将皮浆均匀涂布于异体(种)皮真皮面,再植于切痂创面,自体皮粒即在异体(种)皮保护下生长并扩展融合成片。微粒皮与创面之比可达 1:10 左右。这是自体皮奇缺时常采用的移植术。

（2）大张异体皮开洞嵌植自体皮：适用于广泛深度烧伤大面积切、削痂后的创面。方法是先将大张开洞（洞的直径0.5cm，间距1cm）的异体（种）皮移植于已切、削痂的创面，缝合包扎。2d后打开观察，若异体（种）皮存活，即于开洞处嵌植点状自体皮待异体（种）皮溶解脱落时，自体皮多已扩展并覆盖创面。也可于移植异体皮的同时嵌植自体皮。用此法植皮一般可扩大自体皮面积约8~10倍。

在解决大面积Ⅲ度烧伤自体皮严重不足的方面，研究如何延长异体皮的存活时间，还有体外培养人表皮细胞与含表皮细胞与真皮组织的复合皮以及组织工程皮肤，均值得关注。

（3）MEEK植皮：一种新型的由荷兰引进的一种独特的皮片扩展及机械化皮片移植技术（图8-6）。以背衬铝膜的折叠状的聚酰胺复合材料为载体，用专用黏胶将自体皮表皮面紧密粘贴在复合材料上，皮片不受大小及厚度的限制，可拼接。经MEEK制皮机切割后，向上下左右拉开折叠状的复合材料，被切割的小皮片间隙一致、整齐地排列其上，皮片不卷曲，根据创面形状裁剪后连同复合材料移植于创面，固定、包扎。随着皮片边缘的扩展，皮片间隙被表皮角质形成细胞覆盖，创面愈合。术后2d更换敷料，有积血、积脓及时引流，移植后5~7d揭去复合材料。MEEK植皮适用于切（削）痂创面和肉芽创面。根据植皮需要选择不同型号的复合材料，分别使皮片扩张比例达到1:3、1:4、1:6和1:9，皮片最小可以切割成3mm×3mm，一张载体最多可切割196个小皮片，由于皮片小且数量多，少量皮片的溶解脱落并不影响创面修复。MEEK植皮修复大面积深度烧伤创面的优势是机械化操作简化了人工制备微粒皮和皮片过程及皮片移植过程，使手术时间缩短，降低了手术风险；自体皮片得以充分利用，达到最大扩展，不需外用同种异体皮或异种（猪）皮覆盖，节省皮源，愈合后瘢痕平整，质地均匀。在节省自体皮源的基础上大大改变了传统徒手操作的植皮方式，深受烧伤外科同仁的青睐，目前已成为修复大面积深度烧伤创面的较佳手段。

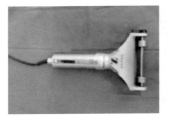
A. 电动取皮刀

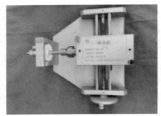
B. 植皮机

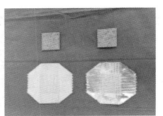
C. 软木盘、扩展载片

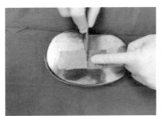
D. 裁剪皮片

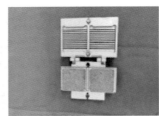
E. 切割皮片

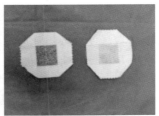
F. 将切割好的皮片粘贴在折叠绸布上

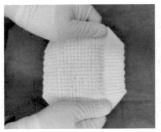
G. 向四个方向拉展折叠绸布

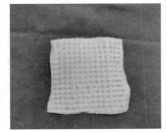
H. 扩展后的微型皮片

图8-6　MEEK植皮

第二节　电烧伤和化学烧伤

一、电烧伤

因电引起的烧伤有两类,由电火花引起的烧伤称为电弧烧伤,其性质和处理类同火焰烧伤;由电流通过人体所引起的烧伤称为电烧伤。其严重程度取决于电流强度和性质(交流或直流、频率)、电压、接触部位的电阻、接触时间长短和电流在体内径路等因素。本部分着重介绍后者。

（一）损伤机制

电接触烧伤有较多特性。因电流＝电压/电阻,电压越高,电流强度越大;电流导入人体后,因不同组织的电阻不同(依大小顺序为骨、脂肪、皮肤、肌腱、肌肉、血管和神经),局部损害程度有所不同。如骨骼的电阻大,局部产生的热能也大,所以在骨骼周围可出现"套袖式"坏死。体表的电阻又因皮肤的厚薄和干湿情况而异。如手掌、足掌因角质层厚,电阻也高;皮肤潮湿、出汗时,因电阻低,电流易通过,迅速沿电阻低的血管运行,全身性损害重;反之皮肤干燥者,局部因电阻高,损害也较重,但全身性损害相对减轻。"入口"处邻近的血管易受损害,血管进行性栓塞常引起相关组织的进行性坏死和继发性血管破裂出血。电流通过肢体时,可引发强烈挛缩,关节屈面常形成电流短路,所以在肘、腋、膝、股等处可出现"跳跃式"深度烧伤。此外,交流电对心脏损害较大,如果电流通过脑、心等重要器官,后果较重。

（二）临床表现

1. 全身性损害（电损伤）　轻者有恶心、心悸、头晕或短暂的意识障碍;重者昏迷,呼吸、心搏骤停,但如及时抢救多可恢复。电休克恢复后,病人在短期内尚可遗留头晕、心悸、耳鸣、眼花、听觉或视力障碍等,但多能自行恢复。少数病人以后可发生白内障,多见于电流通过头部者。

2. 局部损害（电烧伤）　电流通过人体有"入口"和"出口",入口处较出口处重。入口处常炭化,形成裂口或洞穴,烧伤常深达肌肉、肌腱、骨骼,损伤范围常外小内大;没有明显的坏死层面;局部渗出较一般烧伤重,包括筋膜腔内水肿;由于邻近血管的损害,经常出现进行性坏死,伤后坏死范围可扩大数倍。

（三）治疗

1. 现场急救　使病人迅速脱离电源,用干木棒、干竹竿等不导电的物体将电源拨开,或立即关闭电闸等。如病人呼吸、心跳已停止,即应行口对口人工呼吸和胸外心脏按压等复苏措施。复苏后还应注意心电监护。

2. 液体复苏　早期补液量应多于一般烧伤。对深部组织损伤应充分估计,由于肌肉和红细胞的广泛损害,释放大量的血红蛋白和肌红蛋白,在酸血症的情况下,很易沉积于肾小管,导致急性肾衰竭。为此,在多补充液体的同时,应补充碳酸氢钠以碱化尿液;还可用甘露醇利尿,每小时尿量应高于一般烧伤的标准。

3. 创面处理　清创时应注意切开减张,包括筋膜切开减压。尽管高压电烧伤早期坏死范围不易确定,仍应尽早作较彻底的探查,切除坏死组织,包括可疑的间生态组织(肌肉颜色改变,切割时收缩性减弱),当组织缺损多,肌腱、神经、血管、骨骼已暴露者,在彻底清创后,应用皮瓣修复。对坏死范围难以确定,可以异体皮或异种皮暂时覆盖,2~3d后再行探查,继续清创,创造条件植皮。在观察过程中应密切注意继发性出血。床旁备止血带与止血包,因这类病人可在静卧或熟睡时,血管悄然破裂,大量出血而致休克,遇此情况,应找到破裂血管,在其近心端高位健康血管处结扎。

4. 预防感染　早期预防使用抗生素。因深部组织坏死,局部供血、供氧障碍,应特别警惕厌氧菌感染,局部应暴露,过氧化氢溶液冲洗、湿敷。注射破伤风抗毒素。

二、化学烧伤

可导致烧伤的化学物质不下数千种。化学烧伤的特点是有些化学物质在接触人体后,除立即损伤外,还可继续侵入或被吸收,导致进行性局部损害或全身性中毒。损害程度除与化学物质的性质有关外,还取决于剂量、浓度和接触时间的长短。处理时应了解致伤物质的性质,采取相应的措施。本节仅介绍一般的处理原则与常见的酸、碱烧伤及磷烧伤。

(一)一般处理原则

立即解脱被化学物质浸渍的衣物,连续大量清水冲洗,时间应不少于30min。注意五官的冲洗,以免严重角膜损伤致盲或导致其他后果。急救时使用中和剂并非上策,除耽误时间外,还可因匆忙中浓度选择不当或中和反应中产热而加重损害。早期输液量可稍多,加用利尿剂以排出毒性物质。已明确为化学毒物致伤者,应选用相应的解毒剂或对抗剂。

(二)酸烧伤

常见的是硫酸、硝酸和盐酸烧伤,均可使组织脱水,组织蛋白沉淀、凝固,故一般无水疱,迅速成痂,不继续向深部组织侵蚀。硫酸烧伤后痂呈深棕色,硝酸者为黄褐色,盐酸者为黄蓝色。一般烧伤越深,痂的颜色越深,质地越硬,痂内陷也越深。早期感染较轻,浅Ⅱ度多可痂下愈合;深度烧伤脱痂较迟,脱痂后肉芽创面愈合较慢,因而瘢痕增生常较一般烧伤明显。创面处理同一般烧伤。

氢氟酸尚能溶解脂肪和使骨质脱钙,继续向周围和深部侵蚀,可深及骨骼。早期用大量水冲洗或浸泡后,可用饱和氯化钙或25%硫酸镁溶液浸泡,或10%氨水纱布湿敷或浸泡,也可局部注射小量5%~10%葡萄糖酸钙(0.5mL/cm^2),以缓解疼痛和减轻进行性损害。

(三)碱烧伤

以氢氧化钠、氨、石灰及电石烧伤较常见。强碱可使组织细胞脱水并皂化脂肪,碱离子还可与蛋白结合,形成可溶性蛋白,向深部组织穿透,若早期处理不及时,创面可继续扩大或加深,并引起剧痛。

苛性碱(特指氢氧化钠和氢氧化钾,是碱性物质中对皮肤损害最大的碱类)烧伤创面呈黏滑或皂状焦痂,色潮红,有小水疱,创面较深。焦痂或坏死组织脱落后,创面凹陷,边缘潜行,常不易愈合。强碱烧伤后急救时要尽早冲洗,时间至少30min。一般不主张用中和剂。如创面pH达7以上,可用2%硼酸湿敷创面,再冲洗。冲洗后最好采用暴露疗法,以便观察创面变化,深度烧伤应尽早切痂植皮。其余处理同一般烧伤。

(四)磷烧伤

除因皮肤上的磷接触空气自燃引起烧伤外,还由于磷燃烧氧化后生成五氧化二磷,对细胞有脱水和夺氧作用,遇水则形成磷酸,造成磷酸烧伤,使创面继续加深。磷是细胞质毒物,吸收后能引起肝、肾、心、肺等脏器损害。急救时应将伤处浸入水中,以隔绝氧气,切忌暴露于空气中,以免继续燃烧。应在水下移除磷粒,用1%硫酸铜涂布,可形成无毒性的磷化铜,便于识别和移除。但必须控制硫酸铜的浓度不超过1%,如浓度过高,反可招致铜中毒。忌用油脂类敷料,因磷易溶于油脂,而更易吸收;可用3%~5%碳酸氢钠湿敷包扎。对深度磷烧伤,应尽早切痂植皮,受侵犯的肌肉应广泛切除。如肌肉受侵范围较广或侵及骨骼,必要时可考虑截肢,以防严重或致死性磷中毒。

第三节 冻 伤

冻伤是低温寒冷侵袭所引起的损伤,分两类:一类称非冻结性冻伤,由10℃以下至冰点以上的低温和潮湿条件所造成,如冻疮、战壕足、水浸足、水浸手等。另一类称冻结性冻伤,由冰点以下的低温(一般在 −5℃以下)所造成,分局部冻伤(又称冻伤)和全身冻伤(又称冻僵)。损伤程度与寒冷的强度、风速、湿度、受冻时间以及人体局部和全身的状态有直接关系。在寒冷地区不论平时、战时均可发生冻伤。一般多参照烧伤面积计算方法来计算冻伤面积。

一、非冻结性冻伤

(一)病理生理

冻疮多发生在肢体末端、耳、鼻等处,在长江流域比北方多见。是手或足长时间(在 2h 以上)浸泡在寒冷(1~10℃)、潮湿条件所致。其发生可能因低温、潮湿的作用,使血管处于长时间收缩或痉挛状态,继而发生血管持续扩张、血液淤滞,血细胞和体液外渗,局部渗血、淤血、水肿等。有的毛细血管甚至小动、静脉受损后发生血栓。严重者可出现水疱、皮肤坏死。

(二)临床表现

足、手等部位常见,先有寒冷感和针刺样疼痛,皮肤苍白,可起水疱;去除水疱皮后见创面发红、有渗液;并发感染后形成糜烂或溃疡。常有个体易发因素,易复发,可能与患病后局部皮肤抵抗力降低有关。有的战壕足、浸渍足治愈后,再遇低温时患足可有疼痛、发麻、苍白等反应,甚至可诱发闭塞性血管病。预防和治疗冬季在野外劳动执勤时,应有防寒、防水服装。患过冻疮者,特别是儿童,在寒冷季节应注意手、足、耳等的保暖,并可涂擦防冻疮霜剂。发生冻疮后,局部表皮未糜烂者可涂冻疮膏,每日湿敷数次。有糜烂或溃疡者可用含抗菌药的软膏或冻疮膏。战壕足、水浸足除了局部处理,还可用温经通络、活血化瘀的中药以改善肢体循环。

二、冻结性冻伤

大多发生于意外事故或战时,人体接触冰点以下的低温,例如野外遇暴风雪、陷入冰雪中或工作时不慎受到制冷剂(液氮、固体 CO_2 等)损伤等。

(一)病理生理

人体局部接触冰点以下低温时,发生强烈的血管收缩反应。如接触时间稍久或温度很低则细胞外液甚至连同细胞内液形成冰晶。冻伤损害主要发生在冻融后,局部血管扩张、充血、渗出以及血栓形成等。组织内冰晶不仅可使细胞外液渗透压增高,致细胞脱水、蛋白变性、酶活性降低以致坏死,还可机械性破坏组织细胞结构,冻融后发生坏死及炎症反应。

全身受低温侵袭时,外周血管强烈收缩和寒战(肌收缩)反应,体温降低由表及里(中心体温降低)使心血管、脑和其他器官均受损害。如不及时抢救,可致死。

(二)临床表现

在冻融以前,伤处皮肤苍白、温度低、麻木刺痛,不易区分其深度。复温后不同深度的创面表现有所不同。依损害程度一般分为以下 4 度。

1. Ⅰ度(红斑性冻伤)　损伤在表皮层。受冻皮肤红肿、充血,自觉热、痒或灼痛。症状多在数日后消失。愈合后除表皮脱落外,不留瘢痕。

2. Ⅱ度(水疱性冻伤)　损伤达真皮层。除上述症状外,红肿更显著,伴有水疱,疱内为血清样液,有时可为血性。局部疼痛较剧,但感觉迟钝,对针刺、冷、热感觉消失。1~2 天后疱内液体吸收,形成痂皮。如无感染,2~3 周后脱痂痊愈,一般少有瘢痕。

3. Ⅲ度(焦痂性冻伤)　损伤达全皮层,严重者可深至皮下组织、肌肉、骨骼,甚至使整个肢体坏死。开始复温后,可表现为Ⅱ度冻伤,但水疱为血性,随后皮肤逐渐变褐、变黑,以至坏死。有的一开始皮肤即变白,逐渐坏死。一般多为干性坏死,但如有广泛血栓形成、水肿和感染时,也可为湿性坏死。

4. Ⅳ度冻伤(坏疽性冻伤) 损伤深达肌肉、骨骼,甚至肢体坏死,表面呈死灰色、无水疱;坏死组织与健康组织的分界在20d左右明显,通常呈干性坏死,也可并发感染而成湿性坏疽。局部表现类似Ⅲ度冻伤,治愈后多留有功能障碍或致残。

全身冻伤开始时有寒战、苍白、发绀、疲乏、无力、打呵欠等表现,继而出现肢体僵硬、幻觉或意识模糊甚至昏迷、心律失常、呼吸抑制、心跳呼吸骤停。病人如能得到抢救,其心跳呼吸虽可恢复,但常有心室纤颤、低血压、休克等,呼吸道分泌物多或发生肺水肿,尿量少,发生急性肾衰竭,其他器官也可发生功能障碍。

(三)治疗

1. 急救和复温 迅速脱离低温环境和冰冻物体。衣服、鞋袜等冻结不易解脱者,可立即用温水(40℃左右)使冰冻融化后脱下或剪开。迅速复温是急救的关键,但勿用火炉烘烤。快速复温方法是:用40~42℃恒温温水浸泡肢体或浸浴全身,水量要足够,要求在15~30min内使体温迅速提高至接近正常。温水浸泡至肢端转红润皮温达36℃左右为度。浸泡过久会增加组织代谢,反而不利于恢复。浸泡时可轻轻按摩未损伤的部分,帮助改善血液循环。如病人感觉疼痛,可用镇静剂或止痛剂。全身冻僵浸泡复温时,一般待肛温恢复到32℃左右,即应停止继续复温。因为停止复温后,体温还要继续上升3~5℃。及时的复温,能减轻局部冻伤和有利于全身冻伤复苏。对心跳呼吸骤停者要施行心脏按压和人工呼吸。

2. 局部冻伤的治疗 Ⅰ度冻伤创面保持清洁干燥,数日后可治愈。Ⅱ度冻伤经过复温、消毒后,创面干燥者可加软干纱布包扎。有较大的水疱者,可将疱内液体吸收后,用干纱布包扎,或涂冻伤膏后暴露。创面已感染者局部使用抗生素,采用包扎或半暴露疗法。Ⅲ度冻伤多用暴露疗法,保持创面清洁干燥,待坏死组织边界清楚时予以切除。若出现感染,则应充分引流;坏死组织脱落或切除后的创面应及早植皮,对并发湿性坏疽者常需截肢。

Ⅲ度和广泛Ⅱ度冻伤还常需全身治疗:①注射破伤风抗毒素。②冻伤常继发肢体血管的改变,可选用改善血液循环的药物。常用的有低分子右旋糖酐、妥拉苏林、罂粟碱等,也可选用活血化瘀中药,或施行交感神经阻滞术。③抗生素防治感染。④补充高热量、高蛋白和高维生素饮食。

3. 全身冻伤的治疗 复温后首先要防止休克和维持呼吸功能。防止休克主要是补液、血管活性药治疗等。为防止脑水肿和肾功能不全,可使用利尿剂。保持呼吸道通畅、给氧和呼吸兴奋剂、防止肺部感染等。其他处理如纠正酸碱失衡和电解质失衡、营养支持治疗等。全身冻伤常合并局部冻伤,应加强创面处理。

(四)预防

在寒冷条件下的居民和部队,均需注意防寒、防湿。衣着温暖不透风,尽可能减少暴露在低温的体表面积,外露部位适当涂抹油脂。保持衣着、鞋袜等干燥,沾湿者及时更换。治疗汗足(如用5%甲醛液、5%硼酸粉、15%枯矾粉等)。在严寒环境中要适当活动,避免久站或蹲地不动。进入低温环境工作以前,可进适量高热量饮食。不宜饮酒,因为饮酒后常不注意防寒,而且可能增加散热。对可能遭遇酷寒(如进入高海拔或高纬度地区)的人员,应事先进行耐寒训练,如行冷水浴、冰上运动等。

(吴学军)

第三篇　外科学相关基础

第九章　麻　醉　概　述

麻醉(anesthesia)一词来源于希腊文,其原意指感觉丧失,即应用药物或者其他方法使病人整体或者局部暂时失去感觉,从而消除手术时的疼痛。临床麻醉方法分为全身麻醉、局部麻醉、椎管内麻醉。

1846年William T.G.Morton(1819—1868)首次当众演示了乙醚麻醉,这一事件标志着麻醉学作为独立专业的开始。麻醉学是一门研究临床麻醉、生命机能调控、重症监测治疗和疼痛诊疗的科学。麻醉学分为临床麻醉、急救医学、重症监测治疗和疼痛诊疗。

麻醉药的首次应用是为了缓解拔牙和小手术时的疼痛。随着外科学和麻醉学的不断发展和成熟,麻醉医生需要掌握更多的新技术,包括急救与复苏、液体治疗、气道管理、氧疗、围手术期应激反应的控制和术后镇痛等。目前,麻醉科的工作范畴已经扩展到医院中的多个科室。

第一节　麻醉前准备和麻醉前用药

术前评估的重要目的在于获取病人现病史和既往史中的重要信息,明确病人的全身情况及诊疗情况,评估术中风险,制订病人围手术期管理计划。

一、麻醉前评估

麻醉医生术前根据所获取的病史、实验室检查及特殊检查,拟实行的手术方式、术前用药的情况,制订相应的围手术期麻醉管理方案;与病人及家属进行充分沟通,获取病人及家属支持,减少病人的焦虑和恐惧;与主管医生沟通,术中需要配合的方方面面。麻醉术前评估能降低术后并发症发生率,降低住院费用,提高围手术期效率。

美国麻醉医生协会(American Society of Anesthesiologists, ASA)根据病人健康状态将病人健康状态分为六级,急诊手术在评定的级别后加注字母E,如ASA Ⅱ(E)代表ASA Ⅱ行急诊手术。急诊手术是指延迟治疗显著增加威胁病人生命或身体部位风险。美国麻醉医生协会健康状态分级见表9-1。

表9-1　美国麻醉医生协会健康状态分级

分级	定义	举例,包括但不仅限于举例
ASA Ⅰ	体格健康病人	身体健康,不吸烟,没有或很少饮酒
ASA Ⅱ	合并轻度系统性疾病病人	轻度疾病但无实质性功能障碍。例如(但不仅限于:正在吸烟者,社交型饮酒者,怀孕,肥胖),控制良好的DM/HTN,轻微的肺部疾病

分级	定义	举例,包括但不仅限于举例
ASA Ⅲ	合并严重系统性疾病病人	实质性功能障碍;一个或多个中到重度的疾病。例如(但不仅限于):控制不了的 DM/HTN,慢性阻塞性肺疾病,病态肥胖(体重指数≥40kg/m^2),活动肝炎、酒精依赖或滥用,植入起搏器,中度射血分数降低,ESRD 接受定期透析,早产儿 PCA<60 周,3 个月以上的心肌梗死,CVA、TIA、CAD/ 支架
ASA Ⅳ	合并严重威胁生命的系统性疾病病人	例如(但不限于):最近(<3 个月)CVA、TIA、CAD/ 支架。进行心肌缺血或严重瓣膜功能障碍,重度射血分数降低,败血症,DIC,ARD,ESRD 不需要接受定期透析
ASA Ⅴ	预计不接受手术不能存活的垂死病人	腹 / 胸动脉瘤破裂,巨大的创伤,颅内出血出现容积效应、严重心脏疾病或多器官功能障碍合并肠缺血
ASA Ⅵ	确证为脑死亡,其器官拟用于器官移植手术	

　　Ⅰ、Ⅱ级病人对麻醉和手术的耐受性良好,风险性较小,麻醉经过平稳;Ⅲ级病人麻醉有一定风险,麻醉前准备要充分,对麻醉期间可能发生的并发症要采取有效措施,积极预防;Ⅳ级病人麻醉和手术的风险性很大,即使术前准备充分,围手术期的死亡率仍很高;Ⅴ级者为濒死病人,麻醉和手术都异常危险,不宜行择期手术。

二、麻醉前准备事项

(一)纠正或改善病理生理状态

　　病人营养不良对麻醉和手术耐受力均降低。术前诊断贫血、脱水者均应予以纠正。对合并有内科疾病的病人(如冠心病、高血压、慢阻肺、肺气肿、糖尿病等),麻醉医生应充分认识其病理生理改变,目前诊治情况,必要时请相关科室医生协助诊疗,力求将病人全身各脏器调整在一个最佳状态。

(二)心理方面的准备

　　所有手术均为有创性治疗,病人在整个围手术期存在紧张和焦虑,甚至恐惧。这种心理状态必然对人体内环境产生影响,可严重影响病人对麻醉和手术的耐受力,并在整个围手术期产生明显影响。因此,在访视病人时,应对病人进行充分的人文关怀,消除其思想顾虑和焦虑心情;耐心听取和解答病人提出的各种问题,以取得病人的理解、信任和合作。对于过度紧张而难以自控者,应配合药物治疗。有心理障碍者,应请心身医学科医生协助处理。

(三)胃肠道的准备

　　择期手术前应常规排空胃,以避免围手术期发生胃内容的反流、误吸,及由此而导致的呼吸系统并发症。目前推荐成人麻醉前禁食易消化固体食物或非人类乳至少 6h;而禁食油炸食物、富含脂肪或肉类食物至少 8h;如果对以上食物摄入量过多,胃排空时间可延长,应适当延长禁食时间。新生儿、婴幼儿禁母乳至少 4h,易消化固体食物、非人类乳或幼儿配方至少 6h。所有年龄病人术前 2h 可饮少量清水,包括饮用水、果汁(无果肉)、苏打饮料、清茶、纯咖啡,但不包括乙醇饮料。急症病人也应充分考虑胃排空问题。饱胃而又需立即手术者,无论选择全麻,还是区域阻常或椎管内麻醉,都有发生呕吐和误吸的危险。选用全麻时,可考虑用"清醒气管内插管"的方法来主动地控制呼吸道,有利于避免或减少呕吐和误吸的发生。

(四)麻醉设备、用具及药品的准备

　　麻醉前对麻醉监测仪器、麻醉用具及药品进行准备和检查,可使麻醉和手术安全顺利地进行,防

止意外事件的发生。无论实施何种麻醉,都必须准备麻醉机、急救设备和药品。麻醉期间除必须监测病人的生命体征(血压、心电图、SpO_2)外,还应根据病情和条件,选择适当的监测项目,如呼气末二氧化碳分压($PetCO_2$)、直接动脉血压、中心静脉压(CVP)和体温等。在麻醉实施前,应再一次检查和核对已准备好的设备、用具和药品等,与术者、巡回护士对病人的姓名、性别、科室、拟行手术等信息也要再一次核对。术中所用药品,必须经过核对后方可使用。

(五)知情同意

在手术前应向病人和/或其家属说明将采取的麻醉方式、围手术期可能发生的各种意外情况和并发症、手术前后的注意事项等,并签署麻醉知情同意书。

三、麻醉前用药

(一)目的

麻醉前用药的目的是镇静、镇痛、预防和减少某些药物的副作用。

(二)药物选择

麻醉前用药应根据病人的病情、拟选用的麻醉方法、手术方式来选择。一般来说,全麻病人以镇静药和抗胆碱药为主,有剧痛者加用麻醉性镇痛药。椎管内麻醉者可酌情给予镇痛药。麻醉前用药一般在麻醉前 30~60min 肌内注射。精神紧张者,可于手术前晚口服催眠药或安定镇静药,以消除病人的紧张情绪。

第二节　全身麻醉

全身麻醉是指麻醉药经呼吸道吸入、静脉或肌内注射进入人体内,产生中枢神经系统的抑制,病人意识消失而无疼痛感觉的一种病理生理状态。

一、全身麻醉药

根据用药途径和作用机制,全身麻醉药可分为吸入麻醉药和静脉麻醉药。此外肌松药和麻醉性镇痛药是全麻术中不可或缺的药物。

(一)吸入麻醉药

是一种气体或者挥发性液体,通过吸入,产生中枢神经系统抑制,使病人意识消失而不感到疼痛的全身麻醉药为吸入麻醉药(inhalation anesthetics)。可用于全身麻醉的诱导和维持。

1. 氧化亚氮(笑气,nitrous oxide,N_2O) 为麻醉性能较弱的气体麻醉药,MAC 为 105%。吸入浓度大于 60% 时可产生遗忘作用。氧化亚氮对心肌有一定的直接抑制作用,但对心排血量、心率和血压都无明显影响,可能与其可兴奋交感神经系统有关。对肺血管平滑肌有收缩作用,使肺血管阻力增加而导致右房压升高,但对外周血管阻力无明显影响。对呼吸有轻度抑制作用,使潮气量降低和呼吸频率加快,但对呼吸道无刺激性,对肺组织无损害。因其血/气分配系数很低,肺泡浓度和吸入浓度的平衡速度非常快,肺泡通气量或心排血量的改变对肺循环摄取 N_2O 的速度无明显影响。N_2O 可引起脑血流量增加而使颅内压轻度升高。N_2O 几乎全部以原形由呼吸道排出,对肝肾功能无明显影响。N_2O 可使体内封闭腔(如中耳、肠腔等)内压升高,因此肠梗阻者不宜应用。临床上常与其他全麻药复合应用于麻醉维持,常用吸入浓度为 50%~70%。麻醉时必须维持吸入氧浓度(FIO_2)高于 0.3,以免发生低氧血症。在 N_2O 麻醉恢复期有发生弥散性缺氧的可能,停止吸 N_2O 后应吸纯氧

5~10min。

2. 七氟烷（七氟醚，sevoflurane） 麻醉性能较强。七氟烷对 CNS 有抑制作用，对脑血管有舒张作用，可引起颅内压升高。对心肌收缩力有轻度抑制，可降低外周血管阻力，引起动脉压和心排血量降低。对心肌传导系统无影响，不增加心肌对外源性儿茶酚胺的敏感性。在 1.5MAC 以上时对冠状动脉有明显舒张作用，有引起冠脉缺血的可能。对呼吸道无刺激性，不增加呼吸道的分泌物，对呼吸的抑制作用比较强，对气管平滑肌有舒张作用。可增强非去极化肌松药的作用，并延长其作用时间。可用于麻醉诱导和维持。用面罩诱导时，呛咳和屏气的发生率很低。维持麻醉浓度为 1.5%~2.5% 时，循环稳定。麻醉后清醒迅速，苏醒过程平稳，恶心和呕吐的发生率低。但在钠石灰中可发生分解，尤其在钠石灰干燥和温度升高时。

（二）静脉麻醉药

经静脉注射进入体内，通过血液循环作用于中枢神经系统而产生全身麻醉作用的药物，称为静脉麻醉药（intravenous anesthetics）。其优点为诱导快，对呼吸道无刺激，无环境污染，术后恶心、呕吐发生率低。常用静脉麻醉药有以下几种。

1. 硫喷妥钠（thiopental sodium） 为超短效巴比妥类静脉全麻药。常用浓度为 2.5%，其水液呈强碱性，pH 为 10~11。硫喷妥钠容易透过血脑屏障，增强脑内抑制性递质 γ- 氨基丁酸（GABA）的抑制作用，从而影响突触的传导，抑制网状结构的上行激活系统。小剂量静脉注射有镇静、催眠作用；剂量稍大（3~5mg/kg）时，20s 内即可使病人入睡。可降低脑代谢率及氧耗量，降低脑血流量和颅内压。有直接抑制心肌及扩张血管作用而使血压下降，血压下降程度与所用剂量及注射速度有关；在合并低血容量或心功能障碍者，血压降低则更加显著。有较强的中枢性呼吸抑制作用，表现为潮气量降低和呼吸频率减慢，甚至呼吸暂停。可抑制交感神经而使副交感神经作用相对增强，使咽喉及支气管的敏感性增加，因此对喉头、气管或支气管有刺激，容易引起喉痉挛及支气管痉挛。主要在肝脏代谢降解，肝功能障碍者的麻醉后清醒时间可能延长。

2. 氯胺酮（ketamine） 为苯环己哌啶的衍生物，易溶于水，水溶液 pH 为 3.5~5.5。主要选择性抑制大脑联络径路和丘脑 - 新皮质系统，兴奋边缘系统，而对脑干网状结构的影响较轻。镇痛作用显著；静脉注射后 30~60s 病人意识消失，作用时间约 15~20min；肌内注射后约 5min 起效，15min 作用最强。可增加脑血流量、颅内压及脑代谢率。氯胺酮有兴奋交感神经作用，使心率增快、血压及肺动脉压升高；而对低血容量性休克及交感神经呈高度兴奋者，氯胺酮可呈现心肌抑制作用。对呼吸的影响较轻，但用量过大或注射速度过快，或与其他麻醉性镇痛药配伍使用时，可引起显著的呼吸抑制，甚至呼吸暂停。氯胺酮可使唾液和支气管分泌物增加，对支气管平滑肌有松弛作用。主要在肝脏内代谢，代谢产物去甲氯胺酮仍具有一定生物活性，最终代谢产物由肾脏排出。

3. 丙泊酚（异丙酚，propofol） 具有镇静、催眠作用，有轻微镇痛作用。起效快，静脉注射 1~2mg/kg 后 30~40s 钟病人即入睡，维持时间仅为 3~10min，停药后苏醒快而完全。可降低脑血流量、颅内压和脑代谢率。丙泊酚对心血管系统有明显的抑制作用，抑制程度比等效剂量的硫喷妥钠重。主要表现为对心肌的直接抑制作用及血管舒张作用，结果导致明显的血压下降、心率减慢、外周阻力和心排血量降低。当大剂量、快速注射，或用于低血容量者及老年人时，有引起严重低血压的危险。对呼吸有明显抑制作用，表现为潮气量降低和呼吸频率减慢，甚至呼吸暂停，抑制程度与剂量相关。经肝脏代谢，代谢产物无生物活性。反复注射或静脉持续输注时体内有蓄积，但对肝肾功能无明显影响。全麻静脉诱导，剂量为 1.0~2.5mg/kg，可静脉持续输注与其他全麻药复合应用于麻醉维持，用量为 6~10mg/(kg·h)，用于门诊手术的麻醉具有较大优越性，用量约为 2mg/(kg·h)，停药后 10min 病人可回答问题。副作用为：对静脉有刺激作用；对呼吸有抑制作用，必要时应行人工辅助呼吸；麻醉后恶心、呕吐的发生率约为 2%~5%。

（三）肌肉松弛药

简称肌松药（muscle relaxants）能阻断神经 - 肌肉传导功能而使骨骼肌松弛。自从 1942 年筒箭毒碱首次应用于临床后，肌松药就成为全麻用药的重要组成部分。但是，肌松药只能使骨骼肌麻痹，而不产生麻醉作用。肌松药不仅便于手术操作，也有助于避免深麻醉带来的危害。

1. 分类

（1）去极化肌松药：以琥珀胆碱为代表。琥珀胆碱的分子结构与乙酰胆碱相似，能与乙酰胆碱受体结合而引起突触后膜去极化和肌纤维成束收缩。但琥珀胆碱与受体的亲和力较强，而且在神经肌肉接头处不易被胆碱酯酶分解，因而作用时间较长，使突触后膜不能复极化而处于持续的去极化状态，对神经冲动释放的乙酰胆碱不再发生反应，结果产生肌肉松弛作用。当琥珀胆碱在接头部位的浓度逐渐降低，突触后膜发生复极化，神经肌肉传导功能才恢复正常。琥珀胆碱反复用药后，肌细胞膜虽可逐渐复极化，但受体对乙酰胆碱的敏感性降低，导致肌松作用时间延长，称为脱敏感阻滞。

（2）非去极化肌松药：以筒箭毒碱为代表。这类肌松药能与突触后膜的乙酰胆碱受体相结合，但不引起突触后膜的去极化。当突触后膜 75%~80% 以上的乙酰胆碱受体被非去极化肌松药占据后，神经冲动虽可引起神经末梢乙酰胆碱的释放，但没有足够的受体与之相结合，突触后膜不能去极化，从而阻断神经肌肉的传导。肌松药和乙酰胆碱与受体竞争性结合，具有明显的剂量依赖性。当应用胆碱酯酶抑制药（如新斯的明）后，乙酰胆碱的分解减慢、浓度升高，可反复与肌松药竞争受体。一旦乙酰胆碱与受体结合的数量达到阈值时，即可引起突触后膜去极化、肌肉收缩。因此，非去极化肌松药的作用可被胆碱酯酶抑制药所拮抗。

2. 常用肌松药

（1）琥珀胆碱（succinylcholine）：为去极化肌松药，起效快，肌松作用完全且短暂，静脉注射后 15~20s 即出现肌纤维震颤，在 1min 内肌松作用达高峰，静脉注射 1mg/kg 后，可使呼吸暂停 4~5min，肌张力完全恢复约需 10~12min。对血流动力学的影响不明显，但可引起血清钾一过性升高，严重者可导致心律失常，不引起组胺释放，因而不引起支气管痉挛。可被血浆胆碱酯酶迅速水解，代谢产物随尿排出，以原形排出者不超过 2%。临床主要用于全麻时的气管内插管，用量为 1~2mg/kg，由静脉快速注入。副作用为：有引起心动过缓及其他心律失常的可能；广泛骨骼肌去极化过程中，可引起血清钾升高；肌强直收缩时可引起眼压、颅内压及胃内压升高；有的病人术后主诉肌痛。

（2）顺阿曲库铵（cisatracurium）：为非去极化肌松药。起效时间为 2~3min，临床作用时间为 50~60min、最大优点是在临床剂量范围内不会引起组胺释放；代谢途径为霍夫曼降解。临床应用于全麻气管内插管和术中维持肌肉松弛。静脉注射 0.15~0.2mg/kg，1.5~2min 后可以行气管内插管。术中可间断静脉注射 0.02mg/kg 或以 1~2µg/（kg·min）的速度静脉输注，维持全麻期间的肌肉松弛。

3. 应用肌松药的注意事项

肌松药使用时：①应建立人工气道（如气管内插管），并施行辅助或控制呼吸。②肌松药无镇静、镇痛作用，不能单独应用，应与其他全麻药联合应用。③应用琥珀胆碱后可引起短暂的血清钾升高，眼压和颅内压升高，因此，严重创伤、烧伤、截瘫、青光眼、颅内压升高者禁忌使用。④低体温可延长肌松药的作用时间，吸入麻醉药、某些抗生素（如链霉素、庆大霉素和多黏菌素）及硫酸镁等，可增强非去极化肌松药的作用。⑤合并有神经 - 肌肉接头疾病的病人，如重症肌无力病人，禁忌应用非去极化肌松药。⑥有的肌松药有组胺释放作用，有哮喘史及过敏体质者慎用。

（四）常用麻醉性镇痛药

1. 吗啡（morphine） 是从鸦片中提取出的阿片类药物。作用于大脑边缘系统可消除紧张和焦虑,并引起欣快感,有成瘾性。能提高痛阈,解除疼痛。对呼吸中枢有明显抑制作用,轻者呼吸减慢,重者潮气量降低甚至呼吸停止,并有组胺释放作用而引起支气管痉挛。吗啡能使小动脉和静脉扩张、外周血管阻力下降及回心血量减少,引起血压降低,但对心肌无明显抑制作用。主要用于镇痛,如创伤或手术引起的剧痛、心绞痛等。由于吗啡具有良好的镇静和镇痛作用,常作为麻醉前用药和麻醉辅助药,并可与催眠药和肌松药配伍施行全身麻醉。成人用量为 5~10mg 皮下或肌内注射。

2. 哌替啶(pethidine)　具有镇痛、安眠、解除平滑肌痉挛等作用。用药后有欣快感,并有成瘾性。对心肌收缩力有抑制作用,可引起血压下降和心排血量降低。对呼吸有轻度抑制作用。常作为麻醉前用药,成人用量为 50mg,小儿为 1mg/kg 肌内注射,但两岁以内小儿不宜使用。可用于急性疼痛治疗,成人用量为 50mg 肌内注射,间隔 4~6h 可重复用药。

二、全身麻醉的实施

(一)全身麻醉的诱导

是指病人接受全麻药后,由清醒状态到神志消失,进行气管内插管,这一阶段称为全麻诱导期。诱导前应准备好麻醉机、气管插管用具及吸引器等,开放静脉和胃肠减压管,监测病人的生命体征(血压、心率、呼吸及 SpO_2)。

(二)全身麻醉的维持

吸入麻醉药维持、静脉麻醉药维持、复合全身麻醉维持。

三、全身麻醉期间呼吸道的管理

无论采用何种麻醉方法,呼吸道管理都是麻醉管理中一项非常重要的内容。其目的在于保持病人呼吸道通畅、维持 PaO_2 和 $PaCO_2$ 在安全范围内、防止误吸等原因引起的肺损伤,以保证病人的生命安全。

(一)维持气道的通畅性

是呼吸道管理的先决条件。根据病人的具体情况,可采取各种措施保障病人的气道通畅。舌后坠是全麻诱导、恢复期或应用镇静药的全麻病人发生呼吸道梗阻的最常见原因。将病人的头后仰或托起下颌多能缓解舌后坠引起的梗阻(图 9-1);必要时可置入口咽或鼻咽通气道,使后坠的舌根和咽部软组织撑起,从而解除梗阻(图 9-2、图 9-3)。气道梗阻缓解后,可通过面罩提供适当的通气。对于全麻病人或面罩通气不足者,气管内插管是最常用的人工气道管理技术;此外,喉罩和喉管等声门上通气设备也是建立人工气道的有效手段。

(二)气管内插管术

是将特制的气管导管,经口腔或鼻腔插入到病人气管内。主要目的:①麻醉期间保持病人的呼吸道通畅,防止异物进入呼吸道;②进行有效的人工或机械通气,防止病人缺氧和 CO_2 蓄积;③便于吸入全身麻醉药的应用。凡在全身麻醉期间因疾病本身(如肿瘤压迫气管)、手术体位(如颅内手术、开胸手术,俯卧位手术等)、使用全身麻醉药物对呼吸有明显抑制或应用肌松药者均应行气管内插管。同时,气管内插管在危重病人的抢救中也发挥了重要作用,如呼吸衰竭、心肺复苏、药物中毒等都必须行气管内插管。气管内插管是麻醉医生必须熟练掌握的基本操作技能,也是临床麻醉的重要组成部分。

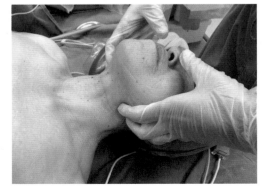

图 9-1　双手托下颌示意图

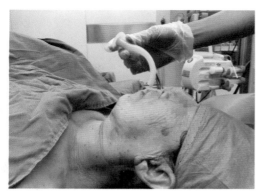

图 9-2　置入口咽通气道示意图

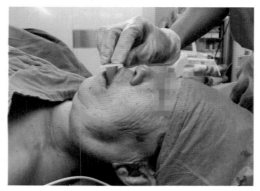

图 9-3　置入口咽通气道示意图

1. 经口腔明视插管　借助喉镜在直视下显露声门后,将导管经口腔插入气管内(图 9-4)。导管插入气管内的深度在成人为 4~5cm,导管尖端至中切牙的距离约为 18~22cm。插管完成后,要确认导管已进入气管内且位置适当后再固定。确认方法:①压胸部时,导管口有气流呼出;②人工呼吸时,可见双侧胸廓对称起伏,并可听到双肺清晰的肺泡呼吸音(图 9-5);③如用透明导管时,管壁在吸气时清亮,呼气时可见明显的"白雾"样变化(图 9-6);④病人如有自主呼吸,导管接麻醉机后可见呼吸气囊随呼吸而张缩;⑤如能监测 $PetCO_2$,显示规律的 $PetCO_2$ 图形则确认插管成功(图 9-7)。

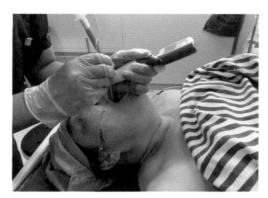

图 9-4　经口腔明视气管插管示意图

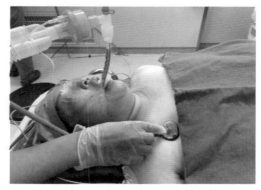

图 9-5　判断气管插入成功双肺听诊示意图

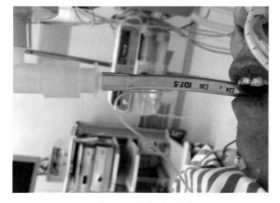

图 9-6　判断气管插入成功呼气时
气管导管"白雾"样变化示意图

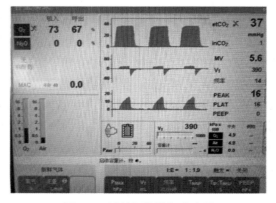

图 9-7　判断气管插入成功呼
末二氧化碳分压监测示意图

2. 经鼻腔插管　在某些特殊情况下（例如口腔内手术、病人的张口度很小等），需要将气管导管经鼻腔插入气管内。插管可在明视下进行，也可在保留病人的自主呼吸的情况下盲探插入（图9-8）。

3. 气管内插管的并发症

（1）牙齿损伤或脱落，口腔、咽喉部和鼻腔的黏膜损伤导致出血，颞颌关节脱位的可能。

（2）浅麻醉下行气管内插管可引起剧烈呛咳、屏气、喉头及支气管痉挛，血流动力学剧烈波动及严重的迷走神经反射，导致心血管意外事件的发生。

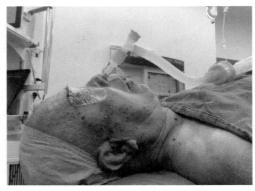

图9-8　经鼻腔气管插管示意图

（3）气管导管内径过小时，可使呼吸阻力增加；导管内径过大或质地过硬时，则容易损伤呼吸道黏膜，可形成慢性肉芽肿，严重者可引起急性喉头水肿；导管过软则容易变形，或因压迫、扭折而引起呼吸道梗阻。

（4）气管导管插入过深可误入一侧主支气管内，引起通气不足、缺氧或术后肺不张。导管插入过浅时，可因病人体位变动而意外脱出，导致严重事件发生。因此，插管后及改变体位时应仔细检查导管插入深度，并常规听诊两肺的呼吸音。

（三）喉罩

是一种特殊的人工气道管理技术，喉罩前端的通气罩呈椭圆形，可包绕会厌和声门，在声门上形成一个密封的通气空间。病人可通过喉罩自主呼吸，也可行控制通气。

四、全身麻醉的并发症及其处理

（一）反流与误吸

全麻期间容易发生反流和误吸，反流和误吸物的性质及量的不同对病人造成的损伤也不同。全麻诱导时，因病人意识、咽喉部反射的消失，一旦有反流物即可发生误吸，无论误吸物为固体食物或胃液都可引起急性呼吸道梗阻。完全性呼吸道梗阻可立即导致窒息、缺氧，危及病人的生命；误吸胃液可引起肺损伤、支气管痉挛和毛细血管通透性增加，结果导致肺水肿和肺不张。肺损伤的程度与胃液量和 pH 相关，吸入量越大、pH 越低，肺损伤越重。麻醉期间预防反流和误吸的主要措施包括：减少胃内容物的滞留，促进胃排空，提高胃液的 pH，降低胃内压，加强对呼吸道的保护。

（二）呼吸道梗阻

以声门为界，呼吸道梗阻可分为上呼吸道梗阻和下呼吸道梗阻。

1. 上呼吸道梗阻　常见原因为机械性梗阻，如舌后坠、口腔内分泌物或血液及异物阻塞、喉头水肿、喉痉挛等。不全梗阻表现为呼吸困难并有鼾声；完全梗阻者有鼻翼扇动和三凹征，虽有强烈的呼吸动作而无气体交换。舌后坠的处理见"呼吸道管理"。有咽喉部分泌物及异物者须及时清除。喉头水肿多发生于婴幼儿及气管内插管困难者，也可因手术牵拉或刺激喉头引起。轻者给予糖皮质激素可缓解；严重者应立即行气管内插管或气管切开。喉痉挛时，病人表现为呼吸困难，吸气时有喉鸣声，可因缺氧而发绀。轻度喉痉挛者经加压给氧即可解除，严重者可应用肌松药后行控制通气或经环甲膜穿刺置管行加压给氧，多数均可缓解。为预防喉痉挛的发生，应避免在浅麻醉时刺激喉头；给予阿托品可预防喉头副交感神经张力增高。

2. 下呼吸道梗阻　常见原因为气管导管扭折、导管斜面过长而紧贴在气管壁上、分泌物或呕吐物误吸后堵塞气管及支气管。梗阻不严重者听诊双肺呼吸音减弱；梗阻严重者可呈现呼吸困难、潮气量降低、气道阻力高、缺氧发绀、心率增快和血压降低，如处理不及时可危及病人的生命。下呼吸道梗阻也可因支气管痉挛引起,多发生在有哮喘史或慢性支气管炎病人、过敏反应或药物引起组胺释放时。肺部听诊可闻及哮鸣音,严重者甚至呼吸音消失。维持适当的麻醉深度和良好的氧合是缓解支气管痉挛的重要措施,吸入异氟烷或静脉注射氯胺酮也可缓解;必要时可静脉注射氨茶碱 $250\sim500mg$ 或氢化可的松 $100mg$,吸入 β_2 受体激动剂(沙丁胺醇等)。

(三)通气量不足

麻醉期间和全麻后都可能发生通气不足,主要表现为 CO_2 潴留,可伴有低氧血症。血气分析显示 $PaCO_2$ 高于 $50mmHg$,同时 pH 小于 7.30。颅脑手术的损伤和全身麻醉药、麻醉性镇痛药及镇静药的残余作用,是引起中枢性呼吸抑制的主要原因,应以机械通气维持呼吸直到呼吸功能的完全恢复,必要时以拮抗药逆转。

(四)低氧血症

吸入空气时,$SpO_2<90\%$,$PaO_2<60mmHg$,或吸纯氧时,$PaO_2<90mmHg$ 即可诊断为低氧血症。临床表现为呼吸急促、发绀、躁动不安、心动过速、心律失常、血压升高等。常见原因和处理原则为:①麻醉机的故障、氧气供应不足可引起吸入氧浓度过低;气管内导管插入一侧支气管或脱出气管外以及呼吸道梗阻均可引起低氧血症,应及时发现和纠正。②弥散性缺氧:可见于 N_2O 吸入麻醉,停止吸入 N_2O 后应继续吸氧至少 $5\sim10min$。③肺不张:可通过吸痰、增大通气量、肺复张等措施纠正。④误吸:轻者应用氧治疗有效,严重者应行机械通气治疗。⑤肺水肿:可发生于急性左心衰或肺毛细血管通透性增加。应在增加吸入氧浓度的同时积极治疗原发病。

(五)低血压

麻醉期间收缩压下降幅度超过基础值的 30% 或收缩压低于 $80mmHg$ 者应及时处理。常见原因有:①麻醉过深,若麻醉前已有血容量不足者,表现更为明显;②术中失血过多可引起低血容量性休克;③过敏反应、肾上腺皮质功能低下及复温时,均可引起血管张力降低而导致低血压。治疗包括减浅麻醉、补充血容量、恢复血管张力(应用血管收缩药)及病因治疗;④术中牵拉内脏时常可引起反射性血压下降,同时发生心动过缓。应及时解除刺激,必要时给予阿托品治疗。

(六)高血压

麻醉期间收缩压高于 $160mmHg$ 或升高幅度超过基础值的 30%,都应根据原因进行适当治疗。常见原因有:①与并存疾病有关,如原发性高血压、嗜铬细胞瘤、颅内压增高等;②与手术、麻醉操作有关,如手术探查、气管插管等;③通气不足引起 CO_2 潴留;④药物所致血压升高,如氯胺酮。处理原则:气管插管时可复合镇痛药如芬太尼,以减轻插管时的心血管反应;根据手术刺激的程度调节麻醉深度;对于顽固性高血压者,可行控制性降压以维持循环稳定。

(七)心律失常

窦性心动过速与高血压同时出现时,常为浅麻醉的表现,应适当加深麻醉。存在低血容量、贫血及缺氧时,心率均可增快,应针对病因进行治疗。当手术牵拉内脏(如胆囊,可引起胆心反射)或发生眼心反射时,可因迷走神经反射致心动过缓,严重者可致心搏骤停,应及时停止手术操作,必要时静脉注射阿托品。发生期前收缩时,应先明确其性质并观察其对血流动力学的影响。因浅麻醉或 CO_2 蓄积所致的室性期前收缩,适当加深麻醉或排出 CO_2 后多可缓解。如室性期前收缩为多源性,频发或伴有 R-on-T 现象,表明有心肌灌注不足,应积极治疗。

(八)高热、抽搐和惊厥

常见于小儿麻醉。由于婴幼儿的体温调节中枢尚未发育完善,体温极易受环境温度的影响。如对高热处理不及时,可引起抽搐甚至惊厥,应积极进行物理降温。恶性高热表现为持续肌肉收缩、$PaCO_2$ 迅速升高、体温急剧上升(速度可达 $1℃/5min$),可超过 $42℃$。最容易诱发恶性高热的药物是琥珀胆碱和氟烷。恶性高热在欧美国家的发病率稍高,而国人较罕见,但死亡率很高,应提高警惕。治疗恶性高热的特效药物是丹曲林。

第三节　局　部　麻　醉

局部麻醉药(简称局麻药)暂时阻断某些周围神经的冲动传导,使这些神经所支配的区域产生麻醉作用,称为局部麻醉(local anesthesia),简称局麻。广义的局麻包括椎管内麻醉(见本章第四节),局麻是一种简便易行、安全有效,并发症较少的麻醉方法,并可保持病人意识清醒,适用于较表浅、局限的手术,但也可干扰重要器官的功能。因此,施行局麻时应熟悉局部解剖和局麻药的药理作用,掌握规范的操作技术。

一、局麻药的药理

(一)化学结构和分类
常用局麻药分子的化学结构主要由芳香族环、胺基团和中间链三部分组成。中间链可分为酯链或酰胺链。根据中间链的不同可分为两类:①酯类局麻药,如普鲁卡因、丁卡因等;②酰胺类局麻药,如利多卡因、丁哌卡因和罗哌卡因等。

(二)理化性质和麻醉性能
局麻药的理化性质决定局麻药的效能和作用持续时间,重要指标包括离解常数、脂溶性和血浆蛋白结合率。

(三)吸收、分布、生物转化和清除
1. 吸收　局麻药自作用部位吸收后,进入血液循环,其吸收的量和速度决定血药浓度。影响因素:药物剂量、注药部位、局麻药的性能、血管收缩药。

2. 分布　局麻药吸收入血液后,首先分布至肺,并有部分被肺组织摄取,这对大量药物意外进入血液有缓冲作用。随后很快分布到血液灌流好的器官如心、脑和肾。然后以较慢速率再分布到血液灌流较差的肌肉、脂肪和皮肤。

3. 生物转化和清除　局麻药进入血液循环后,其代谢产物的水溶性更高,并从尿中排出。酰胺类局麻药在肝内被线粒体酶所水解,故肝功能不全病人用量应酌减。酯类局麻药主要被血浆假性胆碱酯酶水解,普鲁卡因水解速度很快,是丁卡因水解的五倍。如有先天性假性胆碱酯酶质量的异常,或因肝硬化、严重贫血、恶病质和晚期妊娠等引起该酶量的减少者,酯类局麻药的用量都应减少。局麻药仅少量以原形自尿中排出。

(四)不良反应
1. 毒性反应　当局麻药使用过量或误入血液,使血药浓度超过一定阈值时,就会发生局麻药的全身性毒性反应,严重者可危及生命安全。其程度和血药浓度有直接关系。

(1)常见原因:①一次用量超过病人的耐受量;②意外注入血管内;③注药部位血供丰富,吸收增快;④病人因体质衰弱等原因而导致耐受力降低。用少量局麻药即出现毒性反应症状者,称为高敏反应。

(2)临床表现:主要表现在对中枢神经系统和心血管系统的影响,且中枢神经系统对局麻药更为敏感,轻度毒性反应时,病人常出现眩晕、多语、嗜睡、寒战、惊恐不安和定向障碍等症状。此时如药物已停止吸收,症状可在短时间内自行消失。如果继续发展,则可意识丧失,并出现面肌和四肢的震颤。一旦发生抽搐或惊厥,可因呼吸困难缺氧导致呼吸和循环衰竭。由于中枢神经系统的下行抑制系统神经元较兴奋系统神经元更容易被抑制,早期临床表现以兴奋为主,如血压升高、心率增快。但局麻药对神经系统的作用主要是抑制,而震颤和惊厥可能是局麻药对中枢神经系统抑制不平衡的表现。当血药浓度继续增大时,即表现为全面抑制现象。局麻药对心血管系统的作用主要是对心肌收

缩力、传导系统和周围血管平滑肌的抑制，阻滞交感或副交感神经传出纤维，降低心肌收缩力，心排血量减少，血压下降。高血药浓度时，周围血管广泛扩张、房室传导阻滞，心率缓慢，甚至心搏骤停。

（3）预防和治疗：为了预防局麻药毒性反应的发生，一次用药量不应超过限量，注射前应回吸无血液，根据具体情况和用药部位酌减剂量，药液内加入适量肾上腺素，以及给予麻醉前用药如地西泮或巴比妥类药物等。一旦发生毒性反应，应立即停止用药，吸入氧气。轻度毒性反应者可静脉注射地西泮 0.1mg/kg 或咪哒唑仑 3~5mg，有预防和控制抽搐的作用。如出现抽搐或惊厥常常静脉注射硫喷妥钠 1~2mg/kg。对于惊厥反复发作者也可静脉注射琥珀胆碱 1~2mg/kg 后，行气管内插管及人工呼吸。如出现低血压，可用麻黄碱或间羟胺等维持血压，心率缓慢则静脉注射阿托品。一旦呼吸心跳停止，应立即进行心肺复苏。

2. 过敏反应 即变态反应。临床上酯类局麻药过敏者较多，酰胺类极罕见，有时常易将局麻药毒性反应或添加的肾上腺素的不良反应误认为过敏反应。过敏反应是指使用很少量局麻药后，出现荨麻疹、咽喉水肿、支气管痉挛、低血压和血管神经性水肿，甚至危及病人生命。一旦发生过敏反应，首先停止用药；保持呼吸道通畅，吸氧；维持循环稳定，适量补充血容量，紧急时可适当选用血管加压药，同时应用糖皮质激素和抗组胺药。但其预防措施尚难肯定。以传统的局麻药皮肤试验来预测局麻药变态反应是不足置信的，因为在非变态反应人群中，假阳性率竟达 40%。因此，不必进行常规局麻药皮试，如果病人有对酯类局麻药过敏史时，可选用酰胺类局麻药。

（五）常用局麻药

1. 丁卡因（tetracaine） 是一种强效、长时效的局麻药。此药的黏膜穿透力强，适用于表面麻醉、神经阻滞、腰麻及硬膜外阻滞。一般不用于局部浸润麻醉。成人一次限量表面麻醉 40mg、神经阻滞为 80mg。

2. 利多卡因（lidocaine） 是中等效能和时效的局麻药。它的组织弥散性能和黏膜穿透力都很好，可用于各种局麻方法，但使用的浓度不同。最适用于神经阻滞和硬膜外阻滞。成人一次限量表面麻醉为 100mg，局部浸润麻醉和神经阻滞为 400mg。但反复用药可产生快速耐药性。

3. 丁哌卡因（marcaine） 是一种强效和长时效局麻药。常用于神经阻滞、腰麻及硬膜外阻滞，很少用于局部浸润麻醉。它与血浆蛋白结合率高，故透过胎盘的量少，较适用于分娩镇痛，常用浓度为 0.125%~0.25%。作用时间为 4~6h。成人一次限量为 150mg。使用时应注意其心脏毒性。左旋丁哌卡因的基本药理性能和临床使用与丁哌卡因相似，但其心脏毒性弱于丁哌卡因。

4. 罗哌卡因（ropivacaine） 是一种酰胺类局麻药，其作用强度和药代动力学与丁哌卡因类似，但它的心脏毒性较低。硬膜外阻滞的选用浓度为 0.25%~0.75%，而高浓度 0.75%~1% 时，可较好地阻滞运动神经。其成人一次限量为 150mg。由于低浓度、小剂量时几乎只阻滞感觉神经；而且它的血浆蛋白结合率高，故尤其适用于硬膜外镇痛如术后镇痛和分娩镇痛。

二、局麻方法

（一）表面麻醉

将穿透力强的局麻药用于黏膜表面，使其透过黏膜而阻滞位于黏膜下的神经末梢，使黏膜产生麻醉现象，称表面麻醉（surface anesthesia）。眼、鼻、咽喉、气管、尿道等处的浅表手术或内镜检查常用此法。眼用滴入法，鼻用涂敷法，咽喉气管用喷雾法，尿道用灌入法。常用药物为 1%~2% 丁卡因或 2%~4% 利多卡因。因眼结膜和角膜组织柔嫩，故滴眼液用 0.5%~1% 丁卡因。气管和尿道黏膜吸收较快，应减少剂量。

（二）局部浸润麻醉

将局麻药注射于手术区的组织内，阻滞神经末梢而达到麻醉作用，称局部浸润麻醉。基本操作方法：先在手术切口线一端进针，针的斜面向下刺入皮内，注药后形成橘皮样隆起，称皮丘。将针拔出，在第 1 个皮丘的边缘再进针，如法操作形成第 2 个皮丘，按此在切口线上形成皮丘带。再经皮丘向皮下组织注射局麻药，即可切开皮肤和皮下组织。如手术要达到深层组织，可在肌膜下和肌膜内注药。分开肌层后如为腹膜，应行腹膜浸润。如此浸润一层切开一层，注射器和手术刀交替使用，以期麻醉确切。常用药物为 0.25%~0.5% 利多卡因。

局部浸润麻醉时应注意：①注入组织内的药液需有一定容积，在组织内形成张力，使药液与神经末梢广泛接触，以增强麻醉效果；②为避免用药量超过一次限量，应降低药液浓度；③每次注药前都要回抽，以免注入血管内；④实质脏器和脑组织等无痛觉，不用注药；⑤药液中含肾上腺素浓度 1:（20 万~40 万）（即 2.5~5μg/mL）可减缓局麻药的吸收，延长作用时间。

（三）区域阻滞

在手术部位的四周和底部注射局麻药，阻滞通入手术区的神经纤维，称区域阻滞。适用于肿块切除术，如乳房良性肿瘤的切除术、头皮手术等。用药同局部浸润麻醉。其优点为：①可避免刺入肿瘤组织；②不致因局部浸润药液后，一些小的肿块不易被扪及，而使手术难度增加；③不会因注药使手术区的局部解剖难以辨认。

（四）神经阻滞

在神经干、丛、节的周围注射局麻药，阻滞其冲动传导，使所支配的区域产生麻醉作用，称神经阻滞（nerve block）。常用神经阻滞有肋间、眶下、坐骨、指/趾神经干阻滞颈丛、臂神经丛阻滞，以及诊疗用的星状神经节和腰交感神经节阻滞等。

第四节　椎管内麻醉

椎管内有两个可用于麻醉的腔隙，即蛛网膜下隙和硬脊膜外间隙。根据局麻药注入的腔隙不同，分为蛛网膜下隙阻滞（简称腰麻）、硬膜外间隙阻滞及腰麻 - 硬膜外间隙联合阻滞（combined spinal-epidural block，CSE），统称椎管内麻醉。

一、椎管内麻醉的解剖基础

（一）脊柱和椎管

脊柱由脊椎重叠而成。脊椎由位于前方的椎体和后方的椎弓所组成，中间为椎孔，所有上下椎孔连接在一起即成椎管。椎管上起枕骨大孔，下止于骶裂孔。正常脊柱有四个生理弯曲，即颈、胸、腰和骶尾弯曲，颈曲和腰曲向前突，胸曲与骶曲向后突。病人仰卧时，C_3 和 L_3 所处位置最高，T_4 和 S_5 最低，这对腰麻时药液的分布有重要影响。

（二）韧带

连接椎弓的韧带与椎管内麻醉关系密切。从外至内分别是棘上韧带、棘间韧带和黄韧带。棘上韧带连接脊椎棘突尖端，质地较坚韧，老年人常发生钙化。棘间韧带连结上下两棘突，质地较疏松。黄韧带连接上下椎板，覆盖着椎板间孔，几乎全由弹力纤维构成，组织致密坚韧，针尖穿时有阻力，穿过后有落空感。做椎管内麻醉时，穿刺针经过皮肤、皮下组织、棘上韧带、棘间韧带和黄韧带，即进入硬膜外间隙，如再刺过硬脊膜和蛛网膜即至蛛网膜下隙。

（三）脊髓、脊膜与腔隙

椎管内有脊髓和三层脊髓被膜。脊髓下端成人一般终止于 L_1 椎体下缘或 L_2 上缘，新生儿在 L_3 下缘，并随年龄增长而逐渐上移。故成人做腰椎穿刺应选择 L_2 以下的椎间隙，而儿童则在 L_3 以下间隙。

脊髓的被膜由内至外为软膜、蛛网膜和硬脊膜。硬脊膜由坚韧的结缔组织形成,血供较少,刺破后不易愈合。软膜和蛛网膜之间的腔隙称蛛网膜下隙,上与脑蛛网膜下隙沟通,下端止于 S_2 水平,内有脑脊液。在 S_2 水平,硬脊膜和蛛网膜均封闭而成硬膜囊。硬脊膜与椎管内壁(即黄韧带和骨膜)之间的腔隙为硬膜外间隙,内有脂肪、疏松结缔组织、血管和淋巴管。硬膜外间隙在枕骨大孔处闭合,与颅腔不通,其尾端止于骶裂孔。硬脊膜和蛛网膜之间有一潜在腔隙,称为硬膜下间隙。

(四)根硬膜、根蛛网膜和根软膜

硬脊膜、蛛网膜和软膜均沿脊神经根向两侧延伸,包裹脊神经根,故分别称为根硬膜、根蛛网膜和根软膜。根硬膜较薄,且愈近椎间孔愈薄。根蛛网膜细胞增生形成绒毛结构,可以突进或穿透根硬膜,并随年龄增长而增多。根蛛网膜和根软膜之间的腔隙称根蛛网膜下隙,它和脊髓部蛛网膜下隙相通,在椎间孔处闭合成盲囊。在蛛网膜下隙注入墨汁时,可见墨水颗粒聚积在根部蛛网膜下隙处,故又称墨水套囊。蛛网膜绒毛有利于引流脑脊液和清除蛛网膜下隙的颗粒物。

(五)骶管

骶管是骶骨内的椎管腔,在此腔内注入局麻药所产生的麻醉称骶管阻滞,是硬膜外阻滞的一种。骶管内有稀疏结缔组织、脂肪和丰富的静脉丛,容积约 25~30mL。由于硬膜囊终止于 S_2 水平,因此,骶管是硬膜外间隙的一部分,与腰段硬膜外间隙相通。骶管下端终止于骶裂孔,骶裂孔呈"V"形或"U"形,上有骶尾韧带覆盖,两旁各有一豆大骨性突起,称为骶角。骶裂孔和骶角是骶管穿刺定位时的重要解剖标志。自硬膜囊至骶裂孔的平均距离为 47mm,为避免误入蛛网膜下隙,骶管穿刺时进针不能太深。

二、椎管内麻醉的机制及生理

(一)脑脊液

成人脑脊液总容积约 120~150mL,在脊蛛网膜下隙内仅 25~30mL。透明澄清,pH 为 7.35,比重 1.003~1.009。侧卧位时压力为 70~170mmH$_2$O,坐位时为 200~300mmH$_2$O。脑脊液在腰麻时起稀释和扩散局麻药作用。

(二)药物作用部位

腰麻时,局麻药直接作用于脊神经根和脊髓表面。而硬膜外阻滞时局麻药作用的途径可能有:①通过蛛网膜绒毛进入根部蛛网膜下隙,作用于脊神经根;②药液渗出椎间孔,在椎旁阻滞脊神经。由于椎间孔内神经鞘膜很薄,局麻药可能在此处透入而作用于脊神经根;③直接透过硬脊膜和蛛网膜进入蛛网膜下隙,同腰麻一样作用于脊神经根和脊髓表面。椎管内麻醉的主要作用部位是脊神经根。由于蛛网膜下隙内有脑脊液,局麻药注入后被稀释,且脊神经根是裸露的,易于被局麻药所阻滞。因此,腰麻与硬膜外阻滞比较,腰麻用药的浓度较高,容积较小,剂量也小(约为后者的1/5~1/4),而稀释后的浓度远较硬膜外阻滞为低。

(三)麻醉平面与阻滞作用

麻醉平面是指感觉神经被阻滞后,用针刺法测定皮肤痛觉消失的范围。交感神经被阻滞后,能减轻内脏牵拉反应;感觉神经被阻断后,能阻断皮肤和肌肉的疼痛传导;运动神经被阻滞后,能产生肌松弛。由于神经纤维的粗细不同,交感神经最先被阻滞,且阻滞平面一般要比感觉神经高 2~4 个节段;运动神经最迟被阻滞,其平面比感觉神经要低 1~4 个节段。各脊神经节段在人体体表的分布区参照体表解剖标志,不同部位的脊神经支配分别为:胸骨柄上缘为 T_2,两侧乳头连线为 T_4,剑突下为 T_6,季肋部肋缘为 T_8,平脐线为 T_{10},耻骨联合上 2~3cm 为 T_{12},大腿前面为 L_{1-3},小腿前面和足背为 L_{4-5},大腿和小腿后面以及肛门会阴区为 S_{1-5}。如痛觉消失范围上界平乳头连线,下界平脐线,则麻醉

平面表示为 $T_{4\sim10}$。

（四）椎管内麻醉对生理的影响

1. 对呼吸系统的影响　取决于阻滞平面的高度，尤以运动神经被阻滞的范围更为重要。如胸脊神经被阻滞，肋间肌大部或全部麻痹，可使胸式呼吸减弱或消失，但只要膈神经（$C_{3\sim5}$）未被阻滞，仍能保持基本的肺通气量。如膈肌同时麻痹，腹式呼吸减弱或消失，则将导致通气不足甚至呼吸停止。采用高位硬膜外阻滞时，为防止对呼吸的严重不良影响，应降低局麻药浓度。

2. 对循环系统的影响

（1）低血压：椎管内麻醉时，由于交感神经被阻滞，导致小动脉舒张，周围阻力降低，静脉扩张使静脉系统内血容量增加，回心血量减少，心排血量下降，从而导致低血压。其发生率和血压下降幅度与平面及病人全身情况密切相关。如麻醉平面不高，范围不广，可借助于未被阻滞区域的血管收缩来代偿。对术前准备不充分、已有低血容量、动脉粥样硬化或心功能不全、麻醉平面高、阻滞范围广者应特别注意血压下降。

（2）心动过缓：由于交感神经被阻滞，迷走神经兴奋性增强，或者在高平面阻滞时，心脏加速神经（T_4 以上平面）也被阻滞，均可减慢心率。

3. 对其他系统的影响　椎管内麻醉下，迷走神经功能亢进，胃肠蠕动增加，容易诱发恶心、呕吐，对肝肾功能也有一定影响，可发生尿潴留。

三、蛛网膜下隙阻滞

局麻药注入蛛网膜下隙，阻断部分脊神经的传导功能而引起相应支配区域的麻醉作用称为蛛网膜下隙阻滞。

（一）分类

根据给药方式、麻醉平面和局麻药药液的比重分类。

1. 给药方式　可分为单次法和连续法。

2. 麻醉平面　阻滞面达到或低于 T_{10} 为低平面，高于 T_{10} 但低于 T_4 为中平面，如高至 T_4 或以上为高平面腰麻（现已不用）。

3. 局麻药液的比重　根据所用药液的比重高于、等于、低于脑脊液比重情况，分别称为重比重、等比重、轻比重腰麻。

（二）腰麻穿刺术

一般取侧卧位，屈髋屈膝，头颈向胸部屈曲，腰背部尽量向后弓曲，使棘突间隙张开便于穿刺，鞍区麻醉常为坐位。成人穿刺点一般选 $L_{3\sim4}$ 间隙，也可酌情上移或下移一个间隙，在两侧髂嵴最高点作一连线，此线与脊柱相交处即为 L_4 棘突或 $L_{3\sim4}$ 棘突间隙（图9-9）。直入法穿刺时（图9-10、图9-11），以 0.5%~1% 普鲁卡因在间隙正中作皮丘，并在皮下组织和棘间韧带逐层浸润。腰椎穿刺针刺过皮丘后，穿刺针斜口与硬膜纤维纵向平行进针，方向应与病人背部垂直，并仔细体会进针时的阻力变化。当针穿过黄韧带时，常有明显落空感，再进针刺破硬脊膜，出现第2次落空感。拔出针芯见有脑脊液自针内滴出，即表示穿刺成功。部分病人脑脊液压力较低，穿刺后无脑脊液流出或流出不畅，可由助手压迫病人的颈静脉，升高脑脊液压力使其流畅。穿刺成功后将装有局麻药的注射器与穿刺针衔接，注药后将穿

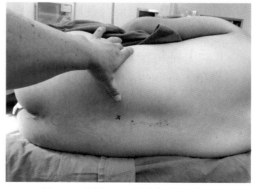

图9-9　判断 $L_{3\sim4}$ 棘突间隙示意图

刺针连同注射器一起拔出。侧入法穿刺时是在棘突中线旁开 1~1.5cm 处进针, 针杆向中线倾斜, 约与皮肤呈 75°角, 避开棘上韧带而刺入蛛网膜下隙。适用于棘上韧带钙化的老年病人、肥胖病人或直入法穿刺有困难者。

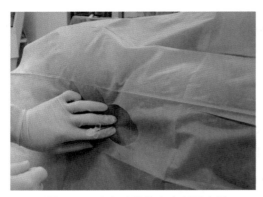

图 9-10 直入法椎管内穿刺示意图

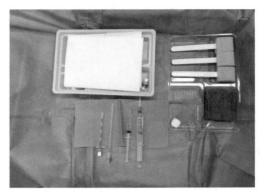

图 9-11 腰硬联合穿刺包示意图

(三)腰麻常用药

腰麻常用药为丁哌卡因, 常用剂量为 8~15mg。常用浓度为 0.5%~0.75% 的丁哌卡因 2mL, 加 10% 葡萄糖溶液 1mL 配成重比重溶液, 起效时间和作用时间与丁卡因类似。以注射用水稀释成 0.2%~0.25% 浓度, 即为轻比重溶液。

(四)麻醉平面的调节

局麻药注入蛛网膜下隙以后, 应设法在短时间内调节和控制麻醉平面, 一旦超过药液与神经组织结合所需时间, 就不容易调节平面。如果麻醉平面过低导致麻醉失败, 平面过高对生理的影响较大, 甚至危及病人的生命安全。影响麻醉平面的因素很多, 如局麻药药液的比重、剂量、容积、病人身高、脊柱生理弯曲和腹腔内压力等, 但药物的剂量是影响腰麻平面的主要因素, 剂量越大, 平面越高。如这些因素不变, 则穿刺间隙、病人体位和注药速度等是调节平面的重要因素。

1. 穿刺间隙 由于脊柱的生理弯曲, 病人仰卧时 L_3 位置最高, T_5 和 S_4 最低。假如在 L_{2-3} 间隙穿刺并注入重比重局麻药液, 病人转为仰卧位后, 药液在脑脊液中会沿着脊柱的坡度向胸段流动, 麻醉平面容易偏高。如在 L_{4-5} 间隙穿刺注药, 病人仰卧后大部分药液则会向低段流动, 麻醉平面容易偏低。

2. 病人体位 体位对于麻醉平面的调节十分重要。病人注药仰卧位后, 应根据手术区对麻醉平面的要求, 改变其体位进行调节。例如平面过低时, 由于重比重药液在脑脊液中向低处扩散, 可将手术台调至头低位, 以使平面上升。一旦平面足够, 立即将手术台调至水平位, 并严密观察病人的呼吸和血压变化, 调节平面应在注药后 5~10min 内完成。如果是单侧下肢的手术, 穿刺时可取患侧在下侧卧位, 注药后继续保持侧卧位 5~10min, 麻醉作用即偏于患侧。如只需阻滞肛门和会阴区, 可让病人取坐位, 在 L_{4-5} 间隙穿刺, 以小量药液(约一般量的 1/2)作缓慢注射, 则局麻药仅阻滞骶尾神经, 称鞍区麻醉。

3. 注药速度 速度愈快, 麻醉范围愈广; 速度慢, 则麻醉范围愈局限, 一般注药速度为每 5s 注射 1mL。

(五)并发症

1. 术中并发症

(1)血压下降、心率减慢: 腰麻时血压下降的发生率和严重程度与麻醉平面有密切关系, 平面愈高, 阻滞范围愈广, 发生血管舒张的范围增加, 而进行代偿性血管收缩的范围减小, 故血压下降愈明显。一般低平面腰麻血压下降者较少。合并有高血压或血容量不足者, 自身代偿能力低下, 更容易发生低血压。若麻醉平面超过 T_4，心交感神经被阻滞，迷走神经相对亢进，易引起心动过缓。血压明显下降，可先快速静脉输液 200~300mL，以扩充血容量，必要时可静脉注射麻黄碱。心率过缓者可静脉推注阿托品。

（2）呼吸抑制：常出现于高平面腰麻的病人，因胸段脊神经广泛阻滞，肋间肌麻痹，病人感到胸闷气短，说话费力，胸式呼吸减弱，发绀。当全部脊神经被阻滞，即发生全脊椎麻醉，病人呼吸停止，血压下降甚至心搏骤停。此外，平面过高可引起呼吸中枢的缺血缺氧，加重呼吸抑制。呼吸功能不全时应给予吸氧，并同时借助面罩辅助呼吸。一旦呼吸停止，应立即气管内插管和人工呼吸。

（3）恶心呕吐：常见于麻醉平面过高，发生低血压和呼吸抑制，造成脑缺血缺氧而兴奋呕吐中枢；迷走神经亢进，胃肠蠕动增强；牵拉腹腔内脏；对术中辅助用药较敏感等。应针对原因处理。如吸氧、提升血压、麻醉前用阿托品、暂停手术牵拉等。氟哌利多、昂丹司琼（ondansetron）等药物也有一定的预防和治疗作用。

2. 术后并发症

（1）腰麻后头痛：发生率 3%~30%，常出现于麻醉后 2~7d，年轻女性较多见。其特点是抬头或坐立时头痛加重，平卧后减轻或消失。约半数病人的症状在四天内消失，一般不超过一周，但也有病程较长者。由于硬脊膜和蛛网膜的血供较差，穿刺孔不易愈合，因脑脊液漏出导致颅内压降低和颅内血管扩张而引起血管性头痛。头痛的发生与穿刺针粗细或反复穿刺者有关。为预防腰麻后头痛，应采用圆锥形非切割型细穿刺针（26G），穿刺针斜口应与脊髓长轴方向平行，避免反复多次穿刺，围手术期输入足量液体并防止脱水。发生腰麻后头痛者应平卧休息，可服镇痛或安定类药，针灸或用腹带捆紧腹部也有一定疗效。头痛严重者可于硬膜外腔内注入生理盐水，或 5% 葡萄糖液，或右旋糖酐 15~30mL，疗效较好。必要时可采用硬膜外自体血充填疗法。

（2）尿潴留：较常见。主要因支配膀胱的副交感神经纤维很细，对局麻药很敏感，阻滞后恢复较晚，即使皮肤感觉恢复，仍可发生尿潴留。下腹部或肛门、会阴手术后切口疼痛以及病人不习惯卧床排尿等因素也可引起尿潴留。可以热敷、针灸或肌内注射副交感神经兴奋药卡巴胆碱（carbachol）治疗，必要时留置导尿管。

（3）腰麻后神经并发症

1）脑神经麻痹：一般在腰麻后一周发病，常先有剧烈头痛、畏光、眩晕，继而出现斜视和复视。其发病机制可能与腰麻后头痛相似，由于脑脊液外漏，脑组织失去了脑脊液的衬垫作用。当病人坐起或站立时，脑组织因重力作用下沉而压迫脑神经。展神经较长，更容易受牵拉或受压而发生功能障碍。治疗：纠正腰麻后低颅内压，给予维生素 B 以及对症大多数病人在六个月内能自愈。

2）粘连性蛛网膜炎：病程发展较慢，常先出现感觉障碍逐渐发展成感觉丧失和瘫痪。其病变是软膜和蛛网膜的慢性增生性炎症反应，蛛网膜下隙和硬膜外间隙均粘连闭锁，血管亦因炎症机化而闭塞，引起脊髓和脊神经根的退行性改变。发生原因不明，可能与药物、异物、化学刺激或病毒等因素有关。

3）马尾丛综合征：其特点是局限于会阴区和下肢远端的感觉和运动障碍，轻者仅表现为尿潴留，严重者大小便失禁。如因穿刺时损伤马尾丛神经纤维，一般数周或数月后可能自愈。如为化学性损伤，恢复较困难。

（4）化脓性脑脊膜炎：可因直接或间接原因引起，如皮肤感染、脓毒症等，严重者可危及生命，故重在预防。

（六）适应证和禁忌证

1. 适应证　腰麻适用于 2~3h 以内的下腹部、盆腔、下肢和肛门会阴部手术，如阑尾切除、疝修补、半月板摘除、痔切除、肛瘘切除术等。

2. 禁忌证　①中枢神经系统疾患，如脑脊膜炎、脊髓前角灰白质炎、颅内压增高等；②凝血功能障碍；③休克；④穿刺部位有皮肤感染；⑤脓毒症；⑥脊柱外伤或结核；⑦急性心力衰竭或冠心病发作。对老年人、心脏病、高血压等病人应严格控制用药量和麻醉平面。不能合作者，如小儿或精神病病人，一般不用腰麻。

除此之外硬膜外阻滞及骶管阻滞，也是比较常见的临床麻醉方法，有各自的特点。

（李勇军）

第十章　外科相关感染

第一节　概　　述

一、概念和分类

1. 概念　外科感染（surgical infection）是指需要外科治疗的感染，包括创伤、手术、烧伤等并发的感染。感染是指病原体侵入机体引起的局部或者全身炎症反应，病原体包括细菌、真菌、病毒和原虫等。外科感染的特点为：①由单一病原体所致或多种病原体所致；②常有明显而突出的局部症状；③病变往往集中在局部。

2. 分类

（1）按致病菌种类和病变性质分类：①非特异性感染，又称化脓性感染或一般性感染，如疖、痈、丹毒、急性淋巴管炎、急性乳腺炎、急性阑尾炎等。共同特征为红、肿、热、痛，继而进展为局限化脓。常见致病菌有金黄色葡萄球菌、大肠埃希菌、铜绿假单胞菌、链球菌、变形杆菌等。②特异性感染，因致病菌不同而有独特的临床表现，如结核、破伤风、气性坏疽、念珠菌病等。

（2）按照病程分类：①急性感染，病程3周以内；②慢性感染：病程持续2个月以上；③亚急性感染：病程介于急性与慢性之间，由急性感染迁延而来，原因与致病菌毒力弱但有耐药性，或宿主抵抗力差有关。

（3）按发生的条件分类：如条件性（机会性）感染、二重（菌群交替症）感染、医院内感染等。

（4）按病原体的来源及侵入时间分类：如原发性感染、继发性感染。

二、常见致病菌

1. 革兰氏阳性菌　葡萄球菌（金黄色葡萄球菌、表皮葡萄球菌）、链球菌（溶血性链球菌、甲型溶血性链球菌、粪链球菌）等。

2. 革兰氏阴性菌　大肠埃希菌、铜绿假单胞菌、变形杆菌、克雷伯菌等。

3. 真菌　白假丝酵母菌、曲霉菌、新型隐球菌等。

4. 厌氧菌　拟杆菌、梭状杆菌、厌氧葡萄球菌、厌氧链球菌等。

外科感染的发生受到致病菌的毒力、局部及全身的抵抗力、及时和正确的治疗等因素的影响。近年来，越来越多的研究关注到肠道细菌易位与外科感染的关联。尤其在危重病人，大量的细菌和内毒素易位，引发机体过度的炎症反应，甚至可能发展为多器官功能衰竭。

三、病理

致病菌进入人体发生炎症反应，血管通透性增加，白细胞黏附和游出。渗出的抗体和细菌表面抗原结合，激活补体，改变细菌的表面性质使其容易被单核细胞所吞噬。如果吞噬作用能将细菌消灭，则炎症停止发展，可无明显的临床感染出现。如果细菌量大，毒性强，则炎症反应剧烈，可出现感染的特征性表现。

四、外科感染的转归

1. 局限化、吸收或形成脓肿　当机体抵抗力强，致病菌毒力弱时，感染便发生局限化，可自行吸收或形成脓肿。

2. 转为慢性感染　机体抵抗力与致病菌毒力处于相持状态，感染病灶由纤维组织包围，不易愈合，当机体抵抗力降低时可以重新急性发作。

3. 感染扩散　当致病菌的毒力超过人体抵抗力时，感染可迅速向四周扩散或进入淋巴及血液循环，引起严重的全身感染。

五、临床表现

1. 局部症状　红、肿、热、痛、功能障碍，但不一定全部出现。随病变范围、病程早晚和位置深浅而异。

2. 全身症状　较轻的感染无全身症状。较重者常有发热、头痛、乏力、全身不适、食欲缺乏等表现。病程较长者可出现贫血、水肿、营养不良等，严重者可出现感染性休克。

3. 器官 - 系统功能障碍　感染侵及某一器官或系统时，该器官或系统可出现功能异常。

4. 特殊表现　特异性感染时会出现特殊的感染。

六、诊断

1. 典型的症状和临床表现。
2. 实验室检查白细胞计数及分类检测。
3. 病原学检查脓液或渗出液涂片、细菌培养及药物敏感试验。
4. 影像学检查对于腔隙感染、脏器感染或特殊部位的感染可采用超声、X 线、CT、MRI 等检查。

七、预防

1. 平素注意个人卫生，避免病原体入侵机体。
2. 预防创伤、烧伤等的发生，及时和正确地处理伤口。
3. 临床操作时应遵循无菌技术操作规范，预防或减少感染的发生。
4. 合理使用抗菌药物。

八、治疗

1. 治疗原则　外科感染处理的关键在于恰当的外科干预和抗菌药物的合理应用。去除感染灶、通畅引流是外科治疗的基本原则，任何一种抗菌药物都不能取代引流等外科处理。一般来说，抗菌药物在外科感染治疗中仅起到辅助作用。

2. 局部疗法

（1）一般治疗：局部制动、休息、抬高患肢，利于炎症局限化和减轻疼痛。

（2）外用药物：改善局部血液循环，利于消肿，促使肉芽组织生长。

（3）物理疗法：能改善血液循环，促进吸收或局限化。

（4）手术治疗：脓肿切开引流、切除感染病灶。

3. 全身疗法　　用于感染较重，特别是全身感染的病人，包括支持疗法和抗菌药物的应用等。

（1）支持疗法：目的是改善病人全身症状和增强抵抗力。充分休息、营养支持，保持水、电解质平衡。对于贫血、低蛋白血症或全身消耗严重者可输血，对严重感染者可用丙种球蛋白，或在使用足量有效抗生素条件下给予肾上腺皮质激素。

（2）应用抗菌药物：抗菌药物对于较重、范围较大的感染或全身表现明显的病人，先取脓液或分泌物做细菌培养和药物敏感试验，在结果出来前根据病原菌引起感染的一般规律、临床表现及脓液性状等初步判断致病菌类型，选择相应的抗生素。

（3）中药治疗：一般可用清热解毒的中药辅助治疗。

第二节　浅部组织细菌性感染

一、疖

1. 病因和病理　　疖（furuncle）是单个毛囊及其周围组织的急性细菌性化脓性炎症。以金黄色葡萄球菌感染为主，偶可因表皮葡萄球菌或其他病菌致病。与局部皮肤不洁、擦伤、皮下毛囊与皮质腺分泌物排泄不畅或机体抵抗力降低有关。因金黄色葡萄球菌多能产生血浆凝固酶，可使感染部位的纤维蛋白原转变为纤维蛋白，从而限制了细菌的扩散，脓栓形成是其感染的重要特征。

2. 临床表现　　好发于颈项部、头面部和背部，初始局部皮肤有红、肿、痛的小硬结（直径<2cm）。随后红肿痛范围扩大，小硬结中央组织坏死、软化，出现黄白色的脓栓，触之稍有波动；继而脓栓自行脱落、破溃，排出脓液，炎症逐步消退愈合。有的疖（无头疖）无脓栓，其炎症则须经抗炎处理后消退。

一般无明显的全身症状。但若发生在血液丰富的部位则可引起全身不适、畏寒、发热、头痛、厌食等症状。面部特别是所谓"危险三角区"的疖症状明显、病情严重，特别是由于处理不当如被挤压时，病菌可经内眦静脉、眼静脉进入颅内海绵状静脉窦，引起化脓性海绵状静脉窦炎，出现颜面部进行性肿胀，可有寒战、高热、头痛、呕吐、昏迷甚至死亡。

此外，不同部位同时发生几处疖，或者在一段时间内反复发生疖，称为疖病。与病人的抗感染能力较低（如有糖尿病），或皮肤不洁、擦伤等有关。

3. 诊断与鉴别诊断　　根据临床表现易于诊断。如有发热等全身反应，应作血常规检查；老龄或疖病病人还应检查血糖和尿糖，或做脓液细菌培养及药物敏感试验。

需鉴别的病变有：皮脂囊肿（俗称粉瘤）感染、痤疮轻度感染以及痈等。痤疮病变小并且顶端有点状凝脂；痈病变范围大，可有数个脓栓，除有红肿疼痛外，全身症状也较重。

4. 预防和治疗　　保持皮肤清洁，在炎热环境中应避免汗渍过多，勤洗澡和及时更换内衣。

（1）局部处理：早期可热敷、超短波、红外线等理疗，也可敷贴中药金黄散、玉露散或鱼石脂软膏。有脓点时可用苯酚或碘酊点涂脓点，也可用针尖或小刀头将脓栓剔出，但禁忌挤压。出脓后敷以呋喃西林、湿纱条或以化腐生肌的中药膏，直至病变消退。已形成脓肿时应尽早切开引流。不应盲目挤压未成熟的疖，以免造成感染扩散。

（2）药物应用：若有发热、头痛、全身不适等全身症状，特别是面部疖或并发急性淋巴结炎、淋巴管炎时，可选用青霉素类或头孢类抗菌药物，或用清热解毒中药方剂。有糖尿病者应给予胰岛素或降血糖类药物。

二、痈

1. 病因和病理　痈(carbuncle)的病因与疖相似,多由金黄色葡萄球菌感染所致。是多个相邻毛囊及其周围组织同时发生急性化脓性炎症,或由多个相邻疖融合而成。中医称其为"疽"。

炎症常从毛囊底部开始,并向阻力较小的皮下组织蔓延,再沿深筋膜浅层向外周扩散,上传入毛囊群而形成多个脓头。由于多个毛囊同时发生感染,痈的炎症范围显然要比疖大,病变累及深层皮下结缔组织,使其表面皮肤血运障碍甚至坏死;自行破溃常较慢,全身反应较重。随着时间迁移,还可能有其他病菌进入病灶形成混合感染,甚至发展为脓毒症。

2. 临床表现　一般以中、老年发病居多,部分病人原有糖尿病。颈项、肩背部等皮肤较厚的部位多见,初期表现为局部皮肤硬肿、热痛,肤色暗红,其中可有数个突出点或脓点,但一般疼痛较轻,多有畏寒、发热、食欲减退和全身不适。随后局部病灶的皮肤硬肿范围增大,周围呈现浸润性水肿,引流区域淋巴结肿大,局部疼痛加剧,全身症状加重。随着病变部位脓点增大、增多,中心处可坏死脱落、破溃流脓,使疮口呈蜂窝状。其间皮肤可因组织坏死呈紫褐色,但肉芽增生比较少见,很难自行愈合。延误治疗病变继续扩大加重,出现严重的全身反应。唇痈容易引起颅内化脓性海绵状静脉窦炎,危险性更大。

3. 诊断与鉴别诊断　病变范围较大,除有红肿疼痛外,全身症状也比较明显。可做脓液细菌培养与药物敏感试验,并要注意老年病人有无糖尿病、低蛋白血症、心脑血管病等。需与疖等鉴别。

4. 预防和治疗　注意个人卫生,保持皮肤清洁,及时治疗疖病,以防感染扩散。

(1)局部处理:初期仅有红肿时,可用50%硫酸镁湿敷,鱼石脂软膏、金黄散等敷贴,争取病变范围缩小。已出现多个脓点、表面紫褐色或已破溃流脓时,需要及时切开引流。采用在静脉麻醉下作"+"或"++"形切口切开引流,切口线应超出病变边缘健康组织,清除已化脓和尚未成脓、但已失活的组织;然后在脓腔内填塞生理盐水、碘伏或凡士林纱条,外加干纱布绷带包扎。术后注意创面渗血,渗出液过多时应及时更换敷料。一般在术后24h更换敷料,改呋喃西林纱条贴于创面抗炎。以后每日更换敷料,等炎症控制后伤口内可使用生肌散,促使肉芽组织生长,促进创面收缩愈合。较大的创面皮肤难以覆盖者,可在肉芽组织长好后予行植皮以加快修复。

(2)药物应用:可首先选用青霉素,以后根据细菌培养和药物敏感试验结果,更换敏感药物。中药选用清热解毒方剂,以及其他对症药物。有糖尿病时应注意饮食管理,并及时应用胰岛素或降糖药以控制高血糖。

三、急性蜂窝织炎

1. 病因和病理　急性蜂窝织炎(acute cellulitis)是指发生在皮下、筋膜下、肌间隙等疏松结缔组织的急性化脓性炎症。主要由溶血性链球菌、金黄色葡萄球菌引起,大肠埃希菌或其他型链球菌等引起的少见。溶血性链球菌引起的感染,炎症不易局限,与正常组织分界不清、扩散迅速,可导致全身炎症反应综合征和内毒素血症,但血培养常为阴性。金黄色葡萄球菌引起者,则因细菌产生的凝固酶作用而病变较为局限。

2. 临床表现　通常分表浅和深部。表浅者局部红肿、疼痛明显,扩散迅速,与正常皮肤无明显界限,病变加重时,可出现不同大小的水疱、疼痛更加剧烈,病灶中央部可缺血、坏死。邻近病变部位的淋巴结常有肿痛。深部的急性蜂窝织炎,局部红肿不明显,只有水肿和深部压痛,但全身症状比较重,常有寒战、高热、头痛、乏力等不适。严重时体温极高或过低,甚至有意识改变等严重中毒表现。

由于病菌的种类与毒性、病人的状况和感染部位的不同,可有如下几种特殊类型。

(1)产气性皮下蜂窝织炎:致病菌以厌氧菌为主,如肠球菌、兼性大肠埃希菌、变形杆菌、拟杆菌或产气荚膜梭菌。下腹与会阴部比较多见。病变主要局限于皮下结缔组织,不侵及肌层。皮下捻发音是其特征性的表现,破溃后可有臭味,全身状态较快恶化。

(2)新生儿皮下坏疽:亦称新生儿蜂窝织炎,多由金黄色葡萄球菌引起,多发生于背部、臀部等常受压处。其特点是起病急、发展快,病变不易局限,易并发脓毒症。冬季易发,与皮肤不洁、擦伤、受压、受潮和粪便浸渍清理不及时引起感染有关。初起时皮肤发红,触之稍硬。病变范围扩大时,中心部分变暗变软,皮肤与皮下组织分离,触诊时有皮下浮动感,脓液多时也可出现波动。皮肤坏死时肤色呈灰褐色或黑色,并可破溃。严重时可有高热、拒乳、哭闹不安或昏睡、昏迷等全身感染症状。

(3)口底、颌下蜂窝织炎:小儿多见,感染多起源于口腔或面部。来自口腔感染时,炎症肿胀可迅速波及咽喉,导致喉头水肿,压迫气管,阻碍通气,病情甚为危急。颌下皮肤可轻度红热,但肿胀明显,伴有高热、呼吸急迫、吞咽困难、不能进食、口底肿胀。来自面部感染时,局部及全身反应较重。感染常向颌下或颈深部蔓延,可累及颌下或颈阔肌后的结缔组织,甚至纵隔,引起吞咽和呼吸困难,甚至窒息。

3. 诊断　根据病史、体征,白细胞计数增多等表现,诊断多不困难。浆液性或脓性分泌物涂片可检出致病菌,血和脓细菌培养与药物敏感试验有助诊断与治疗。

4. 鉴别诊断

(1)新生儿皮下坏疽与新生儿硬皮病鉴别:后者皮肤不发红,体温不增高。

(2)小儿颌下蜂窝织炎与急性咽喉炎鉴别:后者颌下肿胀稍轻,而口咽内红肿明显。

(3)产气性皮下蜂窝织炎与气性坏疽鉴别:后者发病前有受伤史,创伤常累及肌肉,病变由产气荚膜梭菌引起,主要表现为坏死性肌炎,伤口常有某种腥味,X线检查肌肉间可见气体影。脓液涂片检查可大致区分病菌形态,细菌培养有助确认致病菌。

5. 预防与治疗　重视皮肤卫生,防止皮肤受伤。受伤后应正规治疗。婴儿和老年人的抵抗力较弱,要重视生活护理。

(1)抗菌药物:一般先用新青霉素或头孢类抗生素,疑有厌氧菌感染时加用甲硝唑。根据临床治疗效果或细菌培养与药敏调整用药。

(2)局部处理:早期急性蜂窝织炎,可用50%硫酸镁湿敷,或敷贴金黄散、鱼石脂膏等。形成脓肿尽早切开引流;口底及颌下急性蜂窝织炎则应争取及早切开减压,以防喉头水肿、压迫气管;其他各型皮下蜂窝织炎,为缓解皮下炎症扩展和减少皮肤坏死,也可在病变处作多个小的切口减压;产气性皮下蜂窝织炎必须及时隔离,伤口可用3%过氧化氢液冲洗、湿敷等处理。

(3)对症处理:注意改善病人全身状态和维持内环境的稳定,高热时可选额头、颈侧、下肢和腹股沟等大血管经过的部位作冷敷物理降温;进食困难者输液维持营养和体液平衡;呼吸急促时给予吸氧或辅助通气等。

四、丹毒

1. 病因和病理　丹毒(erysipelas)是由乙型溶血性链球菌引起的皮肤淋巴管网急性非化脓性感染。好发于下肢与面部,常继发于皮肤或黏膜损伤处,如足趾皮肤损伤、足癣、口腔溃疡、鼻窦炎等。发病后淋巴管网分布区域的皮肤出现炎症反应,病变蔓延较快,常累及引流区淋巴结,局部很少有组织坏死或化脓,但全身炎症反应明显,易治愈但常有复发。

2. 临床表现　起病急,全身症状明显。开始即可有畏寒、发热、头痛、全身不适等。病变多见于下肢,表现为片状皮肤红疹,鲜红色,界限清楚,烧灼样疼痛。有的可起水疱,附近淋巴结常肿大、有触痛,但皮肤和淋巴结少见化脓性破溃。病情加重时可出现全身性脓毒症。此外,丹毒易致淋巴管阻塞、淋巴液瘀滞,从而使皮肤增粗、肢体肿胀,甚至发展成"象皮肿"。

3. 预防和治疗　注意皮肤卫生,皮肤破损后及时正确处理。在院内防止交叉感染。

治疗时须卧床,抬高患肢。局部可用 50% 硫酸镁液湿热敷。全身应用抗菌药物,静脉滴注如青霉素、头孢类敏感的抗生素,局部及全身症状消失后,继续用药 3~5 天以防复发。

五、浅部急性淋巴管炎和淋巴结炎

1. 病因和病理　由乙型溶血性链球菌、金黄色葡萄球菌等导致的淋巴管和淋巴结的急性炎症,多继发于皮肤、黏膜破损处。一般属非化脓性感染,病变时皮下淋巴管内淋巴回流受阻渗出,沿淋巴管周围组织产生炎症反应。皮下淋巴管分深、浅两层,浅层急性淋巴管炎(acute lymphatitis)则可在皮下结缔组织层内,沿集合淋巴管蔓延,表现为网状淋巴管炎(丹毒)与管状淋巴管炎,而深层淋巴管炎病变深在隐匿、体表无变化。浅部的急性淋巴结炎(acute lymphadenitis)好发部位多在颌下、颈部、腋窝、肘内侧、腹股沟或腘窝。

2. 临床表现

(1)浅层网状淋巴管炎表现如丹毒。管状淋巴管炎多发生于四肢,下肢更常见,病变部位表皮下可见红色线条,有触痛,扩展时红线向近心端延伸,中医称"红丝疗"。皮下深层的淋巴管炎不出现红线,可有条形触痛带。两种淋巴管炎都可以引起全身性反应,如发热、畏寒、头痛、食欲减退和全身不适等症状,病情取决于病菌的毒性和感染程度,常与原发感染有密切关系。

(2)急性淋巴结炎轻者局部淋巴结肿大、有疼痛和触痛,但表面皮肤正常,可清晰触及肿痛的淋巴结,大多能自行消肿痊愈;炎症加重时肿大淋巴结可粘连成团形成肿块,表面皮肤可发红、发热、疼痛加重;严重者淋巴结炎可因坏死形成局部脓肿而有波动感,或溃破流脓,并有发热、白细胞增加等全身感染等炎症反应。

3. 诊断与鉴别诊断　本病诊断一般不难。但深部淋巴管炎需与急性静脉炎鉴别,后者也有皮肤下索条状触痛,沿静脉走行分布,常与血管内长期留置导管或输注刺激性药物有关。

4. 预防与治疗　治疗原发感染病灶。发现皮肤有红线条时,可用 50% 的硫酸镁、呋喃西林等湿敷;如果红线条向近侧延长较快,可在皮肤消毒后用较粗的针头,沿红线分别选取几个点垂直刺入皮下,并局部再湿敷抗菌药液,以利抗炎。

未形成脓肿的急性淋巴结炎,应积极治疗原发感染灶,淋巴结炎多可随着原发感染控制后得以消退。若已形成脓肿,除应用抗菌药物外,还需切开引流。一般可先试行穿刺吸脓,然后在局部麻醉下切开引流,注意避免损伤邻近的血管。少数急性淋巴结炎没有得到及时和有效的治疗者常可转变为慢性炎症而迁延难愈。

第三节　手部急性化脓性细菌感染

手部急性化脓性细菌感染常见为甲沟炎(paronychia)、脓性指头炎(felon)、手掌侧化脓性腱鞘炎(suppurative tenosynovitis)、掌深间隙感染和滑囊炎(bursitis)。致病菌主要为金黄色葡萄球菌,大多由外伤后细菌入侵继发感染所致,如针刺、剪指甲过深、切伤、倒刺等轻微外伤即可引发严重感染。

鉴于手部解剖结构的特殊性,其感染具有如下临床病理特点。

（1）手背皮肤和皮下组织松弛，富有弹性，而手掌皮肤则角化明显、厚而坚韧，故掌侧的皮下脓肿很难从手掌表面溃破，而容易通过淋巴管或直接反流到手背侧，引起手背肿胀，极易误诊为手背感染。

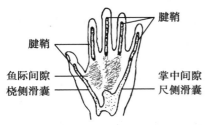

图 10-1　手掌侧的腱鞘、滑囊和深间隙

（2）手的掌面皮下组织在鱼际与小鱼际处比较疏松，而手心部的皮下组织则甚为致密，并有许多垂直的纤维束将皮肤与掌腱膜紧密相连，将皮下组织分隔成许多密闭的小腔隙。故掌心发生感染时，炎症不易向周围扩散，而往往向手掌深部蔓延。其炎症可在化脓前就已侵及深层组织，导致腱鞘炎、滑囊炎和屈指肌腱鞘、掌部的滑液囊及掌深间隙感染（图 10-1）。

（3）手部的组织结构致密，一旦发生感染，则因组织内压力极高，压迫神经末梢而疼痛甚为剧烈，全身症状也极为明显。特别是手指末节掌面皮肤与指骨骨膜间有许多纵行的纤维束，将软组织分成许多密闭的小腔隙，发生感染时，手指可无肿胀，但腔内压力已极高，疼痛非常剧烈，并可迅速压迫末节手指滋养血管，导致指骨缺血、坏死、骨髓炎。

（4）手部腱鞘、滑囊、筋膜间隙间相互连通，感染可能蔓延全手，甚至累及前臂。肌腱与腱鞘感染后导致病变部位的缩窄或瘢痕，将严重影响手部动作的灵活性与手指的触觉敏感性等功能。

一、甲沟炎和脓性指头炎

（一）甲沟炎

甲沟炎（paronychia）是甲沟及其周围组织的感染，常因微小刺伤、倒刺、剪指甲过深等引起。致病菌多为金黄色葡萄球菌。

1. 临床表现　甲沟炎常先发生在一侧甲沟皮下，先为局部的红、肿、热、痛。继续发展则疼痛加剧，化脓时局部有波动感，出现白色脓点，但不易破溃。炎症可蔓延至甲根或扩展到另一侧甲沟，形成半环形脓肿；因指甲限制排脓而向甲下蔓延形成甲下脓肿；后者可因感染向深层蔓延而形成指头炎或慢性甲沟炎。感染加重时常有疼痛加剧和发热等全身症状。

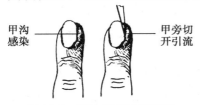

图 10-2　甲沟炎及切开引流

2. 治疗　甲沟炎初起未成脓时，局部可选用鱼石脂软膏、金黄散糊等敷贴或超短波、红外线等理疗，并口服头孢类等抗菌药物。已成脓时应沿甲沟旁纵行切开引流（图 10-2）。甲根处的脓肿，需要分离拔除一部分指甲甚至全片指甲，手术时须注意避免甲床损伤，以利指甲再生。采用指神经阻滞麻醉，不可在病变邻近处行浸润麻醉，以免感染扩散。

（二）脓性指头炎

脓性指头炎为手指末节掌面的皮下化脓性感染，多因甲沟炎加重或指尖、手指末节皮肤受伤后引起。致病菌多为金黄色葡萄球菌。

1. 临床表现　初起阶段，指头有针刺样痛，轻度肿胀，继而指头肿胀加重、有剧烈的跳痛，可有发热、全身不适、白细胞计数增高。感染加重时，神经末梢因受压和营养障碍而麻痹，指头疼痛反而减轻；皮色由红转白，反映局部组织趋于坏死；若末节指骨并发骨髓炎，化脓指头破溃溢脓，因指骨坏死创口常经久不愈。

2. 治疗　指头炎初发时，应悬吊前臂平置患指，避免下垂以减轻疼痛。给予青霉素等抗菌药物，以金黄散糊剂敷贴患指。若患指剧烈疼痛、肿胀明显、伴有全身症状，应当及时切开引流，以免指骨受压坏死和发生骨髓炎。通常采用指神经阻滞麻醉，选用末节指侧面作纵切口，切口远侧不超过甲沟的 1/2,近侧不超过指节横纹,将皮下纤维索分离切断剪去突出的脂肪使引流通畅;脓腔较大则宜作对口引流,切口内放置橡皮片引流,有死骨片应当除去;切口不应做成鱼口形,以免术后瘢痕形成影响手指触觉。

二、急性化脓性腱鞘炎和化脓性滑囊炎

1. 病因与病理　手的屈指腱鞘炎多为局部刺伤后继发细菌感染,亦可由掌部感染蔓延所致。手背伸指肌腱鞘的感染少见。致病菌多为金黄色葡萄球菌。

由于拇指与小指的腱鞘分别与桡侧、尺侧滑液囊相沟通,因此拇指和小指的腱鞘炎可蔓延到桡侧、尺侧滑液囊。两滑液囊在腕部有时经一小孔互相沟通,感染也可能由此而互相传播。示指、中指与环指的腱鞘不与滑液囊相沟通,感染常局限在各自的腱鞘内,但可扩散到手掌深部间隙。

2. 临床表现　病情发展迅速,24h 后即可出现明显的局部与全身症状,患指疼痛非常剧烈,多伴有发热、头痛等不适,白细胞计数增高等急性炎症表现。

(1)急性化脓性腱鞘炎典型的体征为:①除末节外,患指中、近节呈均匀性肿胀,皮肤张力增高;②患指各个指关节呈轻度弯曲,感染的腱鞘均有压痛,作被动伸指运动疼痛加剧;③如腱鞘内感染不及时切开引流减压,可因鞘内积脓、压力骤增,致使患指肌腱发生缺血、坏死而丧失功能;④炎症亦可蔓延到手掌深部间隙或经滑液囊扩散到腕部和前臂。

(2)化脓性滑囊炎:尺侧滑囊和桡侧滑囊的感染,分别由小指和拇指腱鞘炎引起。桡侧滑液囊感染时,拇指肿胀微屈,不能外展和伸直,压痛区在拇指及大鱼际处。尺侧滑液囊感染时小鱼际处和小指腱鞘区压痛,以小鱼际隆起与掌侧横纹交界处最为明显。小指及环指呈半屈位,如试行伸直可引起剧烈疼痛。

3. 预防与治疗　避免手的损伤,并及时处理手外伤,以防细菌继发感染。

早期治疗与脓性指头炎相同,如经治疗仍无好转且局部肿痛明显时,须尽早作切开引流减压,以防指肌腱受压坏死。

化脓性腱鞘炎时可在肿胀腱鞘之一侧作切开引流,也可双侧切开作对口引流,注意切口不能作在手指掌面正中,要选在中、近两指节侧面,纵行打开整个腱鞘。分离皮下时注意认清腱鞘,避免伤及神经和血管。应避开手指、掌的横纹以免损及肌腱影响患指伸屈。

尺侧滑囊炎与桡侧滑囊炎时可分别在小鱼际与大鱼际掌面作小切口引流,但应注意该小切口之近端距离腕横纹至少要有 1.5cm,以免损伤正中神经。也可各做两个小切口作对口引流。排出脓液后,前者切口内置入乳胶片引流;后者也可采用两根细塑料管分别插入腱鞘与滑囊,作脓腔引流与抗生素溶液灌洗。术后将手抬高并固定在功能位置。

三、掌深间隙急性细菌性感染

1. 病因与病理　掌深间隙感染可以由腱鞘炎蔓延引起,也可因直接刺伤所致。致病菌多为金黄色葡萄球菌。

掌深间隙是指位于手掌屈指肌腱和滑囊深面的疏松组织间隙,外侧为大鱼际,内侧为小鱼际。掌腱膜与第三掌骨相连的纤维结构将此间隙分隔成桡侧的鱼际间隙与尺侧的掌中间隙。示指腱鞘炎可蔓延至鱼际间隙感染;中指与环指腱鞘感染,则可蔓延至掌中间隙。

2. 临床表现　掌深间隙感染均有发热、头痛、脉快、白细胞计数增加等全身症状。还可继发肘内或腋窝淋巴结肿大、触痛。

掌中间隙感染可见掌心隆起,正常凹陷消失,皮肤紧张、发白、压痛明显,手背部水肿严重;中指、环指和小指处于半屈位,被动伸指可引起剧痛。

鱼际间隙感染时掌心凹陷仍在,大鱼际和拇指指蹼处肿胀、压痛;示指半屈,拇指外展略屈,活动受限不能对掌。

3. 预防与治疗 掌深间隙感染可用大剂量抗生素静脉滴注。局部早期处理同化脓性腱鞘炎,如无好转应及时切开引流。掌中间隙感染时纵行切开中指与环指间的指蹼掌面,切口不应超过手掌远侧横纹,以免损伤掌浅动脉弓。亦可在环指相对位置的掌远侧横纹处作小横切口,进入掌中间隙。鱼际间隙感染引流的切口可直接作在鱼际最肿胀和波动最明显处,皮肤切开后,使用钝头血管钳轻柔分离,避免损伤神经、血管、肌腱。亦可在拇指、示指间指蹼处"虎口"作切口,或在第二掌骨桡侧作纵切口。手掌部脓肿常表现为手背肿胀,切开引流应当在掌面进行,不可在手背部切开(图 10-3)。

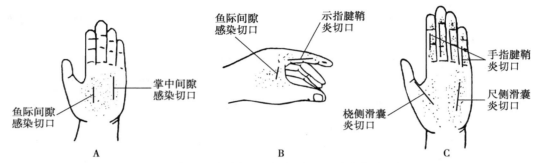

图 10-3 手指屈肌腱鞘炎、滑囊炎、掌深间隙感染的手术切口

注:A.鱼际间隙、掌中间隙感染切口;B.鱼际间隙感染、食指腱鞘炎切口;C.尺桡侧滑囊炎、手指腱鞘炎切口。

第四节 特异性感染

一、有芽孢厌氧菌感染

厌氧菌是指一类只能在低氧分压的条件下生长,而不能在空气(18% 氧气)和 / 或 10% 二氧化碳浓度下的固体培养基表面生长的细菌。根据产生芽孢与否可将厌氧菌分为两大类:①有芽孢厌氧菌,包括破伤风梭菌、产气荚膜梭状芽孢杆菌、肉毒梭菌和艰难梭菌等;②无芽孢厌氧菌,包括革兰氏阳性或革兰氏阴性的杆菌和球菌,如脆弱类杆菌、韦荣菌属、消化链球菌属等。本节着重讲解破伤风梭菌和产气荚膜梭状芽孢杆菌引起的感染。

(一)破伤风

破伤风(tetanus)是破伤风杆菌经由皮肤或黏膜伤口侵入人体,在缺氧环境下生长繁殖,产生毒素而引起阵发性肌肉痉挛的一种特异性感染。

1. 病因 破伤风是常和创伤相关联的一种特异性感染。除了可能发生在各种创伤后,还可能发生于不洁条件下分娩的产妇和新生儿。病菌是破伤风梭菌,为专性厌氧,革兰染色阳性。平时存在于人畜的肠道,随粪便排出体外,以芽孢状态分布于自然界,尤以土壤中为常见。此菌对环境有适应性很强,能耐煮沸。创伤伤口的破伤风梭菌污染率很高,战场中污染率可达 25%~80%,但破伤风发病率只占污染者的 1%~2%,提示发病必须具有其他因素,主要因素就是缺氧环境。创伤时,破伤风梭菌可污染深部组织(如盲管伤、深部刺伤等)。如果伤口外口较小,伤口内有坏死组织、血块充塞,或填塞过紧、局部缺血等,就形成了一个适合该菌生长繁殖的缺氧环境。如果同时存在需氧菌感染,后者将消耗伤口内残留的氧气,使本病更易于发生。

2. 病理生理 在缺氧环境中,破伤风梭菌的芽孢发育为增殖体,迅速繁殖并产生大量外毒素,主要是痉挛毒素,导致病人一系列临床症状和体征。菌体及其外毒素,在局部并不引起明显的病理改变,伤口甚至无明显急性炎症或可能愈合。但痉挛毒素吸收至脊髓、脑干等处,与联络神经细胞的突触相结合,抑制突触释放抑制性传递介质。运动神经元因失去中枢抑制而兴奋性增强,致使随意肌紧张与痉挛。破伤风毒素还可阻断脊髓对交感神经的抑制,致使交感神经过度兴奋,引起血压升高、心率增快、体温升高、自汗等。

3. 临床表现 一般有破伤风的潜伏期通常是 7d 左右,可短至 24h 或长达数月、数年。潜伏期越短预后越差。还有在伤后数月或数年因清除病灶或异物而发病的。前驱症状是全身乏力、头痛、头晕、咀嚼无力、局部肌肉发紧、扯痛、反射亢进等。典型症状是在肌紧张性收缩(肌强直、发硬)的基础上,阵发性强烈痉挛,通常最先受影响的肌群是咀嚼肌,随后顺序为面部表情肌、颈、背、腹、四肢肌,最后为膈肌。相应出现的征象为:张口困难(牙关紧闭)、皱眉、口角下缩、咧嘴"苦笑"、颈部强直、头后仰;当背、腹肌同时收缩,因背部肌群较为有力,躯干因而扭曲成弓、结合颈、四肢的屈膝、弯肘、半握拳等痉挛姿态,形成"角弓反张"或"侧弓反张";膈肌受影响后,发作时面唇青紫,通气困难,可出现呼吸暂停。上述发作可因轻微的刺激如光、声、接触饮水等而诱发。间隙期长短不一,发作频繁者,常示病情严重。发作时神志清楚,表情痛苦,每次发作时间由数秒至数分钟不等。强烈的肌痉挛,可使肌断裂,甚至发生骨折。膀胱括约肌痉挛可引起尿潴留。持续的呼吸肌和膈肌痉挛,可造成呼吸骤停。病人死亡原因多为窒息、心力衰竭或肺部并发症。

病程一般为 3~4 周,如积极治疗不发生特殊并发症者,发作的程度可逐步减轻,缓解期平均约 1 周。但肌紧张与反射亢进可持续一段时间;恢复期间还出现一些精神症状,如幻觉、言语、行动错乱等,但多能自行恢复。

少数病人可仅表现为受伤部位肌肉持续性强直,可持续数周或数月,预后较好。新生儿患此病时,因肌肉纤弱而症状不典型,表现为不能啼哭和吸乳,少活动,呼吸弱或困难。

4. 诊断和鉴别诊断 实验室检查很难诊断破伤风,脑脊液检查可以正常,伤口厌氧菌培养也难发现该菌。但破伤风的症状比较典型,诊断主要根据临床表现。凡有外伤史,不论伤口大小、深浅,如果伤后出现肌紧张、扯痛,张口困难、颈部发硬、反射亢进等,均应考虑此病的可能性。

需要与下列疾病鉴别:①化脓性脑膜炎:虽有"角弓反张"状和颈项强直等症状,但无阵发性痉挛;有剧烈头痛、高热、喷射性呕吐、神志有时不清;脑脊液检查有压力增高、白细胞计数增多等。②狂犬病:有被疯狗、猫咬伤史,以吞咽肌抽搐为主。喝水不能下咽,并流大量口涎,病人听见水声或看见水,咽肌立即发生痉挛。③其他:如颞下颌关节炎、子痫、癔病等。

5. 预防 破伤风是可以预防的疾病。

(1)创伤后早期彻底清创,改善局部循环,是预防破伤风发生的重要措施。

(2)人工免疫产生较稳定的免疫力是另一重要的预防措施。主动免疫采用破伤风类毒素抗原注射,使人体产生抗体以达到免疫目的。在我国现行的计划免疫疫苗接种中已经包括了破伤风免疫注射。

(3)被动免疫法对伤前未接受自动免疫的伤员,尽早皮下注射破伤风抗毒素(TAT)1 500~3 000U。因为破伤风的发病有一潜伏期,尽早注射有预防作用,但其作用短暂,有效期为 10d 左右,因此,对深部创伤,有潜在厌氧菌感染可能的病人,可在 1 周后追加注射一次量。抗毒素易发生过敏反应,注射前必须进行皮内敏感试验。如过敏,应按脱敏法注射。目前最佳的被动免疫是肌内注射 250~500U 人体破伤风免疫球蛋白(TIG)。人体破伤风免疫球蛋白是自人体血浆免疫球蛋白中提纯或用基因重组技术制备的,一次注射后在人体可存留 4~5 周,免疫效能 10 倍于破伤风抗毒素。

6. 治疗　破伤风是一种极为严重的疾病,死亡率高,尤其是新生儿和吸毒者,为此要采取积极的综合治疗措施,包括清除毒素来源、中和游离毒素、控制和解除痉挛、保持呼吸道通畅和防治并发症等。

（1）伤口处理:凡能找到伤口,伤口内存留坏死组织、引流不畅者,应在抗毒血清治疗后,在良好麻醉控制痉挛下进行伤口处理、充分引流,局部可用3%过氧化氢溶液冲洗。有的伤口看上去已愈合,应仔细检查伤口下有无窦道或无效腔。

（2）抗毒素的应用:目的是中和游离的毒素。只在早期有效,毒素已与神经组织结合时则难收效。一般用量是10 000~60 000U,分别由肌内注射与静脉滴入。静脉滴入应稀释于5%葡萄糖溶液中,缓慢滴入。用药前应作皮内过敏试验。连续应用或加大剂量并无意义,且易致过敏反应和血清病。目前推荐应用破伤风人体免疫球蛋白(TIG),剂量为3 000~6 000U,一般只需一次肌内注射。

需要注意的是破伤风的发病不能确保形成对破伤风的免疫,在确诊破伤风1个月后,应给予0.5mL破伤风类毒素,并完成基础免疫注射。

（3）抗生素治疗:首选青霉素,剂量为80万~100万U,肌内注射,每4~6小时1次,或200万U~1 000万U大剂量静脉滴注,每日分2~4次给药,可抑制破伤风梭菌。也可给甲硝唑2.5g/d,分次口服或静脉滴注,持续7~10d。如伤口有混合感染,则相应选用抗菌药物。

（4）避免刺激,镇静解痉:病人入院后,应住隔离病室,避免光、声等刺激;避免打扰病人。可交替使用镇静解痉药物,以减少病人的痉挛和痛苦。可供选用的药物有:10%水合氯醛,保留灌肠量每次20~40mL,苯巴比妥钠肌内注射,每次0.1~0.2g,地西泮10~20mg肌内注射或静脉滴注,一般1次/d。病情较重者,可用冬眠1号合剂(由氯丙嗪、异丙嗪各50mg,哌替啶100mg及5%葡萄糖250mL配成)静脉缓慢滴入,但低血容量时忌用。痉挛发作频繁不易控制者,可用2.5%硫喷妥钠缓慢静脉注射,每次0.25~0.5g,但要警惕发生喉头痉挛和呼吸抑制,用于已作气管切开者比较安全。但新生儿破伤风要慎用镇静解痉药物,可酌情用洛贝林、尼可刹米等。对于重症病人可以使用咪达唑仑和丙泊酚,两药联合用可收到更好的镇静效果。

（5）注意防治并发症:主要并发症在呼吸道,如窒息、肺不张、肺部感染等,重症病人应尽早进行气管切开,以便改善通气,清除呼吸道分泌物;必要时可进行人工辅助呼吸,还可利用高压氧舱辅助治疗。气管切开病人应注意做好呼吸道管理,包括气道雾化、湿化、冲洗等。要定时翻身拍背,以利排痰,并预防压疮。严格无菌技术,防止交叉感染。已并发肺部感染者,根据菌种选用抗生素。应专人护理,防止意外,如防止发作时咬伤舌或坠床摔伤等。

（6）补液支持:由于病人不断阵发痉挛,出大汗等,故每日消耗热量和水分丢失较多。因此要十分注意营养(高热量、高蛋白、高维生素)补充和水与电解质平衡的调整。必要时可采用鼻胃管管饲,甚至采用中心静脉肠外营养。

（二）气性坏疽

1. 病因　气性坏疽(gas gangrene)是厌氧菌感染的一种,即梭状芽孢杆菌所致的肌坏死或肌炎。此类感染因其发展急剧,预后差。引起本病主要的有产气荚膜梭菌、水肿杆菌、腐败杆菌、溶组织杆菌等。感染发生时,往往不是单一细菌,而是几种细菌的混合。各种细菌又有其生物学的特性,根据细菌组合的主次,临床表现有所差别,有的以产气显著,有的以水肿显著。这类细菌在人畜粪便与周围环境中(特别是泥土中)广泛存在。故伤后污染此菌的机会很多,但发生感染者不多。

发生气性坏疽主要有三个因素:①梭状芽孢杆菌感染;②缺氧环境;③伤口内有失活或有血液循环障碍的组织存在。如开放性骨折伴有血管损伤,挤压伤伴有深部肌肉损伤、上止血带时间过长或石膏包扎过紧,邻近肛周、会阴部位的严重创伤,继发此类感染的概率较高。

2. 病理生理　这类细菌可产生多种有害于人体的外毒素与酶。有的酶是通过脱氮、脱氨、发酵的作用而产生大量不溶性气体如硫化氢、氮气等,积聚在组织间;有的酶能溶组织蛋白,使组织细胞坏死、渗出、产生严重水肿。由于气、水夹杂，急剧膨胀，局部张力迅速增加，皮肤表面可变得如"木板样"硬。筋膜下张力急剧增加，从而压迫微血管、进一步加重组织的缺血缺氧与失活，更有利于细菌繁殖生长，形成恶性循环。这类细菌还可产生卵磷脂酶、透明质酸酶等，使细菌易于穿透组织间隙，快速扩散。病变一旦开始，可沿肌束或肌群向上下扩展，肌肉转为砖红色，外观如熟肉，失去弹性。如侵犯皮下组织，气肿、水肿与组织坏死可迅速沿筋膜扩散。活体组织检查可发现肌纤维间有大量气泡和大量革兰氏阳性粗短杆菌。

3. 临床表现 通常在伤后 1~4d 发病，最早为伤后 8~10h，最迟为 5~6d。临床特点是病情急剧恶化，烦躁不安，夹有恐惧或欣快感；皮肤、口唇变白，大量出汗、脉搏快速、体温逐步上升。随着病情的发展，可发生溶血性贫血、黄疸、血红蛋白尿、酸中毒，全身情况可在 12~24h 内全面迅速恶化。

病人常诉伤肢沉重或疼痛，持续加重，有如胀裂，程度常超过创伤伤口所能引起者，止痛剂不能奏效；局部肿胀与创伤所能引起的程度不成比例，并迅速向上下蔓延，每小时都可见到加重。伤口中有大量浆液性或浆液血性渗出物，可渗湿厚层敷料，当移除敷料时有时可见气泡从伤口中冒出。皮下如有积气，可触及捻发音。由于局部张力，皮肤受压而发白，浅部静脉回流发生障碍，故皮肤表面可出现如大理石样斑纹。因组织分解、液化、腐败和大量产气（硫化氢等），伤口可有恶臭。局部探查时，如属筋膜上型，可发现皮下脂肪变性、肿胀；如为筋膜下型，筋膜张力高，肌肉切面不出血，渗出物涂片染色可发现革兰氏阳性粗大杆菌。X 线检查常显示软组织间有积气。

4. 诊断与鉴别诊断 因病情发展急剧，重在早期诊断。早期诊断的重要依据是局部表现。诊断气性坏疽的三个重要依据：①伤口周围皮下有捻发音；②伤口内分泌物涂片检查有革兰氏阳性染色粗大杆菌；③X 线检查显示患处软组织间积气。

需与下列疾病鉴别：①组织或脏器破裂引起的皮下气肿，如食管、气管因手术损伤或病变导致破裂溢气，体检也可出现皮下气肿、捻发音等，但不同之处是不伴有全身中毒症状，局部的水肿、疼痛、皮肤改变均不明显，而且随着时间的推移，气体逐渐被吸收；②兼性需氧菌性蜂窝织炎，如大肠埃希菌、克雷伯菌的感染也可产生一定的气体，但主要是 CO_2，属溶性气体，不易在组织间大量积聚，而且无特殊臭味；③厌氧菌性蜂窝织炎，如厌氧性链球菌也可产气，但其所造成的全身中毒症状较轻，发展较缓。处理及时，切开减张充分引流，加用抗生素等治疗，预后较好。

5. 预防 预防的关键是尽早彻底清创，包括清除失活、缺血的组织，去除异物特别是非金属性异物、对深而不规则的伤口充分敞开引流（避免无效腔存在）。对疑有气性坏疽的伤口，可用 3% 过氧化氢或 1:1 000 高锰酸钾等溶液冲洗、湿敷。对已缝合的伤口，应充分敞开。对容易发生此类感染的病人均应早期使用大剂量的青霉素和甲硝唑。

6. 治疗 一经诊断，需立即开始积极治疗。越早越好，可以挽救病人的生命，减少组织的坏死或截肢率。主要有以下措施。

（1）急症手术处理：在抢救严重休克或其他严重并发症的同时，需紧急进行局部手术处理，彻底切除已无活性的肌肉组织，包括肌肉的起止点，敞开伤口，给予大量 3% 过氧化氢溶液反复冲洗。术后保持伤口开放，应用过氧化氢溶液湿敷。如感染限于某一筋膜腔，应切除该筋膜腔的肌群。如整个肢体已广泛感染应果断进行截肢以挽救生命。

（2）应用抗生素：对这类感染，首选青霉素，常见产气荚膜梭菌中对青霉素大多敏感，但剂量需大，每天应在 1 000 万 U 以上，大环内酯类（如琥乙红霉素、麦迪霉素等）和硝基咪唑类（如甲硝唑、替硝唑）也有一定疗效。氨基糖苷类抗生素（如卡那霉素、庆大霉素等）对此类细菌已证实无效。

（3）高压氧治疗：提高组织间的含氧量，造成不适合细菌生长繁殖的环境，可提高治愈率，减轻伤残率。

（4）全身支持疗法：少量多次输血，纠正水、电解质失调，加强营养支持，止痛、镇静、退热等对症处理不可或缺。

二、真菌感染

外科危重病人中真菌感染（fungal infection）的发生率日趋增加，许多统计显示，在院内获得性感染致病菌中真菌已排在第四位或第五位。真菌通常存在于正常人的口腔、呼吸道和阴道，是典型的条件致病菌。

1. 病因　在外科感染中，较多见的真菌有念珠菌、曲霉菌、毛霉菌、新型隐球菌。发生真菌感染的危险因素有：①大剂量、持续应用广谱抗生素导致人体常驻菌群失调，增加念珠菌致病机会；②重症疾病应用免疫抑制剂和糖皮质激素治疗；③长期留置静脉导管；④存在全身营养状况不良、恶性肿瘤、白血病、淋巴瘤、糖尿病、艾滋病等；⑤接受放疗、化疗；⑥接受骨髓或脏器移植；⑦烧伤、多器官功能不全等。

2. 临床表现　深部念珠菌感染多继发于细菌感染之后，或与其混合感染，临床不易区别，但仍有一些特点。①侵袭消化道时可出现食欲减退或胸骨后疼痛，口腔可出现鹅口疮，食管黏膜有灰白假膜附着的菌斑，形成溃疡甚至坏死，肠道感染可出现腹胀、腹泻、黑便及假膜性肠炎；②泌尿系念珠菌感染多在长时间留置导尿管出现，也可因血行播散所致，膀胱累及时有尿频、尿急、排尿困难甚至血尿、脓尿，累及肾脏、输尿管时则有发热、腰痛及尿液混浊，尿液镜检可见假菌丝和孢子；③呼吸道念珠菌感染时有咳嗽、黏液胶样痰，可带血丝，镜检支气管黏膜可见菌斑。

血源播散性念珠菌病常为继发感染，病人在使用广谱抗生素后仍有持续高热，并有肌痛、关节痛、眼内炎、心内膜炎、骨髓炎等表现，有心动过缓、呼吸困难，皮肤红斑、丘疹、结节等。血培养基组织学真菌检查常有阳性发现。

3. 实验室检查与诊断　对疑似病人可根据感染累及部位采集不同的标本进行检查，如咽拭子、刮取物、痰、尿、粪、血及活组织检查等。标本镜下可见真、假菌丝与孢子，有大量假菌丝存在，说明念珠菌处于致病状态。血培养对血源播散性真菌感染具有重要意义，组织活检对深部真菌病的确诊具有重要意义。

4. 预防　外科真菌感染是可以预防的。①重视抗生素的合理应用；②对基础病重、免疫功能低下者，广谱抗生素使用一周以上或长期使用免疫抑制剂者，可预防性使用抗真菌药物；③静脉留置导管者，应注意防治污染。

5. 治疗　真菌感染的治疗应针对病因。在治疗中应注意：①因抗生素应用引起的菌群失调，需停用或调整抗生素；②导管相关性感染，应拔除导管；③与体内人工植入物有关的真菌感染应设法去除；④使用免疫抑制剂或糖皮质激素者，应减量或停用。

三、人类免疫缺陷病毒感染

获得性免疫缺陷综合征（acquired immunodeficiency syndrome，AIDS）即艾滋病，是由人类免疫缺陷病毒（human immunodeficiency virus，HIV）引起的以细胞免疫缺陷为主的临床综合征，常并发条件感染及继发性恶性肿瘤，预后差，死亡率高。

1. 病因　HIV存在于组织与体液中，以血液、精液、阴道分泌物中含量最高，最具传染性。无症状的HIV感染者及AIDS病人是HIV感染的主要传染源。HIV的主要传播途径是：①大多数是由同性或异性性交传染；②静脉注射成瘾药物者共用注射器传播；③输注污染HIV的全血或血制品；④垂直传播等。

2. 病理　HIV进入人体后主要侵及T辅助淋巴细胞，使T辅助细胞受损，同时血液T细胞数减少，导致细胞免疫功能降低。另外，B细胞正常功能也降低。机体免疫能力的严重缺陷，助长了各种细菌、真菌、病毒结核、卡氏肺囊虫等的感染,还会助长某些恶性肿瘤的生长,如淋巴瘤、卡波西肉瘤(Kaposi sarcoma)等。

3. 临床表现　AIDS 病人经过隐性感染阶段后出现多种临床症状,如体重降低、发热、无力、淋巴结肿大等全身症状,还可出现皮炎、口腔炎、腹泻、便血、咳嗽、咳血、呼吸困难、头痛、性格改变、尿便失禁等多个系统症状。在外科临床上所处理的 AIDS 病人,可有下列病变:①急腹症,如急性阑尾炎、胃肠穿孔等;②直肠肛门疾病,如肛周脓肿、肛瘘、肛裂等;③脾大、脓胸等;④肿瘤引起的梗阻、出血等。

4. 外科预防　HIV 感染的标准防范措施有:①常规戴手套、口罩、眼镜,防止皮肤、黏膜与病人体液、血液直接接触;②避免体表直接接触病人伤口、组织标本等;③医疗器具严格消毒,操作过程中预防锐器引起的损伤。

对于 HIV 感染者或是 AIDS 病人因外科疾病需要行手术或行活检、静脉注射等外科操作时,医务人员应特别强化防范措施,应严格按照操作规程进行。术前防范措施如下:①有皮肤损伤或皮炎者不应参加手术;②手术者应戴双层手套、防护面罩或护目镜;③使用完全防水的一次性使用手术衣或围裙与袖套;④手术人员控制在最低限度,手术室仅留必需人员,术中尽量减少手术室中不必要的走动;⑤手术人员应穿靴而不是拖鞋,以防锐器自手术台上坠落而受伤。术中防范措施如下:①手术操作应谨慎、稳当、有序,术中注意止血和防止血液喷溅;②器械护士给术者递交器械时应放入弯盘后传递,以减少锐器刺伤的危险;③术中助手移动位置时术者应暂停操作,以免误伤;④术中使用的动力驱动器具,需要特别防范飞溅播散的风险。

医务人员一旦在 HIV 感染者或 AIDS 病人的术中被误伤,①应立即在流水下彻底冲洗伤部;②应及时向医院报告;③采取积极措施,行预防性高活性抗反转录病毒治疗一个月;④伤后立即查 HIV 抗体,并在 12 个月后复查,以确认是否发生 HIV 血清转化。

（金群华　张　曹）

第五节　脓　毒　症

一、脓毒症流行病学

脓毒症(sepsis)具有高发病率、高病死率、治疗费用昂贵等特点,严重威胁着人类的健康。全球每年有 3 000 万病人罹患脓毒症,每年还在以 1.5%~1.8% 速度增长,随着人口老龄化的加剧,脓毒症的发生率在未来可能会继续增加。现代医学已经较成功地解决了许多曾经对人类健康构成严重威胁的疾病如急性传染病、心脑血管系统疾病等,脓毒症的威胁却日趋突出。2001 年欧洲重症学会、美国重症学会和国际脓毒症论坛发起“拯救脓毒症战役”(surviving sepsis campaign, SSC),2002 年欧美国家多个组织共同发起并签署《巴塞罗那宣言》,并于 2004 年制定第一版脓毒症治疗指南,后于 2008 年、2012 年、2016 年和 2021 年再次修订,以改进脓毒症的治疗措施,降低脓毒症的死亡率。至今,脓毒症的死亡率已下降至 25%~30%。

二、脓毒症相关概念及诊断方法

脓毒症是指宿主对感染的反应失调导致的危及生命的器官功能障碍;器官功能障碍是指序贯(脓毒症相关)器官衰竭评估(SOFA)评分增加 2 分或以上,SOFA 评分见表 10-1。

表 10-1　SOFA 评分

系统	变量	单位	0分	1分	2分	3分	4分
呼吸	PaO_2/FiO_2	mmHg	≥400	<400	<300	<200	<100
	呼吸机支持					是	是
血液	血小板	10^9/L	≥150	<150	<100	<50	<20
肝脏	胆红素	μmol/L	<20	20~32	33~101	102~204	>204
循环	平均动脉压	mmHg	≥70	<70			
	多巴胺	μg/(kg·min)			≤5	5.1~15	>15
	多巴酚丁胺	μg/(kg·min)			任何剂量		
	肾上腺素	μg/(kg·min)				≤0.1	>0.1
	去甲肾上腺素	μg/(kg·min)				≤0.1	>0.1
神经	GCS 评分	分	15	13~14	10~12	6~9	<6
肾脏	肌酐	μmol/L	<110	110~170	171~299	300~440	>440
	尿量	mL/d				<500	<200

　　由于 SOFA 评分需要一定的化验结果,可能会错失最佳的诊断和治疗时机,为了能够及时于床旁识别 ICU 外的病人是否存在脓毒症,脓毒症最新定义还提出了 qSOFA(quick SOFA)的评分方法,包括 3 条:①呼吸频率≥22 次/min;②收缩压≤100mmHg;③意识状态改变(GCS<15 分),符合其中的 2 条就需要进入脓毒症的诊治流程。

　　脓毒症休克是指脓毒症合并循环障碍、细胞代谢紊乱,死亡风险高于单纯脓毒症;脓毒症休克是指病人符合脓毒症标准,接受充分液体复苏后仍需要血管加压药来维持平均动脉压(MAP)≥65mmHg,并伴有乳酸>2mmol/L。脓毒症、脓毒症休克诊断流程见图 10-4。

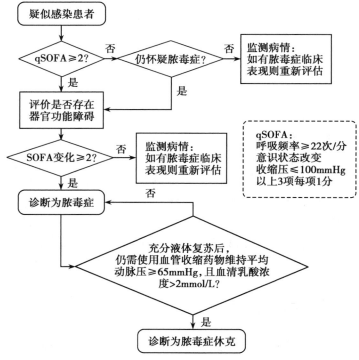

图 10-4　脓毒症、脓毒症休克诊断流程

三、脓毒症的机体反应

通常,细菌病原体进入无菌部位后,该处的居留细胞可察觉入侵者并启动宿主应答。宿主反应始于固有免疫细胞(特别是巨噬细胞)识别并结合微生物成分。免疫细胞表面受体与微生物成分结合,启动一系列步骤,使机体吞噬入侵细菌、杀菌以及吞噬损伤组织的碎片。这些过程与巨噬细胞产生并释放一系列促炎症细胞因子有关,其结果是白细胞等其他炎性细胞募集。该反应同时受到促炎介质和抗炎介质的高度调节。细菌入侵的数量有限时,局部宿主反应一般足以清除病原体。最终结果通常是组织修复及愈合。感染引起的促炎介质释放超出局部环境并导致全身性炎症反应且累及远隔器官损伤,病人就会发生脓毒症。联系机体反应与器官损害的桥梁一般认为是被全身炎症反应所推动的一系列病理学变化,包括内皮细胞损害、弥散性血管内凝血(disseminated intravascular coagulation, DIC)、细胞凋亡或自噬,以及高分解代谢、线粒体功能障碍所致组织氧利用减少等导致器官衰竭。一些病人可能存在脓毒症遗传易感性。

感染引起炎症反应通常限于局部,尚不清楚为何其有时会传播到局部环境之外并引起脓毒症。其原因可能很多,包括入侵微生物或其毒性产物的直接作用、大量促炎介质的释放和补体激活。在这种环境下,抗炎反应可能会减少过量炎症反应的毒性作用,但也可能减弱针对感染的宿主保护效果。此外,创伤、休克、感染等病损打击导致全身炎症反应与抗炎反应同步发生,两者都是代偿性的自适应反应,具有自身保护的积极的生物学意义。但如果炎症反应加剧并造成免疫功能深度抑制则导致脓毒症,这是机体免疫炎症反应陷入失代偿的标志。在脓毒症状态下,深度免疫抑制引发的严重感染将进一步加剧全身炎症反应,由炎症反应所推动的多种病理学变化也将进一步恶化,导致或加重器官衰竭,甚至病人死亡。脓毒症发生发展示意图见图 10-5。

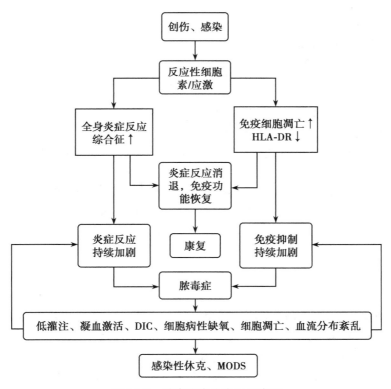

图 10-5　脓毒症发生发展示意图

四、脓毒症的临床表现和实验室检查

（一）临床表现

脓毒症的症状和体征是非特异性的，可能包括以下几点。

1. 感染源特有的症状和体征　如咳嗽和呼吸困难可能提示肺炎，手术伤口疼痛和脓性渗出物可能提示潜在脓肿。

2. 全身表现　主要表现为发热、寒战、心动过速、呼吸加快，白细胞计数改变等。

3. 血流动力学　严重时可伴血流动力学改变（如低血压、休克等）。

4. 组织灌注减少　如意识改变、皮肤湿冷、发绀或花斑、尿量减少等。

5. 器官功能障碍　各个脏器或系统功能损伤（如肌酐或尿素氮升高、血小板减少、高胆红素血症等）。

不同病原菌引发的脓毒症有不同的临床特点。革兰氏阴性菌所致的脓毒症常继发于腹腔感染、尿路感染等，一般比较严重，可出现三低现象（低温、低白细胞、低血压），发生脓毒症休克者也较多。革兰氏阳性菌所致的脓毒症常继发于严重的皮肤软组织、骨关节化脓性感染等，多数为金黄色葡萄球菌所致，常伴高热、皮疹和转移性脓肿。厌氧菌常与需氧菌掺杂形成混合感染，其所致的脓毒症常继发于各类脓肿、会阴部感染、口腔颌面部坏死性感染等。真菌所致的脓毒症常继发于长期使用广谱抗生素或免疫抑制剂，或长期留置静脉导管，可出现结膜瘀斑、视网膜灶性絮样斑等栓塞表现。

（二）实验室检查

实验室特征也是非特异性的，结果异常可能是由脓毒症的基础病因或脓毒症导致的组织灌注不足或器官功能障碍引起，包括以下内容。

1. 白细胞数>12.0×10^9/L 或<4.0×10^9/L；白细胞计数正常但超过 10% 为未成熟形式。

2. 高血糖，多考虑应激因素引起。

3. 血浆 C 反应蛋白高于正常值 2 个标准差以上。

4. 低氧血症（PaO_2/FiO_2<300mmHg）。

5. 急性少尿，尽管充足的液体复苏，尿量<0.5mL/（kg·h）持续至少 2h；肌酐升高>0.5mg/dL 或 44.2µmol/L。

6. 凝血功能异常，国际标准化比值（international normalized ratio，INR）>1.5 或活化部分凝血活酶时间（activated partial thromboplastin time，APTT）>60s。血小板减少（血小板计数<100 000/µL）。

7. 高胆红素血症（血浆总胆红素>4mg/dL 或 70µmol/L）。肾上腺功能减退症和正常甲状腺功能病态综合征也可见于脓毒症。

8. 高乳酸血症，血清乳酸升高（如>2mmol/L）可以是器官灌注不足的表现（无论是否伴有低血压），并且也是初始评估的重要内容，因为乳酸升高与预后不良相关。

9. 血浆前降钙素原水平超过正常值 2 个标准差以上。

五、脓毒症的治疗

脓毒症是一种医学急症。如果疑似或确认感染的病人出现病情恶化且有器官功能障碍，改善结局的关键在于及早识别及时治疗。

拯救脓毒症运动（surviving sepsis campaign，SSC）在 2018 年提出的 1 小时集束化干预。依据为：脓毒症具备时间性，及早识别和干预脓毒症能让病人获益。SSC 将病人抵达分诊处认定为集束化干预的开始。它列出了在第 1 个小时内必须完成的 5 项检查和干预措施：①检测乳酸水平，如果初始乳酸水平>2mmol/L，则予以复查；②给予抗生素之前采集血培养样本；③静脉使用广谱抗生素；④对于低血压或乳酸水平≥4mmol/L 的病人，应开始快速给予晶体液（30mL/kg）液体复苏治疗；⑤如果病人在液体复苏期间或之后出现低血压，则开始使用血管加压药，以使平均动脉压维持在≥65mmHg。

脓毒症具体治疗措施如下。

1. 病因治疗　控制感染首先要清除坏死组织或引流感染灶，静脉导管感染时，拔除导管应属首要措施。但部分疾病的坏死组织在早期是难以完全清除的，如大面积烧伤和软组织挫裂伤，这些情况均给控制感染带来较大的困难和挑战。

2. 血流动力学管理与早期液体复苏　对确诊为脓毒症或脓毒症休克的病人，应立即进行液体复苏。如果病人有脓毒症诱导的低灌注表现（急性器官功能障碍、低血压或高乳酸）或脓毒症休克，在最初 3h 内应给予不少于 30mL/kg 的晶体液。对需要使用血管活性药物的脓毒症休克病人，建议复苏初始目标为平均动脉压 65mmHg。对于需要更多液体量的病人，应根据血流动力学评估结果和评估液体反应性后再合理给予液体。在重症监护期间持续的液体正平衡是有害的，早期复苏成功后，应重新评价病人的血流动力学状态，酌情补液和使用血管活性药物，去甲肾上腺素作为脓毒症休克病人的一线用药。对于充分补液和血管加压药治疗无效的病人，尤其是还出现心排血量减少的病人，可能需要尝试性使用正性肌力治疗，多巴酚丁胺是合适的首选药物。

3. 抗微生物治疗　对确诊为脓毒症或脓毒症休克的病人，应在 1h 内启动静脉抗生素治疗。对于早期的抗生素治疗，建议经验性地使用一种或几种广谱抗生素，以期覆盖所有可能的病原体（包括潜在的真菌或病毒）；一旦致病菌和药敏结果明确，建议使用针对性的窄谱抗生素进行治疗。抗生素的治疗疗程一般维持 7~10d，在病人体温正常、白细胞计数正常、病情好转、局部病灶控制后停药。

4. 其他治疗与支持治疗　输注血液制品；营养支持；应激性溃疡预防性治疗；静脉血栓栓塞预防性治疗；血糖控制与胰岛素强化治疗；机械通气、镇静和撤机。血液净化；脓毒症的在研疗法：如静脉用免疫球蛋白、肝素、细胞因子和毒素灭活因子等。

（杨晓军　王晓红）

第十一章 抗菌药物的合理使用

抗菌药物(antibiotics)是指具有杀灭或抑制细菌,用于治疗和预防细菌性感染的药物。本章介绍的抗菌药物包括治疗细菌、支原体、衣原体、立克次体、螺旋体、真菌等病原微生物所致感染性疾病病原的药物,不包括治疗结核病、寄生虫病和各种病毒所致感染性疾病的药物以及具有抗菌作用的中药制剂。抗菌药物临床应用是否合理,基于以下两方面:有无抗菌药物应用指征;选用的品种及给药方案是否适宜。抗菌药物的应用涉及临床各科,近年来,抗菌药物的滥用已成为全球共同面临的严峻问题。合理应用抗菌药物是提高疗效、降低不良反应发生率以及减少或延缓细菌耐药发生的关键。

第一节 抗菌药物临床应用的基本原则

一、诊断为细菌性感染者方有指征应用抗菌药物

根据病人的症状、体征、实验室检查或放射、超声等影像学结果,诊断为细菌、真菌感染者方有指征应用抗菌药物;由结核分枝杆菌、非结核分枝杆菌、支原体、衣原体、螺旋体、立克次体及部分原虫等病原微生物所致的感染亦有指征应用抗菌药物。

二、尽早查明感染病原,根据病原种类及药物敏感试验结果选用抗菌药物

对临床诊断为细菌性感染的病人应在开始抗菌治疗前,及时留取相应合格标本送病原学检测,早期明确病原菌和药敏结果,据此调整抗菌药物治疗方案。

三、抗菌药物的经验治疗

对于临床诊断为细菌性感染的病人,在未获知细菌培养及药敏结果前,或无法获取培养标本时,可根据病人的感染部位、基础疾病、发病情况、发病场所、既往抗菌药物用药史及治疗反应推测可能的病原体,并结合当地细菌耐药性监测数据,先给予抗菌药物经验治疗,在获知病原学检测及药敏结果后,结合先前的治疗反应调整用药方案。

四、按照药物的抗菌作用及其体内过程特点选择用药

各种抗菌药物的药效学和人体药动学特点不同,临床医生应根据各种抗菌药物的药学特点,按临床适应证正确选用抗菌药物。

五、综合病人病情、病原菌种类及抗菌药物特点制订抗菌治疗方案

抗菌药物治疗方案应根据病原菌、感染部位、感染严重程度和病人的生理、病理情况及抗菌药物

药效学和药动学证据制订，包括抗菌药物的选用品种、剂量、给药次数、给药途径、疗程及联合用药等（表 11-1）。

表 11-1　抗菌药物治疗方案制订

方案项目	用药原则	说明
品种选择	根据病原菌种类及药敏试验结果选择针对性强、窄谱、安全、价格适当的抗菌药物	进行经验治疗者可根据可能的病原菌及当地耐药状况选用抗菌药物
给药剂量	按各种抗菌药物的治疗剂量范围给药	治疗重症感染和抗菌药物不易达到的部位的感染，抗菌药物剂量宜较大；治疗单纯性下尿路感染时，多数药物尿药浓度远高于血药浓度，则可应用较小剂量
给药途径	轻、中度感染应予口服治疗，特殊情况静脉注射给药，避免局部应用	仅在下列情况下可先予以注射给药：①不能口服或不能耐受口服给药的病人；②病人存在明显可能影响口服药物吸收的情况；③所选药物有合适抗菌谱，但无口服剂型；④需在感染组织或体液中迅速达到高药物浓度以达杀菌作用者；⑤感染严重、病情进展迅速，需给予紧急治疗的情况；⑥病人对口服治疗的依从性差。肌内注射给药时难以使用较大剂量，其吸收也受药动学等众多因素影响，因此只适用于不能口服给药的轻、中度感染者，不宜用于重症感染者。接受注射用药的感染病人经初始注射治疗病情好转并能口服时，应及早转为口服给药
给药次数	根据药动学和药效学相结合特点给药	青霉素类、头孢菌素类和其他 β- 内酰胺类、红霉素、克林霉素等时间依赖性抗菌药，应一日多次给药。氟喹诺酮类和氨基糖苷类等浓度依赖性抗菌药可一日给药一次
疗程	用至体温正常、症状消退后 72~96h	局部病灶用药至感染灶控制或完全消散；血流感染、感染性心内膜炎、化脓性脑膜炎、伤寒、布鲁氏菌病、骨髓炎、B 组链球菌咽炎和扁桃体炎、侵袭性真菌病、结核病等需较长的疗程，减少或防止复发
联合应用	单一药物可有效治疗的感染不需联合用药	仅在下列情况时有指征联合用药：①病原菌尚未查明的严重感染，包括免疫缺陷者的严重感染；②单一抗菌药物不能控制的严重感染，需氧菌及厌氧菌混合感染，2 种及 2 种以上复数菌感染，以及多重耐药菌或泛耐药菌感染；③长疗程治疗，但病原菌易对某些抗菌药物产生耐药性的感染，如某些侵袭性真菌病；或病原菌含有不同生长特点的菌群，需要应用不同抗菌机制的药物联合使用，如结核和非结核分枝杆菌；④毒性较大的抗菌药物，联合用药时剂量可适当减少，但需有临床资料证明其同样有效。如两性霉素 B 与氟胞嘧啶联合治疗隐球菌脑膜炎时，前者的剂量可适当减少，以减少其毒性反应

第二节　抗菌药物在特殊人群的应用

药物主要通过肾脏或经肝脏代谢后以原形或代谢物经尿液或肠道排出体外。大多数抗菌药物主要经肾脏排泄，部分抗菌药物通过肝肾双途径排泄（表 11-2）。肾脏疾病时因肾小球滤过或肾小管功能受损，影响抗菌药物的消除。同样，肝脏疾病也可减弱对药物的代谢或排泄。所以，对于肝、肾功能减退的病人，应根据肝、肾功能的变化调整药物剂量，在病人器官功能不受药物不良反应影响的前提下，尽量达到抗菌药物的最佳临床疗效。同样，特殊生理状态影响了药物在体内的吸收、分布、代谢以及排泄过程,比如老年人、新生儿、儿童、妊娠及哺乳期妇女不良反应发生风险增加,抗菌方案的制订需要更加谨慎。

表 11-2　常见抗菌药物的消除途径

清除途径	代表药物
主要经肝脏清除	氯霉素、利福平、大环内酯类、克林霉素、林可霉素、异烟肼、两性霉素 B、四环素类、磺胺类、酮康唑、伊曲康唑、伏立康唑、卡泊芬净、甲硝唑等
经肝肾双途径清除	美洛西林、哌拉西林、头孢哌酮、头孢曲松、头孢噻肟、氨曲南、环丙沙星、莫西沙星等
主要由肾脏排泄	氨基糖苷类、糖肽类、头孢唑林、头孢他啶、多黏菌素、羧苄西林、左氧氟沙星、亚胺培南、氟康唑

一、肾功能减退病人抗菌药物的应用

许多抗菌药物在人体内主要经肾排出,某些抗菌药物具有肾毒性,肾功能减退的感染病人应用抗菌药物的原则如下。

1. 根据感染的严重程度、病原菌种类及药敏试验结果等选用无肾毒性或肾毒性较低的抗菌药物。尽量避免使用肾毒性抗菌药物,确有应用指征时,严密监测肾功能情况。

2. 使用主要经肾排泄的药物,须根据病人肾功能减退程度以及抗菌药物在人体内清除途径调整给药剂量及方法。

3. 肾功能减退病人,抗菌药物的选用及给药方案调整注意以下情况。

(1)主要由肝胆系统排泄(如红霉素或阿奇霉素等),或经肾脏和肝胆系统同时排出的抗菌药物(如头孢哌酮或头孢曲松等),维持原治疗量或剂量略减。

(2)主要经肾排泄,药物本身并无肾毒性,或仅有轻度肾毒性的抗菌药物,可按照肾功能减退程度(以内生肌酐清除率为准)调整给药方案。如大多数的青霉素类和头孢菌素类,以及左氧氟沙星等。

(3)肾毒性抗菌药物避免使用,确有指征使用该类药物时,宜进行血药浓度监测,据以调整给药方案,达到个体化给药,疗程中需严密监测病人肾功能。如万古霉素、去甲万古霉素、氨基糖苷类等。

(4)接受肾脏替代治疗病人应根据腹膜透析、血液透析和血液滤过对药物的清除情况调整给药方案。

二、肝功能减退病人抗菌药物的应用

肝功能减退时,抗菌药物的选用及剂量调整需要考虑肝功能减退对该类药物体内过程的影响程度,以及肝功能减退时该类药物及其代谢物发生毒性反应的可能性。由于药物在肝脏代谢过程复杂,不少药物的体内代谢过程尚未完全阐明,根据现有资料,肝功能减退时抗菌药物的应用需注意以下几种情况。

1. 药物主要经肝脏或有一定量经肝脏清除或代谢时,肝功能减退时清除减少,并可导致毒性反应的发生,应避免使用此类药物,如氯霉素、利福平、红霉素酯化物等。

2. 药物主要由肝脏清除时,肝功能减退时清除明显减少,但并无明显毒性反应发生,肝病时仍可正常应用,但需谨慎,必要时减量给药,治疗过程中需严密监测肝功能。红霉素等大环内酯类(不包括酯化物)、克林霉素、林可霉素等属于此类。

3. 药物经肝、肾途径清除时,肝功能减退者药物清除减少,血药浓度升高,同时伴有肾功能减退的病人血药浓度升高尤为明显,但药物本身的毒性不大。严重肝病病人,尤其肝、肾功能同时减退的病人在使用此类药物时需减量应用。如经肾、肝两途径排出的青霉素类、头孢菌素类等。

4. 药物主要由肾排泄时，肝功能减退者不需调整剂量。如氨基糖苷类、糖肽类等。

第三节　常见抗菌药物的适应证和注意事项

一、青霉素类

青霉素类抗菌药物作用机制是与青霉素结合蛋白结合，抑制黏肽合成酶，阻碍细胞壁黏肽合成。

（一）分类

青霉素类可分为以下 3 种。

1. 主要作用于革兰氏阳性菌的青霉素　如青霉素 G、普鲁卡因青霉素、苄星青霉素、青霉素 V。

2. 耐青霉素酶青霉素　如苯唑西林、氯唑西林。

3. 广谱青霉素　包括对部分肠杆菌科细菌有抗菌活性，如氨苄西林、阿莫西林；对多数革兰氏阴性杆菌包括铜绿假单胞菌具抗菌活性，如哌拉西林、阿洛西林、美洛西林。

（二）适应证

1. 青霉素　适用于 A 组溶血性链球菌、肺炎链球菌等革兰氏阳性球菌所致的感染，包括血流感染、脑膜炎、肺炎、咽炎、扁桃体炎、中耳炎、猩红热、丹毒等，也可用于治疗草绿色链球菌和肠球菌心内膜炎，以及破伤风、气性坏疽、炭疽、白喉、流行性脑脊髓膜炎、李斯特菌病、鼠咬热、梅毒、淋病、钩端螺旋体病、放线菌病等。青霉素尚可用于风湿性心脏病或先天性心脏病病人进行某些操作或手术时，预防心内膜炎发生。

2. 耐青霉素酶青霉素类　本类药物抗菌谱与青霉素 G 相仿，但抗菌作用较差，对青霉素酶稳定；因产酶而对青霉素耐药的葡萄球菌对本类药物敏感，但甲氧西林耐药葡萄球菌对本类药物耐药。主要适用于产青霉素酶的甲氧西林敏感葡萄球菌感染，如血流感染、心内膜炎、肺炎、脑膜炎、骨髓炎、皮肤及软组织感染等。肺炎链球菌、A 组溶血性链球菌或青霉素敏感葡萄球菌感染则不宜采用。

3. 广谱青霉素类　氨苄西林与阿莫西林的抗菌谱较青霉素 G 广，对革兰氏阳性球菌作用与青霉素 G 相仿，对部分革兰氏阴性杆菌亦具抗菌活性。本类药物适用于敏感细菌所致的呼吸道感染、尿路感染、胆道感染、皮肤及软组织感染、脑膜炎、血流感染、心内膜炎等。氨苄西林为肠球菌、李斯特菌感染的首选用药。

（三）注意事项

1. 对青霉素 G 或青霉素类抗菌药物过敏者禁用本品。

2. 无论采用何种给药途径，用青霉素类抗菌药物前必须详细询问病人有无青霉素类过敏史、其他药物过敏史及过敏性疾病史，并须先做青霉素皮肤试验。

3. 青霉素钾盐不可快速静脉注射。

4. 青霉素可安全地应用于孕妇；少量本品可经乳汁排出，哺乳期妇女应用青霉素时应停止哺乳。

5. 老年人肾功能呈轻度减退，本品主要经肾脏排出，治疗老年病人感染时宜适当减量应用。

二、头孢菌素类

（一）分类

根据抗菌谱、抗菌活性、对 β- 内酰胺酶的稳定性以及肾毒性的不同，头孢菌素类目前分为四代。

1. 第一代头孢菌素 主要作用于需氧革兰氏阳性球菌,仅对少数革兰氏阴性杆菌有一定抗菌活性,常用的注射剂有头孢唑林、头孢拉定等,口服制剂有头孢拉定、头孢氨苄和头孢羟氨苄等。

2. 第二代头孢菌素 对革兰氏阳性球菌的活性与第一代相仿或略差,对部分革兰氏阴性杆菌亦具有抗菌活性,注射剂有头孢呋辛、头孢替安等,口服制剂有头孢克洛、头孢呋辛酯和头孢丙烯等。

3. 第三代头孢菌素 对肠杆菌科细菌等革兰氏阴性杆菌具有强大抗菌作用,头孢他啶和头孢哌酮除肠杆菌科细菌外,对铜绿假单胞菌亦具较强抗菌活性,注射品种有头孢噻肟、头孢曲松、头孢他啶、头孢哌酮等,口服品种有头孢克肟和头孢泊肟酯等,口服品种对铜绿假单胞菌均无作用。

4. 第四代头孢菌素 常用头孢吡肟,对肠杆菌科细菌作用与第三代头孢菌素大致相仿,其中对阴沟肠杆菌、产气肠杆菌、柠檬酸菌属等部分菌株作用优于第三代头孢菌素,对铜绿假单胞菌的作用与头孢他啶相仿,对革兰氏阳性球菌的作用较第三代头孢菌素略强。

(二)适应证

1. 第一代头孢菌素 注射剂代表品种为头孢唑林,常作为外科手术预防用药。主要适用于甲氧西林敏感葡萄球菌、A 组溶血性链球菌和肺炎链球菌等所致的上、下呼吸道感染,尿路感染,血流感染,心内膜炎,骨、关节感染及皮肤及软组织感染等;亦可用于流感嗜血杆菌、奇异变形杆菌、大肠埃希菌敏感株所致的尿路感染以及肺炎等。

2. 第二代头孢菌素 注射剂代表品种为头孢呋辛,也是常用围手术期预防用药物。主要用于治疗甲氧西林敏感葡萄球菌、链球菌属、肺炎链球菌等革兰氏阳性球菌,以及流感嗜血杆菌、大肠埃希菌、奇异变形杆菌等中的敏感株所致的呼吸道感染、尿路感染、皮肤及软组织感染、血流感染、骨关节感染和腹腔、盆腔感染。用于腹腔感染和盆腔感染时需与抗厌氧菌药合用。

3. 第三代头孢菌素 主要品种有头孢噻肟、头孢曲松、头孢他啶、头孢哌酮。适用于敏感肠杆菌科细菌等革兰氏阴性杆菌所致严重感染,如下呼吸道感染、血流感染、腹腔感染、肾盂肾炎和复杂性尿路感染、盆腔炎性疾病、骨关节感染、复杂性皮肤及软组织感染、中枢神经系统感染等。治疗腹腔、盆腔感染时需与抗厌氧菌药合用。头孢噻肟、头孢曲松尚可用于 A 组溶血性链球菌、甲型溶血性链球菌、肺炎链球菌、甲氧西林敏感葡萄球菌所致的各种感染。头孢他啶、头孢哌酮尚可用于铜绿假单胞菌所致的各种感染。

4. 第四代头孢菌素 抗菌谱和临床适应证与第三代头孢菌素相似,可用于对第三代头孢菌素耐药而对其敏感的产气肠杆菌、阴沟肠杆菌、沙雷菌属等细菌所致感染,亦可用于中性粒细胞缺乏伴发热病人的经验治疗。

所有头孢菌素类对甲氧西林耐药葡萄球菌、肠球菌属抗菌作用均差,故不宜选用于治疗上述细菌所致感染。

(三)注意事项

1. 禁用于对任何一种头孢菌素类抗菌药物有过敏史及有青霉素过敏性休克史的病人。

2. 用药前必须详细询问病人既往有否对头孢菌素类、青霉素类或其他药物的过敏史。有青霉素类、其他 β- 内酰胺类及其他药物过敏史的病人,有明确应用指征时应谨慎使用本类药物。在用药过程中一旦发生过敏反应,须立即停药。如发生过敏性休克,须立即就地抢救并予以肾上腺素等相关治疗。

3. 本类药物多数主要经肾脏排泄,中度以上肾功能不全病人应根据肾功能适当调整剂量。中度以上肝功能减退时,头孢哌酮、头孢曲松可能需要调整剂量。

4. 氨基糖苷类和第一代头孢菌素注射剂合用可能加重前者的肾毒性,应注意监测肾功能。

5. 头孢哌酮可导致低凝血酶原血症或出血，合用维生素 K 可预防出血；本药亦可引起戒酒硫样反应，用药期间及治疗结束后 72h 内应戒酒或避免摄入含酒精饮料。

三、碳青霉烯类

（一）分类
碳青霉烯类抗菌药物分为具有抗非发酵菌和不具有抗非发酵菌两组，前者包括亚胺培南 / 西司他丁、美罗培南、帕尼培南 / 倍他米隆、比阿培南和多立培南；后者为厄他培南。亚胺培南、美罗培南、帕尼培南、比阿培南等对各种革兰氏阳性球菌、革兰氏阴性杆菌和多数厌氧菌具强大抗菌活性，对多数 β- 内酰胺酶高度稳定，但对甲氧西林耐药金黄色葡萄球菌和嗜麦芽窄食单胞菌等抗菌作用差。厄他培南与其他碳青霉烯类抗菌药物有两个重要差异：血半衰期较长，可一天一次给药；对铜绿假单胞菌、不动杆菌属等非发酵菌抗菌作用差。

（二）适应证
1. 多重耐药但对本类药物敏感的需氧革兰氏阴性杆菌所致血流感染、下呼吸道感染、肾盂肾炎和复杂性尿路感染、腹腔感染、盆腔感染等严重感染的治疗。
2. 脆弱拟杆菌等厌氧菌与需氧菌混合感染的重症病人。
3. 病原菌尚未查明的免疫缺陷病人中重症感染的经验治疗。
4. 美罗培南、帕尼培南 / 倍他米隆则除上述适应证外，尚可用于年龄在 3 个月以上的细菌性脑膜炎病人。

（三）注意事项
1. 碳青霉烯类禁用于对本类药物及其配伍成分过敏的病人。
2. 不宜用于治疗轻症感染，更不可作为预防用药。
3. 本类药物所致的严重中枢神经系统反应多发生在原本患有癫痫等中枢神经系统疾病病人及肾功能减退病人未减量用药者，因此在上述基础疾病病人应慎用本类药物。中枢神经系统感染病人不宜应用亚胺培南 / 西司他丁，有指征可应用美罗培南或帕尼培南 / 倍他米隆时，仍须严密观察抽搐等严重不良反应。
4. 碳青霉烯类抗菌药物与丙戊酸联合应用，可能导致后者血药浓度低于治疗浓度，增加癫痫发作风险，因此不推荐本品与丙戊酸联合应用。

四、氨基糖苷类

（一）临床常用的氨基糖苷类抗菌药物
临床常用的氨基糖苷类抗菌药物主要有以下几种。
1. 对肠杆菌科和葡萄球菌属细菌有良好抗菌作用，但对铜绿假单胞菌无作用者，如链霉素、卡那霉素等。其中链霉素对葡萄球菌等革兰氏阳性球菌作用差，但对结核分枝杆菌有强大作用。
2. 对肠杆菌科细菌和铜绿假单胞菌等革兰氏阴性杆菌具强大抗菌活性，对葡萄球菌属亦有良好作用者，如庆大霉素、妥布霉素、奈替米星、阿米卡星、异帕米星、依替米星。
3. 抗菌谱与卡那霉素相似，由于毒性较大，现仅供口服或局部应用者有新霉素与巴龙霉素，后者对阿米巴原虫和隐孢子虫有较好作用。

（二）适应证
1. 中、重度肠杆菌科细菌等革兰氏阴性杆菌感染。

2. 中、重度铜绿假单胞菌感染。治疗此类感染常需与具有抗铜绿假单胞菌作用的 β- 内酰胺类或其他抗菌药物联合应用。

3. 链霉素、阿米卡星和卡那霉素可用于结核病联合疗法。

（三）注意事项

1. 氨基糖苷类的任何品种均具肾毒性、耳毒性（耳蜗、前庭）和神经肌肉阻滞作用，因此用药期间应监测肾功能，严密观察病人听力及前庭功能，注意观察神经肌肉阻滞症状。

2. 氨基糖苷类抗菌药物对社区获得上、下呼吸道感染的主要病原菌肺炎链球菌、A 组溶血性链球菌抗菌作用差，又有明显的耳、肾毒性，因此对门急诊中常见的上、下呼吸道细菌性感染不宜选用本类药物治疗。

3. 本类药物不宜与其他肾毒性药物、耳毒性药物、神经肌肉阻滞剂或强利尿剂同用。与注射用第一代头孢菌素类合用时可能增加肾毒性。

4. 本类药物不可用于眼内或结膜下给药，亦可能引起黄斑坏死。

五、四环素类

四环素类抗菌药物包括四环素、金霉素、土霉素及半合成四环素类，如多西环素和米诺环素。四环素类具广谱抗菌活性，对葡萄球菌属、链球菌属、肠杆菌科（大肠埃希菌、克雷伯菌属）、不动杆菌属、嗜麦芽窄食单胞菌等具有抗菌活性，且对布鲁氏菌属具有良好抗菌活性。

（一）适应证

1. 四环素类作为首选或可选药物用于下列疾病的治疗。①立克次体病，包括流行性斑疹伤寒、地方性斑疹伤寒、洛矶山热、恙虫病、柯氏立克次体肺炎；②支原体感染如支原体肺炎、解脲脲原体所致的尿道炎等；③衣原体属感染，包括肺炎衣原体肺炎、鹦鹉热及沙眼衣原体感染等；④回归热螺旋体所致的回归热；⑤布鲁氏菌病；⑥霍乱；⑦土拉弗朗西斯杆菌所致的兔热病；⑧鼠疫耶尔森菌所致的鼠疫。

2. 四环素类亦可用于对青霉素类抗菌药物过敏病人的破伤风、气性坏疽、雅司病、梅毒、淋病和钩端螺旋体病的治疗。

3. 用于炎症反应显著的痤疮治疗。

4. 近年来，鲍曼不动杆菌对各类抗菌药的耐药性高，治疗困难，米诺环素可作为治疗多重耐药鲍曼不动杆菌感染的联合用药之一。

（二）注意事项

1. 禁用于对四环素类过敏的病人。

2. 牙齿发育期病人（胚胎期至 8 岁）使用四环素类可产生牙齿着色及牙釉质发育不良，故妊娠期和 8 岁以下病人不可使用该类药物。

3. 哺乳期病人应避免应用或用药期间暂停哺乳。

4. 四环素类可加重氮质血症，已有肾功能损害者应避免应用四环素，但多西环素及米诺环素仍可谨慎应用。

5. 四环素类可致肝损害，肝病病人不宜应用，确有指征使用者应减少剂量。

六、大环内酯类

大环内酯类有红霉素、麦迪霉素、醋酸麦迪霉素、螺旋霉素等沿用大环内酯类和阿奇霉素、克拉霉素、罗红霉素等新大环内酯类。该类药物对革兰氏阳性菌、厌氧菌、支原体及衣原体等具抗菌活性。阿奇霉素、克拉霉素、罗红霉素等对流感嗜血杆菌、肺炎支原体或肺炎衣原体等的抗微生物活性增强、口服生物利用度提高、给药剂量减小、不良反应亦较少、临床适应证有所扩大。

（一）适应证

1. 红霉素（含琥乙红霉素、依托红霉素、乳糖酸红霉素）等大环内酯类

（1）作为青霉素过敏病人的替代药物，用于以下感染：① A 组溶血性链球菌、肺炎链球菌敏感株所致的咽炎，扁桃体炎，鼻窦炎，中耳炎及轻、中度肺炎；②敏感溶血性链球菌引起的猩红热及蜂窝织炎；③白喉及白喉带菌者；④气性坏疽；⑤梅毒、李斯特菌病；⑥心脏病及风湿热病人预防细菌性心内膜炎和风湿热。

（2）军团菌病。

（3）衣原体、支原体等所致的呼吸道及泌尿生殖系统感染。

（4）还可用于口腔感染、空肠弯曲菌肠炎、百日咳等。麦迪霉素、醋酸麦迪霉素、螺旋霉素、乙酰螺旋霉素及交沙霉素，主要用于革兰氏阳性菌所致呼吸道、皮肤及软组织、眼耳鼻喉及口腔等感染的轻症病人。

2. 新大环内酯类　除上述适应证外，阿奇霉素、克拉霉素尚可用于流感嗜血杆菌、卡他莫拉菌所致的社区获得性呼吸道感染，与其他抗菌药物联合用于鸟分枝杆菌复合群感染的治疗及预防。克拉霉素与其他药物联合，可用于治疗幽门螺杆菌感染。

（二）注意事项

1. 禁用于对红霉素及其他大环内酯类过敏的病人。

2. 红霉素及克拉霉素禁止与特非那定合用，以免引起心脏不良反应。

3. 肝功能损害病人如有指征应用时，需适当减量并定期复查肝功能。

4. 妊娠期病人有明确指征用克拉霉素时，应充分权衡利弊，决定是否采用。哺乳期病人用药期间应暂停哺乳。

七、喹诺酮类

临床上常用者为氟喹诺酮类，有诺氟沙星、氧氟沙星、环丙沙星、左氧氟沙星、莫西沙星等。其中左氧氟沙星、莫西沙星对肺炎链球菌、A 组溶血性链球菌等革兰氏阳性球菌、衣原体属、支原体属、军团菌等细胞内病原或厌氧菌的作用强。

（一）适应证

1. 泌尿生殖系统感染　本类药物可用于肠杆菌科细菌和铜绿假单胞菌等所致的尿路感染；细菌性前列腺炎和非淋菌性尿道炎以及宫颈炎。诺氟沙星仅限于治疗单纯性下尿路感染或肠道感染。

2. 呼吸道感染　环丙沙星、左氧氟沙星等主要适用于肺炎克雷伯菌、肠杆菌属、假单胞菌属等革兰氏阴性杆菌所致的下呼吸道感染。左氧氟沙星、莫西沙星等可用于肺炎链球菌和 A 组溶血性链球菌所致的急性咽炎和扁桃体炎、中耳炎和鼻窦炎等，及肺炎链球菌、支原体、衣原体等所致社区获得性肺炎，此外亦可用于敏感革兰氏阴性杆菌所致下呼吸道感染。

3. 伤寒沙门菌感染　在成人病人中本类药物可作为首选。

4. 其他　志贺菌属、非伤寒沙门菌属、副溶血弧菌等所致成人肠道感染。

（二）注意事项

1. 对喹诺酮类药物过敏的病人禁用。

2. 18 岁以下未成年病人避免使用本类药物。

3. 制酸剂和含钙、铝、镁等金属离子的药物可减少本类药物的吸收，应避免同用。

4. 妊娠期及哺乳期病人避免用本类药物。

5. 本类药物偶可引起抽搐、癫痫、意识改变、视力损害等严重中枢神经系统不良反应,在肾功能减退或有中枢神经系统基础疾病的病人中易发生,因此本类药物不宜用于有癫痫或其他中枢神经系统基础疾病的病人。

6. 本类药物可能引起皮肤光敏反应、关节病变、肌腱炎、肌腱断裂等,并偶可引起心电图 Q-T 间期延长等;加替沙星可引起血糖波动,用药期间应注意密切观察。

八、磺胺类

本类药物属广谱抗菌药,对革兰氏阳性菌和革兰氏阴性菌均具抗菌作用,但目前细菌对该类药物的耐药现象普遍存在。

（一）适应证

本类药物适用于大肠埃希菌等敏感肠杆菌科细菌引起的急性单纯性尿路感染,敏感大肠埃希菌、克雷伯菌属等肠杆菌科细菌引起的反复发作性、复杂性尿路感染,敏感伤寒和沙门菌属感染,肺孢子菌肺炎的治疗与预防,小肠结肠炎耶尔森菌、嗜麦芽窄食单胞菌、部分耐甲氧西林金黄色葡萄球菌感染以及星形奴卡菌病等。

（二）注意事项

1. 禁用于对任何一种磺胺类药物过敏以及对呋塞米、砜类（如氨苯砜、醋氨苯砜等）、噻嗪类利尿药、磺脲类及碳酸酐酶抑制剂过敏的病人。

2. 本类药物引起的过敏反应多见,可表现为光敏反应、药物热、血清病样反应等,偶可表现为严重的渗出性多形红斑、中毒性表皮坏死松解型药疹等。因此过敏体质及对其他药物有过敏史的病人应尽量避免使用本类药物。

3. 本类药物可致肝脏损害,引起黄疸、肝功能减退;严重者可发生肝坏死,用药期间需定期监测肝功能。

4. 本类药物可致肾损害,用药期间应监测肾功能。

5. 本类药物可引起脑性核黄疸,因此禁用于新生儿及 2 月龄以下婴儿。妊娠期、哺乳期病人应避免用本类药物。

6. 用药期间应多饮水,维持充分尿量,以防结晶尿的发生,必要时可服用碱化尿液的药物。

九、硝基咪唑类

硝基咪唑类有甲硝唑、替硝唑和奥硝唑等,对拟杆菌属、梭杆菌属、普雷沃菌属、梭菌属等厌氧菌均具高度抗菌活性,对滴虫、阿米巴和蓝氏贾第鞭毛虫等原虫亦具良好活性。

（一）适应证

1. 可用于各种厌氧菌的感染,包括腹腔感染、盆腔感染、肺脓肿、脑脓肿等,治疗混合感染时,通常需与抗需氧菌抗菌药物联合应用。

2. 口服可用于艰难梭菌所致的假膜性肠炎、幽门螺杆菌所致的胃窦炎、牙周感染及加德纳菌阴道炎等。但应注意幽门螺杆菌对甲硝唑耐药率上升趋势和地区差异。

3. 可用于肠道及肠外阿米巴病、阴道滴虫病、结肠小袋纤毛虫等寄生虫病的治疗。

（二）注意事项

1. 禁用于对硝基咪唑类药物过敏的病人。

2. 妊娠早期（3 个月内）病人应避免应用。哺乳期病人用药期间应停止哺乳。

3. 本类药物可能引起粒细胞减少及周围神经炎等，神经系统基础疾患及血液病病人慎用。

4. 用药期间禁止饮酒及含酒精饮料，以免产生戒酒硫样反应。

5. 肝功能减退可使本类药物在肝脏代谢减慢而导致药物在体内蓄积，因此肝病病人应减量应用。

（彭　力）

第十二章　围手术期处理及加速康复外科的概念

围手术期（perioperative management）是指从决定手术起到本次手术基本结束的一段时间。围手术期按其阶段可划分为手术前、手术中和手术后三个阶段。围手术期处理包括术前的全面诊断、对病人各重要器官功能的评价和维护，术中的监测和管理以及术后的积极监测和正确处理。特别是术前和术后的处理应该与手术放在同样重要的地位，才能保证外科手术治疗的最终成功。病人的术前准备与疾病的轻重缓急、手术范围的大小有密切关系。按照手术的时限性，外科手术可分为以下 3 种：①急症手术（emergency operation）：例如外伤性肠破裂，在最短时间内进行必要的准备后立即手术。在胸腹腔内大血管破裂等病情十分急迫的情况下，必须争分夺秒地进行紧急手术。②限期手术（confined operation）：例如各种恶性肿瘤根治术，手术时间虽可选择，但不宜延迟过久，应在尽可能短的时间内做好术前准备。③择期手术（selective operation）：如良性肿瘤切除术及腹股沟疝修补术等，可在充分的术前准备后选择合适时机进行手术。

第一节　术　前　准　备

手术前，要对病人的全身情况有足够的了解，查出可能影响整个病程的各种潜在因素，包括心理和营养状态，心、肺、肝、肾、内分泌、血液以及免疫系统功能等。因此，必须详细询问病史，全面地进行体格检查，除了常规的实验室检查外，还需要进行一些涉及重要器官功能的检查，评估病人的手术耐受力，发现问题，在术前予以纠正，术中和术后加以防治。

一、一般准备

包括心理准备和生理准备两方面。

1. 心理准备　病人术前难免有恐惧、紧张及焦虑等情绪，或对手术及预后有多种顾虑。医务人员应增进与病人及家属的交流，对病人的病情、诊断、手术方法、手术的必要性、手术的效果以及可能发生的并发症及预防措施、手术的危险性、手术后的恢复过程及预后，以及清醒状态下施行手术因体位造成的不适等，以恰当的言语和安慰的口气对病人作适度的解释，使病人能以积极的心态配合手术和术后治疗。

为避免病人或家属的误解和不必要的医患纠纷，应着重注意以下几点：①医护人员应该尊重和理解病人，以和蔼的态度、礼貌的举止言谈让病人及家属充分感受到自己被尊重和爱护，使他们对医护人员产生信任感。②术前的知情通知不要流于形式，不要千篇一律，更不要使病人或家属感到术前谈话的目的是推卸医生的责任。③应使病人或其家属能够理解当今先进的科技发展、肿瘤病人的生存及预后、手术的复杂性等一系列问题，让其充分认识到不可能完全避免某些意外或并发症的发生。④医护人员对病人及其家属的心理治疗应贯穿于整个围手术期，术中发生的病情变化应及时让家属了解实情，术后康复过程中也需要给予具体的指导；要以诚相待，多与病人沟通，及时处理病痛，使病人感到信任与放心。⑤高年资医护人员应该亲自参与危重病人的病情介绍，以表示对病人的重视。⑥手术前应履行书面知情同意手续，包括手术、麻醉的知情同意书、输血治疗同意书等，由病人本人或法律上有责任的亲属（或监护人）签署，为挽救生命而需紧急手术，若亲属未赶到，须在病史中记录清楚，并上报备案。

2. 生理准备　是对病人生理状态的调整，使病人能在较好的状态下安全度过手术和术后的治疗过程。

（1）为手术后变化的适应性锻炼：包括术前2周停止吸烟、正确的咳嗽和咳痰方法，术前训练在床上使用便盆、尿壶等。

（2）胃肠道准备：从术前8~12h开始禁食，术前4h开始禁止饮水，以防手术术中反流误吸，必要时可行胃肠减压。涉及胃肠道手术者，术前1~2d开始进流质饮食，有幽门梗阻的病人，需在术前进行洗胃。结肠或直肠手术，酌情在术前1d或手术当天清晨行清洁灌肠或结肠灌洗，并于术前2~3d开始进流食、口服肠道抗菌药物，以减少术后并发感染的机会。

（3）输血和补液：手术前应及时纠正水、电解质及酸碱平衡失调和贫血、低蛋白血症，施行大中手术者，术前应做好血型鉴定和交叉配血试验，备好一定数量的血制品。

（4）预防感染：手术前，应采取多种措施提高病人的体质，预防感染。如及时处理龋齿或已发现的感染灶；病人在手术前不与罹患感染者接触。严格遵循无菌技术原则，手术操作轻柔，减少组织损伤等是防止手术野感染的重要环节。

以下情况需要预防性应用抗生素：①涉及感染病灶或切口接近感染区域的手术；②胃肠道手术；③操作时间长、创伤大的手术；④开放性创伤，创面已污染或有广泛软组织损伤，创伤至实施清创的间隔时间较长，或清创所需时间较长以及难以彻底清创者；⑤恶性肿瘤手术；⑥涉及大血管的手术；⑦需要植入人工制品的手术；⑧脏器移植术；⑨年老体弱、免疫功能差者也是预防性应用抗生素的对象。

（5）其他：手术前夜，可给予镇静剂，以保证良好的睡眠。如发现病人有与疾病无关的体温升高，或妇女月经来潮等情况，应延迟手术日期。进手术室前，应排尽尿液；估计手术时间长，或是盆腔手术应留置导尿管，使膀胱处于空虚状态。由于疾病原因或手术需要，可在术前放置胃管。如果病人有活动义齿，术前应取下，以免麻醉或手术过程中脱落而造成误咽或误吸。

二、特殊准备

除做好一般的术前准备外，还需通过详细的全面检查，以了解病人的全身营养情况以及心、肺、肝、肾等重要脏器的功能状态。病人可能患有某些慢性疾病已导致器官功能发生异常，这些异常很可能与术后并发症和手术死亡率密切相关。因此，对检查所发现的各种异常都应该在术前积极地予以纠正。对于一时难以纠正的异常，也应尽量控制病情处于稳定状态，以保证手术的顺利进行。如果病人存在严重的脏器功能异常且无法纠正，应放弃手术，或等待病情好转后再手术。

1. 营养不良　是由于摄入不足或利用障碍引起的能量或营养素缺乏的状态，进而引起机体成分改变，生理和精神功能下降，导致不良临床结局。术前营养不良是术后并发症发生率和死亡率升高的重要危险因素。评估术前营养不良的程度以及适当的纠正，是外科围手术期重要的治疗措施（表12-1）。营养不良的病人常伴有低蛋白血症，往往与贫血、血容量减少同时存在，使其耐受失血、低血容量的能力降低。低蛋白血症可引起组织水肿，影响愈合。因病所致体重下降20%，不仅死亡率上升，术后感染率也会增加3倍。实验室检查评估病人营养状况的指标包括血清白蛋白、转铁蛋白、前白蛋白水平等。如果血浆白蛋白测定值低于30g/L或转铁蛋白<0.15g/L，则需术前行肠内或肠外营养支持。对于严重营养不良的病人，应当予以适当的营养支持改善病人的营养状况之后再实行手术治疗。

表 12-1　营养风险筛查 2002

评分		内容
A 营养状态受损评分（取最高分）	1 分（任一项）	近 3 个月体重质量下降>5%
		近 1 周内进食量减少>25%
	2 分（任一项）	近 2 个月体重质量下降>5%
		近 1 周内进食量减少>50%
	3 分（任一项）	近 1 个月体重质量下降>5%
		近 1 周内进食量减少>75%
B 疾病严重程度评分（取最高分）	1 分（任一项）	一般恶性肿瘤、髋部骨折、长期血液透析、糖尿病、慢性疾病（如肝硬化、慢性阻塞性肺疾病）
	2 分（任一项）	血液恶性肿瘤、重症肺炎、腹部大型手术、脑卒中
	3 分（任一项）	重症颅脑损伤、骨髓移植、重症监护、急性生理与慢性健康评分（APACHE Ⅱ）>10 分
C 年龄评分	1 分	≥70 岁

注：营养风险筛查评分：A+B+C；如果病人的评分≥3 分，则提示病人存在营养风险。

2. 脑血管病　围手术期脑卒中不常见（一般为<1%，心脏手术约为 2%~5%）。80% 都发生在术后，多因低血压、心房纤颤的心源性栓塞所致。危险因素包括老年、高血压、冠状动脉疾病、糖尿病和吸烟等。对无症状的颈动脉杂音，近期有短暂脑缺血发作的病人，应进一步检查与治疗。近期有脑卒中史者，择期手术应至少推迟 2 周，最好 6 周。

3. 心血管病　高血压者应继续服用降压药物，避免戒断综合征（withdrawal syndrome）。血压控制在 160/100mmHg 以下。血压过高者（>180/100mmHg），术前应选用合适的降血压药物，使血压平稳在一定水平，但不要求降至正常后才做手术。对原有高血压病史，进入手术室血压急骤升高者，应与麻醉师共同处理，根据病情和手术性质，抉择实施或延期手术。对伴有心脏疾病的病人，施行手术的死亡率明显高于非心脏病者。特别应注意有无冠心病史，对有心绞痛发作、心动图提示有明显心肌缺血或有严重心律失常者，应在控制症状、改善心肌血供和纠正心律失常之后再行手术。已有心肌梗死发作者，择期手术应尽量安排在发作 6~12 个月之后进行，否则容易导致心肌梗死的再发作。心肌梗死后 3 个月内接受其他手术，导致心肌梗死的再发生率高达 37%；心肌梗死后 6 个月以上再手术者，再梗死的发生率仅为 5%。常用 Goldman 指数量化心源性死亡的危险性和危及生命的并发症（表 12-2）。对年龄≥40 岁，接受非心脏手术的病人，心源性死亡的危险性和危及生命的心脏并发症的发生率随总得分的增加而升高：0~5 分，<1%；6~12 分，7%；13~25 分，13%（2% 的死亡率）；>26 分，78%（56% 的死亡率）。Goldman 指数的优点是半数以上的积分是可以控制的，例如充血性心力衰竭得到纠正可减 11 分，心肌梗死延期手术减 10 分等。

表 12-2　Goldman 指数

临床所见	得分
心肌梗死发病<6 个月	10 分
任何心电图>5 个室性期前收缩 /min	7 分
最近心电图有非窦性节律或心房期前收缩	7 分
年龄>70 岁	5 分

临床所见	得分
急诊手术	4 分
胸腔、腹腔、主动脉手术	3 分
显著主动脉瓣狭窄	3 分
总体健康状况差	3 分

4. 肺功能不全　术后肺部并发症和相关的死亡率仅次于心血管系统,居第二位。肺功能不全的老年外科病人常合并有慢性支气管炎、支气管扩张症、肺气肿等疾病,呼吸功能常已有不同程度的损害。有肺病史或预期行肺切除术、食管或纵隔肿瘤切除术者,术前尤应对肺功能进行评估。危险因素包括慢性阻塞性肺疾病、吸烟、年老、肥胖、急性呼吸系统感染。无效咳嗽和呼吸道反射减弱,会造成术后分泌物的潴留,增加细菌侵入和肺炎的易感性。胸部 X 线检查可以鉴别肺实质病变或胸膜腔异常;红细胞增多症可能提示慢性低氧血症;$PaCO_2<8.0kPa(60mHg)$和$PaCO_2>6.0kPa(45mmg)$,围手术期肺的并发症可能增加。对高危病人术前肺功能检查具有重要意义,第 1s 钟最大呼气量(forced expiratory volume in 1s, FEV_1)<2L 时,可能发生呼吸困难,FEV1%<50%,提示肺重度功能不全,可能需要术后机械通气和特殊监护。

吸烟的病人应戒烟至少 1~2 周;急性呼吸道感染者,择期手术应延迟至治愈后 1~2 周,急诊手术则须加用抗生素;阻塞性呼吸道疾病者,围手术期应用支气管扩张药;喘息正在发作者,择期手术应推迟;凡年龄超过 60 岁或有慢性呼吸系统病史者,术前均应监测血气分析和肺功能检查。

5. 肝、肾功能不全　麻醉、手术创伤都会加重肝肾的负担。择期手术者均应术前常规做肝、肾功能检查,包括肝肾功能的生化全套和肝脏肾脏的 B 超检查。

(1)肝功能损害常见的病因是肝炎和肝硬化。肝轻度损害者,不影响手术耐受力;肝功能损害较严重或失代偿者,手术耐受力显著削弱,必须经过长时间严格准备,方可施行实行择期手术;肝功能有严重损害者,表现有明显营养不良,腹水、黄疸及凝血功能障碍者,一般不宜施行任何手术。急性肝炎病人,除急诊手术外,多不宜施行手术。急性肝炎或慢性肝炎活动期病人的择期手术应安排在病情稳定之后。肝硬化病人的手术适应证视其肝功能状态而定。

(2)慢性肾功能不全的病因很多,包括慢性肾炎、肾盂肾炎、肾动脉硬化、高血压、系统性红斑狼疮、糖尿病等。病人常有贫血、营养不良、体液平衡失调(高血钾、酸中毒等)以及易感染倾向等,对手术的耐受性很差。术前应进行尿常规及肾功能检查,并判断病人对手术的承受能力。急性肾衰竭的危险因素包括术前血尿素氮和肌酐升高,充血性心力衰竭、老年、术中低血压、夹闭腹主动脉、脓毒症、使用肾毒性药物(如氨基糖苷类抗生素和放射性造影剂)等。实验室检查血钠、钾、钙、磷、血尿素氮、肌酐等,对评价肾功能很有帮助。术前准备应最大限度地改善肾功能,如果需要透析,应在计划手术 24h 以内进行。若合并有其他肾衰竭的危险因素,选择对肾有毒性的药物如氨基糖苷类抗生素、非甾体抗炎药和麻醉剂时,都应特别慎重。

6. 糖尿病　糖尿病病人在整个围手术期都处于应激状态,其并发症发生率和死亡率较无糖尿病者上升 50%。术前血糖控制不良的病人,术后并发症发生率和围手术期死亡率显著升高。对糖尿病病人的术前评估包括糖尿病慢性并发症(如心血管、肾疾病)和血糖控制情况,并作相应处理:①仅以饮食控制病情者,术前不需特殊准备。②口服降糖药的病人,应继续服用至手术的前一天晚上;如果服长效降糖药如氯磺丙脲,应在术前 2~3d 停服。禁食病人需静脉输注葡萄糖加胰岛素维持血糖轻度升高状态(5.6~11.2mmol/L)较为适宜。③平时用胰岛素者,术前应以葡萄糖和胰岛素维持正常糖代谢。在手术日晨停用胰岛素。④伴有酮症酸中毒的病人,需要接受急症手术,应当尽可能纠正酸中毒、血容量不足、电解质失衡（特别是低钾血症）。对糖尿病病人在术中应根据血糖监测结果，静脉滴注胰岛素控制血糖。严重的、未被认识的低血糖危险性更大。近年来，重症病人的血糖控制和强化胰岛素治疗已受广泛重视，围手术期将血糖控制在 7.77~9.99mmol/L 是比较理想的范围。

7. 凝血障碍　常规凝血试验阳性的发现率低，靠凝血酶原时间（prothrombin time，PT）、活化部分凝血活酶时间（activated partial thromboplastin time，APTT）及血小板计数，识别严重凝血异常的也仅占 0.2%。所以仔细询问病史和体格检查显得尤为重要。病史中询问病人及家族成员有无出血和血栓栓塞史；是否曾输血，有无出血倾向的表现，手术和月经有无严重出血，是否易发生皮下瘀斑、鼻出血或牙龈出血等；是否同时存在肝、肾疾病；有无营养不良的饮食习惯，过量饮酒，服用阿司匹林、非甾体抗炎药物或降血脂药（可能导致维生素 K 缺乏），抗凝治疗（如心房纤颤、静脉血栓栓塞、机械心瓣膜时服华法林）等。查体时应注意皮肤、黏膜出血点（紫癜），脾大或其他全身疾病征象。术前 7d 停用阿司匹林，术前 2~3d 停用非甾体抗炎药，术前 10d 停用抗血小板药噻氯匹定和氯吡格雷。如果临床确定有凝血障碍，择期手术前应做相应的治处理。当血小板<50×10⁹/L，建议输血小板；大手术或涉及血管部位的手术，应保持血小板达 75×10⁹/L；神经系统手术，血小板临界点不小于 100×10⁹/L。脾肿大和免疫引起的血小板破坏，输血小板难以奏效，不建议常规预防性输血小板。紧急情况下，药物引起的血小板功能障碍，可输血小板。冷沉淀物能促成血小板聚集和黏附，可减少尿毒症病人的失血。对于需要抗凝治疗的病人，应当综合评估、权衡术中出血和术后血栓形成的利与弊。血友病病人的围术期相关处理，常需请血液病医生协助。

8. 下肢深静脉血栓形成的预防　静脉血栓形成是术后最为常见的并发症之一。由于静脉血栓形成有一定的并发症发生率和致死率，所以凡是大手术时应预防这一并发症的发生。围术期发生静脉血栓形成的危险因素包括年龄>40 岁，肥胖，有血栓形成病史，静脉曲张，吸烟，大手术（特别是盆腔、泌尿外科、下肢和癌肿手术），长时间全身麻醉和血液学异常，如抗凝血酶Ⅲ缺乏、血纤维蛋白原异常、蛋白 C 缺乏、血小板增多症和高血黏度综合征。血栓形成常发生在下肢深静脉，一旦血栓脱落可发生致命的肺动脉栓塞。为此，有静脉血栓危险因素者，应预防性使用低分子量肝素，间断气袋加压下肢和口服华林（近期曾接受神经外科手术或有胃肠道出血的病人慎用）。对于高危病人，可联合应用多种方法如抗凝，对预防静脉血栓形成有积极意义。

三、手术中的监测和处理

外科手术是多学科合作的充分体现，需要外科医生、麻醉医生和手术室护士之间的密切配合，手术才能得以顺利完成。

1. 体位　不同种类手术的病人体位有很大不同。理想的体位应该是便于手术者的操作、可有效防止意外损伤、适合麻醉医生管理和利于维持病人的生理功能和自然体位，特别是要减轻对呼吸和循环系统功能的影响。

2. 麻醉的建立和生命体征的维持　麻醉医生根据病情及手术方案确定麻醉的方式。生命体征的监测是保证手术病人安全最基本的措施，主要包括循环功能和呼吸功能两方面。

3. 手术意外的预防和处理　手术期间突发意外的现象时有发生。其中有些意外的发生原因很明确，而且如果能够严格按照规范操作，这类意外可以预防。但也有些意外的诱因很模糊，或者是由多因素所致，这类意外则很难避免。各种意外大致可以分为 3 类：与原发病或并发症有关的意外、与麻醉过程有关的意外和与手术操作有关的意外。实践证明诸多意外与术者掉以轻心、不按常规操作有关。

第二节 术 后 处 理

术后处理是围手术期处理的一个重要阶段,是连接术前准备、手术与术后康复之间的桥梁。术后处理得当,能使手术应激反应减轻到最低程度。

一、常规处理

1. 术后医嘱 包括术后诊断、施行的手术、护理级别、特殊护理、监测方法和治疗措施,例如止痛、抗生素应用、伤口护理及静脉输液,各种管道、插管、引流物、吸氧等处理。

2. 监测 根据病人的手术种类、病情严重程度可选择病房监测、麻醉苏醒室监测和重症监护室(ICU)监测。①病房监测:脏器功能基本正常的中、小型手术病人,在局部麻醉后处于清醒状态,术后可直接送回病房。行基本的生命体征监测,包括体温、脉率、血压、呼吸频率、每小时(或数小时)尿量,记录出入量。②麻醉苏醒室监测:病情比较复杂、手术较大的全麻病人,术后需送入麻醉苏醒室苏醒。待病人清醒、气管插管拔出后,如果生命体征稳定,即可转送回病房。如在观察期间病情仍很重,呼吸很微弱而不能脱离呼吸机,或生命体征很不稳定等,这类病人应转送到重症监护室。③ICU监测:对于脏器功能差、年老体弱、复杂手术后的病人,术后需监测的项目很多,从神志恢复情况、生命体征到各主要脏器的功能,都要进行非常周密、细致的观察,更需要连续的监测资料,以助于判断病情的发展趋向。有心、肺疾患或有心肌梗死危险的病人应予无创或有创监测中心静脉压,肺动脉楔压及心电监护,采用经皮氧饱和度监测仪动态观察氧合状态。

3. 静脉输液 长时间手术过程中,有很多不显性液体丢失,术中广泛解剖和组织创伤使大量液体重新分布到第三间隙,因此病人术后应接受足够量的静脉输液直至恢复进食。术后输液的量、成分和输注速度,取决于手术的大小、病人器官功能状态和疾病严重程度。肠梗阻小肠坏死、肠穿孔病人,术后24h内需补给较多的晶体。但输液过量又可能导致肺水肿和充血性心力衰竭;休克和脓毒症病人由于液体自血管外渗至组织间隙,会出现全身水肿,此时补充恰当的液体量十分重要。对于小儿、老年和心肺功能障碍病人须严防肺水肿和充血性心力衰竭。

4. 引流管 手术后放置的引流管要经常检查有无阻塞、扭曲等情况,换药时要注意引流物的妥善固定,以防落入体内或脱出,并应记录、观察引流物的量和性质,它有可能提示有无出血或瘘等并发症发生。

二、术后体位

手术后,应根据麻醉及病人的全身状况、术式、疾病的性质等选择体位,使病人处于既舒适又便于活动的体位。全身麻醉尚未清醒的病人除非有禁忌,均应平卧,头转向一侧直到清醒,使口腔内分泌物或呕吐物易于流出,避免误吸入气管。蛛网膜下隙阻滞的病人,应平卧或头低卧位12h,以防止因脑脊液外渗致头痛。全身麻醉清醒后、蛛网膜下腔阻滞12h后,以及硬脊膜外腔阻滞、局部麻醉等病人,可根据手术需要选择体位。

施行颅脑手术后,如无休克或昏迷,可取15°~30°头高脚低斜坡卧位,施行颈、胸手术后,多采用高半坐位卧式,以便于呼吸及有效引流。腹部手术后,多取低半坐位卧式或斜坡卧位,以减少腹壁张力。脊柱或臀部手术后,可采用俯卧或仰卧位。腹腔内有污染的病人,在病情许可情况下,尽早改为半坐位或头高脚低位,以便体位引流。休克病人,应取下肢抬高15°~20°,头部和躯干抬高20°~30°

的特殊体位。肥胖病人可取侧卧位,有利于呼吸和静脉回流。

三、术后疼痛与呃逆

1. 疼痛 麻醉作用消失后,切口受到刺激时会出现疼痛。术后疼痛可引起呼吸、循环、胃肠道和骨骼肌功能变化,甚至引起并发症。胸部和上腹部手术后疼痛,使病人自觉或不自觉固定胸肌、腹肌和膈肌,不愿深呼吸,导致肺膨胀不全。活动减少,引起静脉淤滞、血栓形成和栓塞。术后疼痛也会致儿茶酚胺和其他应激激素的释放,引起血管痉挛,高血压,严重的发生卒中、心肌梗死和出血。有效的止痛会改善大手术的预后。常用的麻醉类镇痛药有吗啡、哌替啶和芬太尼。临床应用时,在达到有效镇痛作用的前提下,药物剂量宜小,用药间隔时间应逐渐延长,及早停用镇痛剂有利于胃肠动力的恢复。硬膜外阻滞可留置导管数日,连接镇痛泵以缓解疼痛,特别适合于下腹部手术和下肢手术的病人。

2. 呃逆 手术后发生呃逆者并不少见,多为暂时性,但有时可为顽固性。呃逆的原因可能是神经中枢或膈肌直接受刺激引起。手术后早期发生者,可采用压迫眶上缘,短时间吸入二氧化碳,抽吸胃内积气、积液,给予镇静或解痉药物等措施。施行上腹部手术后,如果出现顽固性呃逆,要特别警惕膈下积液或感染之可能。此时,应作 CT、X 线或超声检查,一旦明确有膈下积液或感染,需要及时处理。

四、胃肠道

剖腹术后,胃肠道蠕动减弱。麻醉、手术对小肠蠕动影响很小,胃蠕动恢复较慢,右半结肠需48h,左半结肠 72h。胃和空肠手术后,上消化道推进功能的恢复需 2~3d。在食管、胃和小肠手术后,有显著肠梗阻、神志欠清醒以及急性胃扩张的病人,应插鼻胃管,连接负压、间断吸引装置,经常冲洗,确保鼻胃管通畅,留置 2~3d,直到正常的胃肠蠕动恢复(可闻及肠鸣音或已排气)。罂粟碱类药物能影响胃肠蠕动。胃或肠造口导管应进行重力(体位)引流或负压、间断吸引。空肠造口的营养管可在术后第 2d 滴入营养液。造口的导管需待内脏与腹膜之间形成牢靠的粘连方可拔除(约术后 3 周)。

五、活动

手术后,鼓励病人床上早期活动,如深呼吸、四肢主动活动及间歇翻身等;足趾和踝关节伸屈活动,下肢肌肉松弛和收缩的交替运动,有利于促进静脉回流;痰多者,应定时拍背鼓励病人咳痰。但早期下床活动,应根据病人的耐受程度,逐步增加活动量。早期活动有利于增加肺活量,减少肺部并发症,改善全身血液循环,促进切口愈合,减少因静脉血流缓慢并发深静脉血栓形成的发生率。此外,尚有利于肠道蠕动和膀胱收缩功能的恢复,从而减少腹胀和尿潴留的发生。有休克、心力衰竭、严重感染、出血、极度衰弱等情况,以及施行过有特殊固定、制动要求的手术病人,则不宜早期活动。

六、创口的处理

不同手术的创口术后处理有所不同。无菌手术创口一般只需在术后第 3d 进行一次清洁换药。对术后引流的创口则需要每天换药,若覆盖的敷料被渗液浸透,则应随时更换。同时观察创口局部是否有红肿、压痛等。

七、抗生素的应用

围手术期抗生素的应用可分为两种,即预防性和治疗性。近年来,对围手术期预防性抗生素的使用有了比较一致的看法,认为预防性抗生素的应用能降低手术部位的感染率,并强调抗生素在术野切口受到污染前或污染后的最短时间内使用,要求在细菌入侵组织时,组织内的抗生素已到达有效浓度,而不是手术结束后方予应用。预防性抗生素应用原则如下。

1. 在细菌种植之前应用　给药的时间极为关键,应在切开皮肤(黏膜)前30min或麻醉诱导时开始静脉给药,30min内给完,保证在发生细菌污染之前血清及组织中的药物已达到有效浓度(>MIC90)。常用的头孢菌素血清半衰期为1~2h,如手术时间超过3h或失血量超过1 500mL,术中可给予第二剂。

2. 术后应用时间要短　清洁伤口或清洁污染伤口,术后预防性抗生素的应用一般不超过24h,特殊情况可以延长到术后48h。长时间应用并不能降低术后感染率,反而增加抗生素的副作用,产生耐药菌株。

3. 非替代性用药　术后抗生素的使用不能替代术中无菌操作规范。

4. 感染病人用药持续时间　对已有感染的病人(如急性阑尾炎穿孔导致腹膜炎),应选用敏感抗生素持续应用至感染被控制为止。

八、缝线拆除

缝线的拆除时间,可根据切口部位、局部血液供应情况、病人年龄、营养状况等来决定。一般头、面、颈部在术后4~5d拆线,下腹部、会阴部在术后6~7d拆线,胸部、上腹部、背部、臀部手术7~9d拆线,四肢手术10~12d拆线(近关节处可适当延长),减张线14d拆线。青少年病人可适当缩短拆线时间,年老营养不良病人可延迟拆线时间,也可根据病人的实际情况采用间隔拆线。电刀切口,也应推迟1~2d拆线。

拆线时应记录切口的分类及愈合情况。切口可分为3类:①清洁切口(Ⅰ类切口),指缝合的无菌切口,如甲状腺大部切除术等。②可能污染切口(Ⅱ类切口),指手术时可能带有污染的缝合切口,如胃大部切除术等。皮肤不容易彻底消毒的部位、6h内的伤口经过清创术缝合、新缝合的切口再度切开者,也属此类。③污染切口(Ⅲ类切口),指邻近感染区或组织直接暴露于污染或感染物的切口,如阑尾穿孔的阑尾切除术、肠梗阻坏死肠管切除手术等。切口的愈合也分为3级:①甲级愈合,用"甲"字代表,指愈合优良,无不良反应。②乙级愈合、用"乙"字代表,指愈合处有炎症反应,如红肿硬结、血肿、积液等,但未化脓。③丙级愈合,用"丙"字代表,指切口化脓,需要作切开引流等处理。应用上述分类分级方法,观察切口愈合情况并作出记录。如甲状腺大部切除术后愈合优良,则记以"Ⅰ/甲";胃大部切除术切口血肿,则记以"Ⅱ/乙",余类推。

第三节　术后并发症的防治

外科病人发生术后并发症的因素很多。从病人因素方面,病人的年龄、营养状态、病变性质和病程以及器官功能状态是很重要的因素。从手术创伤程度方面,手术越复杂,术后并发症的发生率也越高。从外科医生角度,手术技巧娴熟程度、预防措施是否到位,显然也与并发症的发生有关。术后并发症的绝对避免是不可能的,但应使其发生率降低至最低程度。特别是对一些已经预知的影响因素做好相应处理,将会避免许多并发症的发生。另外,术后的密切观察病情变化,及时发现并发症并立即进行积极的处理同样非常关键。

一、术后出血

术中止血不完善,创面渗血未完全控制,原痉挛的小动脉断端舒张,结扎线脱落,凝血障碍等,都是造成术后出血的原因。

术后出血可以发生在手术切口、空腔器官及体腔内。腹腔手术后 24h 之内出现休克,应考虑到有内出血。如覆盖切口的敷料被血液渗湿、引流管引流出大量新鲜血液(超过 100mL/h)、腹部手术未放置引流管的病人如出现面色苍白、出汗、脉搏细速、尿排出量减少(早期血压可正常),首先考虑到是否发生术后大出血导致低血容量性休克。如腹腔引流管突然流出大量新鲜血液后停止,应高度怀疑动脉破裂出血,血凝块堵塞引流管管腔可能。如果出血持续,腹围可能增加。可监测血红蛋白值变化,超声检查及腹腔穿刺,协助明确诊断。胸腔手术后从胸腔引流管内引流出血液量持续超过 100mL/h,就提示有内出血。胸部 X 线检查可显示胸腔积液。术后循环衰竭的鉴别诊断包括肺栓塞、心律失常、气胸、心肌梗死和严重的过敏反应等。中心静脉压低于 $5cmH_2O$,尿量少于 25mL/h,在输给足够的血液和液体后,休克征象和监测指标均无好转,或继续加重,或一度好转后又恶化等,都提示有术后出血,应当迅速再手术止血,清除凝血块,用生理盐水冲洗体腔,妥善放置引流。

二、术后发热与低体温

1. 发热　是术后最常见的症状,术后发热不一定表示伴发感染。一般在术后 3d 之内,体温升高幅度在 1.0℃左右;如体温升高幅度较大,或恢复后再发热,或持续发热不退,应寻找发热原因。非感染性发热通常比感染性发热来得早(分别平均在术后 1.4d 和 2.7d)。术后第一个 24h 出现高热(>39℃),如果能排除输血反应,多考虑细菌性感染。

非感染性发热的主要原因:手术时间长(>2h),广泛组织损伤,术中输血,药物过敏,麻醉剂(氟烷或安氟醚)引起的肝损伤等。体温≤38℃,可不予处理;>38.5℃,病人感到不适时,可予以物理降温,对症处理,严密观察。感染性发热的危险因素包括病人体弱、高龄、营养状况差、糖尿病、吸烟、肥胖、使用免疫抑制药物或原已存在感染病灶。拟用的预防性抗生素被忽视也是因素之一。手术因素有止血不严密、残留无效腔、组织创伤等。感染性发热除伤口和其他深部组织感染外,其他常见发热病因包括肺炎、尿路感染、化脓性或非化脓性静脉炎等。

2. 低体温(hypothermia)　轻度低体温也是一个常见的术后并发症,多因麻醉药阻断了机体的调节过程,开腹或开胸手术热量散失,输注冷的液体和库存血液。病人对轻度低体温耐受良好,除使周围血管阻力轻微增加和全身耗氧减少之外,对机体无大妨碍。然而明显的低体温会引起一系列的并发症:周围血管阻力明显增加,心脏收缩力减弱,心排出量减少,神经系统受抑制,由于凝血系统酶功能失常可致凝血障碍。深度低体温通常与大手术,特别是多处创伤的手术,输注大量冷的液体和库存血液有关。

术中应监测体温。大量输注冷的液体和库存血液时,应通过加温装置,必要时用温盐水反复灌洗体腔,术后注意保暖,可以预防术后低体温。

三、呼吸系统并发症

术后死亡原因中,呼吸系统并发症占第二位。年龄超过 60 岁,呼吸系统顺应性差,残气容积和呼吸无效腔增加,有慢性阻塞性肺疾病(慢性支气管炎、肺气肿、哮喘、肺纤维化)病史等,更易招致呼吸系统并发症。

1. 肺膨胀不全　上腹部手术的病人,肺膨胀不全发生率为 25%,老年、肥胖,长期吸烟和有呼吸系统疾病的病人更常见,最常发生在术后 48h 之内(90% 的发热可能与该并发症有关)。如果超过72h,肺炎则不可避免。但多数病人都能预防和治疗:叩击胸、背部,鼓励咳嗽和深呼吸,经鼻气管吸引分泌物。严重慢性阻塞性肺疾病病人,雾化吸入支气管扩张剂和溶黏蛋白药物有效。有气道阻塞时,应行支气管镜吸引。

2. 术后肺炎　易患因素有肺膨胀不全,异物吸入和大量的分泌物。腹腔感染需要长期辅助呼吸者,酿成术后肺炎的危险性最高。气管插管损害黏膜纤毛转运功能,肺水肿,吸入异物和应用皮质激素,都影响肺泡巨噬细胞的活性。在术后死亡的病人中,约一半直接或间接与术后肺炎有关,50% 以上的术后肺炎由革兰氏阴性杆菌引起。

3. 肺栓塞(pulmonary embolism,PE)　是由内源性或外源性的栓子堵塞肺动脉主干或分支引起肺循环障碍的临床和病理生理综合征。包括肺血栓栓塞症、脂肪栓塞综合征、羊水栓塞、空气栓塞、肿瘤栓塞和细菌栓塞。肺栓塞的易患因素较多,如年龄(50 岁以上)、下肢深静脉血栓形成、创伤、软组织损伤、烧伤、心肺疾病、肥胖、某些血液病、糖尿病等。临床表现为突发性呼吸困难、胸痛、咯血、晕厥;不明原因的急性右心衰竭或休克、血氧饱和度下降;肺动脉瓣区收缩期杂音、P_2 亢进等。肺栓塞的治疗主要包括①一般处理:重症监护、绝对卧床、适当应用镇静、止痛药物缓解病人的焦虑和惊恐症状;②呼吸支持:吸氧、机械通气;③循环支持;④溶栓、抗凝治疗等。其预后与呼吸功能不全的严重程度相关。

四、应激性溃疡

应激性溃疡多发生在烧伤、颅脑损伤、重度休克、严重全身感染或创伤较大的手术后。临床表现为呕血或呕吐出咖啡样胃内容物,或鼻胃管引流出暗红色或鲜红色液体。应激性溃疡大多发生在创伤后 1 周左右。大部分胃镜检查能明确诊断,除非出血量多血凝块填塞胃腔。大多数应激性溃疡出血经非手术治疗能得到控制,治疗措施包括:①病因治疗;②补充血容量;③放置鼻胃管洗胃,用冷盐水 250mL 加入去甲肾上腺素 10mg 灌入胃内,留置 1~2h,每 4~6h 重复一次;④抑酸剂的使用,包括 H_2 受体拮抗剂西咪替丁 400mg 静脉滴注,4~6 次 /d;⑤垂体后叶素 20U 加入 5% 葡萄糖注射液200mL 中于 30min 内滴完;⑥胃镜喷涂止血剂、电灼或激光止血。应激性溃疡需要手术治疗的机会不多,仅对出血量大且无法维持血压或怀疑有穿孔的病人方可考虑手术。手术方式至今尚无一致意见,较多学者主张采用迷走神经切断加胃次全切除术。

五、术后感染

1. 腹腔脓肿和腹膜炎　表现为发热、腹痛、腹部触痛及白细胞增加。若为弥漫性腹膜炎,应急诊剖腹探查;若感染局限,行腹部和盆腔超声或 CT 扫描常能明确诊断。腹腔脓肿定位后可在超声引导下作穿刺置管引流,必要时需开腹引流。可根据细菌培养的药敏结果针对性选用抗生素治疗。

2. 真菌感染　一般为假丝酵母菌(念珠菌)所致,多发生在长期应用广谱抗生素的病人,若有持续发热,又未找出确凿的病原菌,此时应想到真菌感染的可能性,并行真菌血培养,检查视网膜是否有假丝酵母菌眼内炎(candida endophthalmitis)等。治疗可选用两性霉素 B(amphotericin B)或氟康唑(fluconazole)等。曲霉菌感染者,宜选用伏立康唑。

六、消化道吻合口瘘和腹膜炎

消化道吻合口瘘是胃肠道手术后最严重的并发症之一，如果不及时发现及处理，发展为弥漫性腹膜炎和感染性休克则可能导致病人死亡。产生消化道瘘的原因包括病人营养状况差、局部组织不健康、局部有感染存在、吻合口血供差、吻合口存在一定张力、吻合不良等因素有关。有腹腔引流管的病人若发现有较多消化液引出，则提示有消化道吻合口瘘发生。一旦明确，根据病人的临床表现决定是否急诊手术。如引流通畅，病人无发热及全身感染表现提示引流通畅，可继续观察引流。否则急诊手术，目的是吸尽腹腔内渗液及脓液，在瘘口旁放置双套管冲洗引流，同时加强抗感染措施和积极的营养支持。

七、肠梗阻

腹部手术后易发生肠梗阻，其中由于肠粘连所导致的机械性肠梗阻最为多见。严重电解质紊乱也可引起肠动力障碍而发生麻痹性肠梗阻。一旦发现异常应及时行血常规和电解质测定，腹部 X 线检查（立位）有助于诊断。必要时需行腹部 CT 检查及腹腔穿刺。不同种类肠梗阻的处理原则不同。腹膜炎或血管性病变所致肠梗阻常需立即手术。粘连性肠梗阻则不必过早手术，多数在采取积极的非手术治疗（包括胃肠减压、输液等）之后常能得到缓解。由于电解质紊乱所致肠动力障碍并不少见，应及时发现并予以纠正。

八、切口并发症

1. 血肿、积血和凝血块　是最常见的并发症，几乎都归咎于止血技术的缺陷。促成因素有服用阿司匹林，小剂量肝素，原已存在的凝血障碍，术后剧烈咳嗽，以及血压升高等。表现为切口部位不适感，肿胀和边缘隆起、变色，血液有时经皮肤缝线外渗。甲状腺、甲状旁腺或颈动脉术后引起的颈部血肿特别危险，因为血肿可迅速扩展，压迫呼吸道。小血肿能再吸收，但伤口感染概率增加。治疗方法：在无菌条件下排空凝血块，结扎出血点，再次缝合伤口。

2. 血清肿（seroma）　系伤口的液体积聚而非血或脓液，与手术切断较多的淋巴管（如乳房切除术、腹股沟区域手术等）有关。血清肿使伤口愈合延迟，增加感染的危险。皮下的血清肿可用空针抽吸，敷料压迫，以阻止淋巴液渗漏和再积聚。腹股沟区域的血清肿多在血管手术之后，空针抽吸有损伤血管和增加感染的危险，可让其自行吸收。如果血清肿继续存在，或通过伤口外渗，在手术室探查切口，结扎淋巴管。

3. 伤口裂开　指手术切口的任何一层或全层裂开。腹壁全层裂开常有腹腔内脏膨出。切口裂开可以发生在全身各处，但多见于腹部及肢体邻近关节的部位，主要原因有：①营养不良，组织愈合能力差；②切口缝合技术有缺陷，如缝线打结不紧，组织对合不全等；③腔内压力突然增高的动作，如剧烈咳嗽，或严重腹胀。切口裂开常发生于术后 1 周之内。往往在病人一次腹部突然用力时，自觉切口疼痛和突然松开，有淡红色液体自切口溢出。除皮肤缝线完整而未裂开外，深层组织全部裂开，称部分裂开；切口全层裂开，有肠或网膜脱出者，为完全裂开。

预防和治疗：缝线距伤口缘 2~3cm，针距 1cm，消灭无效腔，引流物勿通过切口。除根据其原因采取适当措施外，对估计发生此并发症可能性很大的病人，可使用以下预防方法：①在依层缝合腹壁切口的基础上，加用全层腹壁减张缝线；②应在良好麻醉、腹壁松弛条件下缝合切口，避免强行缝合造成腹膜等组织撕裂；③及时处理腹胀；④病人咳嗽时最好平卧，以减轻咳嗽时横膈突然大幅度下降,骤然增加的腹内压力;⑤适当的腹部加压包扎,也有一定的预防作用。

切口完全裂开时要立刻用无菌敷料覆盖切口,在良好的麻醉条件下重予缝合,同时加用减张缝线。切口完全裂开再缝合后常有肠麻痹,术后应放置胃肠减压。切口部分裂开的处理,按具体情况而定。

4. 切口感染　表现为伤口局部红、肿、热、疼痛和触痛,有分泌物(浅表伤口感染),伴有或不伴有发热和白细胞增加。处理原则:在伤口红肿处拆除伤口缝线,使脓液流出,同时行细菌培养。清洁手术切口感染的常见病原菌为葡萄球菌和链球菌,会阴部或肠道手术切口感染的病原菌可能为肠道菌群或厌氧菌群,应选用相应的抗菌药治疗。累及筋膜和肌肉的严重感染,需要急诊切开清创、防治休克和静脉应用广谱抗生素(含抗厌氧菌)。

九、泌尿系统并发症

1. 尿潴留　手术后尿潴留较为多见,尤其是老年病人、盆腔手术、会阴部手术或蛛网膜下隙麻醉后排尿反射受抑制,切口疼痛引起膀胱和后尿道括约肌反射性痉挛,以及病人不习惯床上排尿等,都是常见原因。对手术后 6~8h 尚未排尿,或者虽有排尿,但尿量甚少,次数频繁,都应在下腹部耻骨上区做叩诊检查,如发现明显浊音区,即表明有尿潴留,应及时处理。先可安定病人情绪,采用下腹部热敷、轻柔按摩膀胱区及听流水声等多种方法诱导排尿;如无禁忌,可协助病人坐于床沿或立起排尿。如无效,可在无菌条件下进行导尿,一次放尿液量不超过 1 000mL。尿潴留时间过长,导尿时尿液量超过 500mL 者,应留置导尿管 1~2d,有利于膀胱壁逼尿肌收缩力的恢复。有器质性病变如骶前神经损伤、前列腺肥大等,也需要留置导尿管 4~5d。

2. 泌尿道感染　下泌尿道感染是最常见的医院获得性感染。泌尿道原已存在的污染,尿潴留和各种泌尿道的操作是主要原因。短时间(<48h)膀胱插管的病人,约 5% 出现细菌尿,然而有临床症状的仅为 1%。急性膀胱炎表现为尿频、尿急、尿痛和排尿困难,有轻度发热;急性肾盂肾炎则有高热、腰部疼痛与触痛。尿液检查有大量白细胞和脓细胞,细菌培养得以确诊。

预防和治疗:术前处理泌尿系统污染,预防和迅速处理尿潴留,在无菌条件下进行泌尿系统的操作。治疗包括给足量的液体,膀胱彻底引流和针对性应用抗生素。

第四节　加速康复外科的概念

加速康复外科(enhanced recovery after surgery, ERAS)的概念由丹麦外科医生 Kehlet 于 1997 年首次提出,是指采用一系列有循证医学证据的围手术期优化措施,即通过外科、麻醉、护理、营养等多科室协作,对涉及围手术期处理的临床路径予以优化,阻断或减轻机体在围手术期的各种应激反应,促进病人术后快速康复,达到降低术后并发症发生率、缩短住院时间及降低再入院风险和死亡风险的目的。这一优化的临床路径贯穿于住院前、手术前、手术中、手术后、出院后的完整诊疗过程,其核心是强调以病人为中心的诊疗理念。研究结果显示,ERAS 相关路径的实施有助于提高外科病人围手术期的安全性及满意度,缩短术后住院时间,有助于降低术后并发症的发生率。

近年来,ERAS 的理念及路径在我国得到迅速普及和广泛应用。临床实践表明,ERAS 理念及相关路径的实施必须以循证医学及多科室合作为基础,既要体现以快速康复为主要目的的核心理念,也要兼顾病人基础疾病、手术类别、围手术期并发症等具体情况,更需要开展深入的临床研究以论证 ERAS 相关路径的可行性及必要性。ERAS 的具体措施包括以下内容。

一、术前部分

1. 术前宣教　用来缓解病人的焦虑、恐惧和紧张情绪,使病人及其家属充分了解自己在 ERAS 路径中的重要作用。

2. 术后适应性锻炼　教会病人正确的咳嗽、咳痰方法,练习床上解大小便等。

3. 术前戒烟　吸烟史的病人,术前至少停止吸烟 2 周。

4. 术前纠正基础疾病　如贫血、高血糖、肺部感染等。

5. 术前营养支持　术前采用营养风险筛查 2002(nutritional risk screening 2002,NRS2002)评估营养风险,对合并营养风险的病人(NRS2002 评分≥3 分)制订营养诊疗计划。

6. 预防性抗血栓治疗　复杂手术(手术时间≥3h)、恶性肿瘤和长时间卧床病人是静脉血栓栓塞症(venous thromboembolism,VTE)的高危人群,应术前予肝素或低分子量肝素(low molecular heparin,LMH)预防性抗血栓治疗,对于复杂手术和肿瘤病人建议行 7~10d 的药物预防性抗血栓治疗;对于合并 VTE 高风险因素如长时间卧床、肥胖、VTE 病史的肿瘤病人,建议术后预防性抗血栓治疗 4 周。

7. 术前禁饮食　术前禁食 6h 禁水 2h。术前 10h 可口服碳水化合物饮品。

8. 术前肠道准备　对于严重便秘的病人、大肠手术的病人根据情况可选择性进行短程的肠道准备。

二、术中部分

1. 预防性应用抗生素与皮肤准备　预防性应用抗生素有助于降低择期腹部手术后感染的发生率。应用原则:①针对可能污染的细菌种类。②切皮前 30~60min 输注完毕。③尽量选择单一抗菌药物预防用药。④如果手术时间>3h 或成人术中出血量>1 500mL 时,可在术中重复应用。

2. 麻醉管理　选择合适的麻醉方法,尽可能满足手术无痛及抑制创伤所致的应激反应。麻醉药物的选择应以手术结束后病人能够快速苏醒、无药物残留效应和快速拔管为原则。

3. 术中输液及循环管理　尽可能维持体液平衡,保护重要脏器功能,避免缺血 - 再灌注带来的损害。

4. 术中体温管理　术中应常规监测病人体温变化,可以借助加温床垫、循环水加温系统、输血输液加温装置等,维持病人核心体温不低于 36℃。

5. 手术方式与手术质量　创伤是病人最主要的应激因素,而术后并发症直接影响术后康复的进程,提倡在精准、微创及损伤控制理念下完成手术,以降低创伤应激。术者尤应注意保障手术质量并通过减少术中出血、缩短手术时间、避免术后并发症等环节促进术后康复。

6. 鼻胃管及鼻肠营养管的留置　术中留置鼻胃管有助于减轻术中胃肠道内的气体,创造有利的手术空间。留置鼻肠营养管可以术后早期建立肠内营养,有助于维护肠黏膜屏障,防止菌群失调和易位,从而降低术后感染发生率及缩短术后住院时间。

7. 腹腔引流管的放置　腹部择期手术病人术后预防性腹腔引流并不降低吻合口瘘及其他并发症发生率或减轻其严重程度,因此,不推荐腹部择期手术常规放置腹腔引流管。而对于存在吻合口瘘危险因素如血运差、张力高、感染、吻合不满意等情况时,建议留置腹腔引流管。

三、术后部分

1. 术后疼痛管理　推荐采用多模式镇痛方案,尽可能控制病人的运动痛,有助于术后早期下床活动,促进病人术后早期肠功能恢复。

2. 术后恶心呕吐的防治　术后可以单用或联合两种止吐药物预防术后恶心呕吐。减轻因恶心呕吐带来的各种不适。

3. 术后饮食　择期腹部手术术后早期恢复经口进食、饮水可促进肠道功能恢复,有效预防肠源性并发症。当经口摄入少于正常量的60%时,应添加口服营养补充,出院后可继续口服营养补充。

4. 术后早期下床活动　早期下床活动可促进呼吸、胃肠、肌肉骨骼等多系统功能恢复,有利于预防肺部感染、压疮和下肢深静脉血栓形成。

5. 出院基本标准　根据病人恢复情况制订个体化出院标准,如恢复半流质饮食或口服营养补充;无须静脉输液治疗;口服镇痛药物可良好止痛;切口愈合佳,无感染迹象;器官功能状态良好,可自由活动;病人同意出院。

（张　曹　马赞林）

第十三章　外科病人的代谢及营养治疗

人体的正常生命活动需要不断摄取各种营养物质,通过参与体内一系列代谢过程,用于人体结构的生长、发育、修复和再生。外科病人由于疾病和手术创伤的打击和应激,引起水、电解质代谢紊乱及酸碱平衡失调,严重的水、电解质、代谢紊乱和失调将会影响人体的组织、器官结构和功能以及机体的康复过程,导致多器官功能障碍,甚至危及生命,影响病人的预后。

第一节　体液和酸碱平衡失衡概述

水和电解质是维持生命的基本物质的组成部分。150 年前法国生理学家 Bernard 首次使用"内环境"一词,来描述机体细胞周围的体液成分。在多细胞生物中,细胞外液是细胞直接生活的环境,生理学上将细胞外液称为机体的内环境。细胞外液的成分和理化性质直接影响到细胞的生存。1915年美国生理学家 Cannon 证明当人体受到创伤、手术打击后机体通过神经 - 内分泌系统来自动调节各种生理反应达到平衡,提出了内环境稳定即"内稳态"的概念。

人体进行新陈代谢的过程实质上是一系列复杂相互关联的生理和生物化学反应的过程,而且主要是在细胞内进行的。这些反映过程都离不开水。水是机体中含量最多的组成成分,是维持人体正常生理活动的重要物质之一,水的生理功能主要有以下几个方面:促进物质代谢、调节体温、润滑作用,同时体内的水有相当大的一部分是以结合水的形式存在,这些结合水与蛋白质、黏多糖和磷脂等相结合,发挥其复杂的生理功能。体内水的容量和分布以及溶解于水中的电解质浓度都由人体的调节功能加以控制,使细胞内和细胞外体液的容量、电解质浓度、渗透压等能够经常维持在一定的范围内,这就是水与电解质的平衡。

这种平衡是细胞正常代谢所必需的条件,是维持人体生命、维持各脏器生理功能所必需的条件,这种平衡可能由于手术、创伤、感染等侵袭遭到破坏。水与电解质平衡失调不等于疾病的本身,它是疾病引起的后果或同时伴有的现象,当疾病发展到一定阶段,水与电解质平衡失调甚至可以成为威胁生命的主要因素。

因此,对于每一个临床医生来说,正确理解水与电解质平衡的基本概念和生理原则,对提高医疗质量,特别是救治危重急症病人都是十分重要的。

体液是人体的重要组成部分,总体液约占体重 55%~60%,在肥胖者中占的比重较小,因为脂肪组织含水分较少。体液总量的 1/3 为细胞外液,2/3 为细胞内液。细胞外液又分两部分,流动于血管与淋巴管中的血浆和淋巴液,占体重的 4.5%~5%,组织间隙约占体重的 15%,细胞外液还包含着一部分液体,即胃肠道分泌液、脑脊液,以及胸膜、腹膜、滑膜囊等处的液体,成为第三间隙液体。这一部分的容量变化很大,主要取决于胃肠道液的变化。正常情况下,约占体重的 1%~3%。血容量由血细胞与血浆组成,在疾病情况时,应分别测量,才能得到可靠的结果。

正常体液的主要成分为水,并含两大类溶质,一类是无机物:钠、钾、钙、镁、氯、HCO_3^-、HPO_4^{2-}、SO_4^{2-} 等电解质,以及 CO_2、O_2 等;另一类是有机物:蛋白质、脂肪、碳水化合物、激素、酶以及多种代谢产物和废物。一般工作量的成人每日需水量 30~40mL/kg。正常情况下,细胞内外的各种成分都是稳定的,经常保持着平衡状态,从摄取的和从碳水化合物、脂肪、蛋白质等氧化而得到水分总量必须与从肾、肺、皮肤和胃肠道丢失的水分总量相等,各组织脏器的代谢过程方得以正常进行,机体的生命得以延续。

细胞内和细胞外的电解质成分和含量均有差别,但细胞内外的渗透压是经常保持相等的,处于平衡状态,主要靠电解质的活动和交换来维持。细胞外主要的阳离子钠(Na^+)含量为142mmol/L,主要阴离子为Cl^-和HCO_3^-,细胞内的阳离子为钾(K^+)含量为140mmol/L,细胞外液的Na^+浓度比细胞内Na^+浓度高10倍多,而细胞内液(K^+)浓度比细胞外液(K^+)浓度高20~30倍。这种细胞内外悬殊的差别是由细胞膜、酶、能量代谢等一系列过程来维持的,在严重创伤时,这些功能会发生严重紊乱。

水、电解质平衡的正常调节受抗利尿激素(antidiuretic hormone,ADH)和醛固酮的控制,前者调节细胞外液的渗透压,后者调节细胞内、外液的电解质含量,两者都受血容量的影响。失水时血容量下降,血浆渗透压升高,通过刺激渗透压受体,ADH的分泌增多,作用于远曲肾小管及集合管,加强了水分的再吸收,尿量下降,减少水分丢失。醛固酮通过调节钠盐经远曲肾小管、肠黏膜等的再吸收和钾的排出来维持细胞外液电解质量的稳定。

第二节　体液代谢的失衡

水和电解质参与许多重要的生理和生物化学过程。体液循环的某些改变、物质代谢的某些障碍及神经-内分泌功能调节失常,均可导致水和电解质代谢紊乱,破坏机体平衡,从而使全身各器官、系统的生理功能和物质代谢发生相应障碍。体液平衡失调可以有三种表现:容量失调、浓度失调和成分失调。容量失调是指等渗性体液的减少或增加,只引起细胞外液量的变化,而细胞内液容量无明显改变。浓度失调是指细胞外液中的水分有增加或减少,以致渗透微粒的浓度发生改变,即渗透压发生改变。细胞外液中除外钠离子的其他离子浓度改变虽然能产生各自的病理生理影响,但因渗透微粒的数量小,不会造成对细胞外液渗透压的明显影响,仅造成成分失调。

一、水和钠的代谢紊乱

在细胞外液中,水和钠的关系非常密切,一旦发生代谢紊乱,缺水和失钠常同时存在,水、钠代谢紊乱可分为下列几种类型。

(一)等渗性缺水

又称急性缺水或混合性缺水,水钠等比例丧失,血清Na^+正常,细胞外液渗透压正常,外科病人最易发。

1. 病因

(1)消化液急性丧失:如肠外瘘、大量呕吐。

(2)体液丧失在感染区或软组织内:如烧伤、腹腔感染、肠梗阻。

2. 临床表现

(1)缺水表现为尿少、乏力、恶心、厌食但不口渴,黏膜干燥,眼球下陷。

(2)休克表现为缺水大于体重5%时出现,6%~7%严重。

(3)常伴代谢性酸中毒。

(4)丧失液体主要为胃液时,则伴发代谢性碱中毒。

3. 诊断

(1)病史及临床表现。

（2）实验室检查。血液浓缩现象（RBC、Hb、血细胞比容升高），血清 Na⁺ 正常。

4. 治疗

（1）原发病的治疗。

（2）补充水和钠，一般使用平衡盐水或等渗盐水。

（二）低渗性缺水

慢性缺水或继发性缺水，水和钠同时缺失，但失钠多于失水，血清钠低于正常值，细胞外液呈低渗状态。

1. 病因

（1）胃肠道消化液持续丧失，如反复呕吐、胃肠道持续吸引、慢性肠梗阻。

（2）大创面的慢性渗液。

（3）利尿剂。

（4）等渗缺水时补充水过多。

2. 临床表现

（1）低渗性缺水表现，分三度（轻度：血清钠 130~135mmol/L；中度：血清钠 120~130mmol/L；重度：血清钠 <120mmol/L）。

（2）休克表现。

（3）神经系统症状表现，如神志不清、腱反射减弱、昏迷。

3. 诊断

（1）尿液检查可见尿钠减少，尿比重降低，1.010 以下。

（2）血清钠下降。

（3）血浆渗透压降低。

4. 治疗

（1）病因治疗。

（2）补钠。

（3）尿量超过 40mL/h，补钾。

（三）高渗性缺水

原发缺水，水钠同时丢失，缺水多于缺钠，血清钠升高，细胞外渗透压高，细胞内脱水。

1. 病因

（1）摄水不足。

（2）失水过多。

2. 临床表现

（1）轻度：失水量占体重 2%~4%，仅有口渴。

（2）中度：失水量占体重 4%~6%，极度口渴，干燥，尿少。

（3）重度：失水量大于体重 6%，出现神经系统症状。

3. 诊断　依据临床表现和实验室检查。

4. 治疗　低渗盐水 0.45%NS 或 5%GS 加上每日水钠需求量。

（四）水过多

水中毒或稀释性低血钠，钠不少，而水过多，细胞内外液渗透压下降，发生较少。

1. 病因　ADH 分泌过多，或肾功不全时，摄入水量较多或静脉输液过多，造成水在体内蓄积。

2. 临床表现　急性水中毒可出现颅内高压症状。慢性水中毒可出现皮肤苍白，一般无凹陷性水肿。

3. 治疗　限制摄入水量，脱水利尿，改善低渗状态，减轻脑水肿。

（五）低钠血症

低钠血症（hyponatremia）指血清钠<135mmol/L 的多种临床情况，是危重症常见严重并发症。血清钠浓度反映了机体内的钠水比例。

1. 病因　根据细胞外液容量的不同将低钠血症分为低血容量性低钠、正常血容量性低钠和高血容量性低钠。

（1）低血容量性低钠：此类低钠体内总钠量和细胞外液容量均减少，但失钠多于失水。

1）肾脏丢失：①长期应用利尿剂，在袢利尿剂的影响下，肾脏不能适当地稀释和浓缩尿液；②渗透性利尿，如糖尿病酸中毒，以及甘露醇等高渗利尿剂应用后；③失盐性肾病，肾小管细胞对醛固酮不敏感，因此，在正常钠摄入量时尿钠排出也增多；④近曲肾小管酸中毒，由于 HCO_3^- 重吸收，因而迫使钠排泄；⑤肾上腺皮质功能不全；⑥代谢性碱中毒、钾不足等均可致低钠。

2）肾外丢失：①胃肠道丢失，常见的原因是胃肠炎引起的腹泻、呕吐。此外胃肠引流和胃肠道的瘘管，也将引起消化液的丢失，导致低钠；②大量出汗，在显性出汗时，汗液中含钠量增高，丢失钠增多，如大量出汗时仅补充水分而不补充由汗液中丢失的电解质，即可造成低钠；③第三间隙液丢失，如胰腺炎、大面积烧伤、腹膜炎、腹水等均造成第三间隙液的丢失。

（2）正常血容量性低钠：此类低钠细胞外液容量正常或轻微增加。

1）抗利尿激素分泌异常综合征（syndrome of inappropriate secretion of antidiuretic hormone，SIADH）：是指在各种临床疾病时发生的一组共同性的临床现象，由于 ADH 分泌增多，导致稀释性低钠血症。SIADH 最常见的原因是中枢神经系统疾病，如脑炎、脑膜炎、颅内出血，此外，窒息、气胸、正压通气、疼痛、肿瘤以及应用吲哚美辛、巴比妥类、麻醉药等均可致 SIADH。

2）医源性：过多输入不含钠的葡萄糖溶液，可导致稀释性低钠。

3）内分泌疾病：肾上腺皮质激素缺乏，甲状腺功能减退可伴有 ADH 分泌增多。

（3）高血容量性低钠：此类低钠体内总钠和水均增多，排水能力减弱，水潴留多于钠潴留。

1）全身性水肿性疾病：见于充血性心衰、肝硬化、肾病综合征，低钠主要使有效动脉血容量减少（低心排、外周阻力下降等），激活压力感受器，引起副交感神经的传入冲动减少，ADH 分泌增多，肾脏潴留水，导致细胞外液钠的稀释。

2）晚期急、慢性肾衰：可能由于饮食或静脉输液导致钠和水负荷过大。

2. 临床表现　低钠血症的临床症状严重程度与血清钠水平降低的程度和速度有关，血清钠降低程度愈低、速度愈快，临床症状则愈重。一般在血钠<125mmol/L 出现症状，消化道表现有恶心、呕吐、食欲缺乏、腹痛等症状，重症者可有肌无力、肌阵挛。血钠<115mmol/L 时，神经系统症状明显，出现头痛、乏力、感觉迟钝、烦躁不安、精神恍惚。如血清钠进一步下降，则可出现抽搐、昏迷甚至死亡。

低血容量性低钠血症除有低钠的症状外，尚有低血容量症状，表现为皮肤弹性减退、心率增快、尿量减少、血压下降，严重者可出现休克。尿钠<20mmol/L，血 BUN 上升。

正常血容量性低钠，临床上很少有明显的症状，缺乏水失衡的表现，体重增加，但无水肿，在SIADH 时尿量减少。

高血容量性低钠血症常伴有水肿，尿量减少，尿钠<20mmol/L。急性肾衰伴高血容量时尿钠、尿氯均>20mmol/L。

慢性低钠血症常无明显症状，但急性水中毒症状急剧，可因脑水肿导致脑疝而死亡。

3. 诊断　根据实验室结果，结合病史和临床表现确定低钠血症诊断。

4. 治疗

（1）低血容量性低钠血症：积极处理致病原因，此型病人应同时补钠和水，一般轻症病人可用生理盐水静脉滴注，恢复血容量，逐渐抑制了 ADH 分泌，使血钠恢复正常水平。程度严重者，应先补足血容量,以改善微循环和组织的灌注,然后可静脉滴注高渗盐水。以血钠每小时提高 0.5~1mmol 较安全,达到补钠目标:血清钠水平 130mmol/L。应用高渗盐水的指征是血钠<120mmol/L 伴明显神经系统症状者,或血钠<110mmol/L 伴有轻微症状者。所用盐水有 3% 盐水(513mmol/L)和 5% 盐水(885mmol/L)两种,所需补充的钠量由以下公式计算:

需补充的钠量(mmol)=[血钠的正常值(mmol/L)- 血钠测得值(mmol/L)] × 体重(kg)× 0.6(女性为 0.5)

当天先补给计算值的 1/2 量,以 17mmol Na⁺ 相当于 1g 钠盐计算,需加上每天正常需要量 4~6g,其余一半钠,可在第二天补给,公式仅作为安全补钠剂量的估计。在输入高渗盐水过程中应注意病人的心、肺功能情况,避免出现心力衰竭和急性肺水肿,老年和心肺功能不全病人尤应注意。此外还需严密监测血钠,及时调整治疗方案。

(2)正常血容量性低钠:一般只需限水,一般病例可限制在正常生理需要量的 50%~75%,重者严格限水,每日液体入量应等于病人不显性失水加前一天的尿量。

(3)高血容量性低钠血症:以治疗原发病为基础,控制水和钠摄入,血钠>130mmol/L 可严密观察,暂不积极处理。血钠<130mmol/L 时需加强限制水分进入,不宜超过 1 000mL/d。如<120mmol/L 则需加强治疗。程度严重者,除禁水外,还需用利尿剂以促进水分的排出。一般可用渗透性利尿剂,如 20% 甘露醇或 25% 山梨醇 200mL 静脉内快速滴注(20min 内滴完),可减轻脑组织水肿和增加水分排出。也可静脉注射袢利尿剂,如呋塞米和依他尼酸。严重病例伴肾衰时可行透析疗法。

(六)高钠血症

血清钠>145mmol/L 称高钠血症(hypernatremia)。高钠血症常伴血浆渗透压增高。

1. 病因

(1)浓缩性高钠血症:包括因水摄入不足或机体失水大于失钠,使血钠因浓缩而增高,常见于以下情况:①水摄入不足:见于水源断绝、病人极度衰弱而无助进水或吞咽障碍进水不足。在完全断水的情况下,24h 失水量可达体重的 2%,一天内即可出现脱水症。②水或低渗液丢失过多:主要见于尿崩症、糖尿病、慢性肾衰时尿浓缩功能障碍以及各种原因所致的渗透性利尿和高热大量出汗、大面积烧伤的暴露疗法,均可使排水多于排钠而使血清钠升高;腹泻、呕吐,特别在婴幼儿也易使失水多于失钠。此外,过度通气或气管切开时也会造成水分丢失过多。

(2)钠过多性高钠血症:钠摄入过多主要见于吞饮大量海水,因海水含钠量达 450~500mmol/L,从而致高钠血症。在心肺脑复苏或乳酸性酸中毒时,大量使用碳酸氢钠治疗,或大量快速输入高渗盐溶液时,易导致高钠血症。此外,给 2 个月以内婴儿喂养未经稀释的牛乳,也可使摄入钠过多,因牛乳的钠、钾、蛋白质含量可达人乳的 3 倍。

(3)钠排泄障碍:见于皮质醇增多症、原发性醛固酮增多症,或使用 11- 去氧皮质醇、甘草次酸等潴留钠药物。某些脑部病变,如颅脑损伤、脑血管意外、脑肿瘤因尿排出减少而导致高钠血症。此外,特发性高钠血症是导致慢性血钠增高的重要原因之一。

2. 临床表现　病人表现为口渴、尿量明显减少;严重脱水时,眼窝凹陷,皮肤弹性下降,可出现周围循环衰竭。高钠血症能引起急性中枢神经系统功能障碍,甚至留下永久性神经系统后遗症,早期表现为嗜睡、烦躁不安,进一步可发展为震颤、抽搐、肌张力增高、腱反射亢进、昏迷和死亡。

3. 诊断　依据大量水丢失或过多钠摄入史,临床有神经系统表现,实验室检查血钠>150mmol/L 可以诊断。实验室检查对诊断病因有帮助,除尿崩症外,其他高钠血症者的尿渗透压均增高。

4. 治疗

(1)一般原则:清醒病人应鼓励饮水,至口渴消失;无饮水条件病人应考虑补液治疗。同时积极治疗原发病。

(2)补液量的计算公式:补水量(ml)=[血钠测得值(mmol/L)- 血钠正常值(mmol)]× 体重(kg)× 4。

计算所得的补水量一般可分在 2 天内补给,不宜在当天一次输入。治疗一天后应监测全身情况及血钠浓度,必要时可酌情调整次日的补给量。此外,补液量中还应包括每天正常需要量 2 000mL。需要注意,高渗性缺水病人也存在缺钠,因为缺水多于缺钠,才使血钠浓度升高。因此,如果在纠正时只补给水分,不补给适当的钠,不但不能纠正缺钠,可能反过来会出现低钠血症。

二、钾代谢异常

(一)低钾血症

血清钾<3.5mmol/L 称低钾血症(hypokalemia)。低钾血症可以是总钾量减少,或因钾在细胞内外再分布而使血钾下降,亦可两者兼有。

1. 病因

(1)长期进食不足。

(2)肾排出过多,如应用呋塞米、依他尼酸等利尿剂,肾小管性酸中毒,急性肾衰竭的多尿期,以及盐皮质激素(醛固酮)过多等。

(3)补液病人长期接受不含钾盐的液体,或静脉营养液中钾盐补充不足。

(4)肾外途径丧失,如呕吐、持续胃肠减压、肠瘘等。

(5)钾转移,见于大量输注葡萄糖和胰岛素,或代谢性、呼吸性碱中毒时,钾离子向细胞内转移。

2. 临床表现 低钾血症临床表现取决于低血钾发生的程度、发展的速度和低血钾持续的时间。

(1)肌无力:是最早出现的临床表现,四肢软弱无力,可延及躯干和呼吸肌。一旦呼吸肌受累,可致呼吸困难或窒息。有软瘫、腱反射减退或消失。有厌食、恶心、呕吐和腹胀、肠蠕动消失等肠麻痹表现。

(2)心脏受累表现:传导阻滞和节律异常。典型的心电图改变为早期出现 T 波降低、变平或倒置,随后出现 ST 段降低、Q-T 间期延长和 U 波。不应单凭心电图异常来诊断低钾血症。当病人伴有严重的细胞外液减少时,低钾血症的临床表现不明显。这时的临床表现主要是缺水、缺钠所致的症状,当缺水被纠正之后,钾浓度被进一步稀释,会出现低钾血症的症状。

(3)低钾血症可致代谢性碱中毒:由于 K^+ 由细胞内移出,与 Na^+、K^+ 的交换增加,使细胞外液的 H^+ 浓度降低;远曲肾小管 Na^+、K^+ 交换减少,Na^+、H^+ 交换增加,使排 H^+ 增多。这两方面的作用即可使病人发生低钾性碱中毒。此时,尿却呈酸性(反常性酸性尿)。

3. 诊断 根据病史、临床表现和血清钾低于 3.5mmol/L 即可诊断。心电图检查可作为辅助性诊断手段。

4. 治疗 积极处理造成低钾血症的病因。通常是采取分次补钾,边治疗边观察的方法。

(1)途径:口服或静脉补钾。

(2)补钾量:可参考血清钾降低的程度,每天补钾 40~80mmol 不等。以每克氯化钾相当于 13.4mmol 钾计算,约每天补钾 3~6g。少数病人最高每天可能高达 100~200mmol。

(3)补钾浓度及速度:静脉补充钾每升输液中含钾量不宜超过 40mmol(相当于氯化钾 3g),溶液应缓慢滴注,输入钾量应控制在 20mmol/h 以下。

(4)伴有休克补钾:应先输给晶体液及胶体液,尽快恢复其血容量。待尿量超过 40mL/h 后,再静脉补充钾。要完全纠正体内的缺钾,常需连续 3~5d 治疗。

(二)高钾血症

血清钾>5.5mmol/L 称高钾血症(hyperkalemia)。

1. 病因

（1）钾摄入过量，如静脉注射高钾溶液，使用含钾量较大的溶液（如青霉素钾盐）以及大量输入保存期较长的库血，可造成高钾血症。

（2）肾排钾功能减退，如急性及慢性肾衰竭；应用保钾利尿剂如螺内酯（安体舒通）、氨苯蝶啶等；盐皮质激素不足等。

（3）细胞内钾的移出，如溶血、组织损伤（如挤压综合征），以及酸中毒等。

2. 临床表现　高钾血症的临床表现无特异性。可出现神志模糊、感觉异常和肢体软弱无力等。严重高钾血症者有微循环障碍的临床表现，如皮肤苍白、发冷、青紫、低血压等，常有心动过缓或心律不齐，可致心搏骤停。当血清钾浓度超过 7mmol/L，会有心电图的异常变化，典型的心电图改变为早期 T 波高而尖，随后出现 QRS 增宽，P-R 间期延长。

3. 诊断　有引起高钾血症原因，无法用原发病解释的临床表现时，应考虑到有高钾血症的可能。应立即作血清钾浓度测定，血钾超过 5.5mmol/L 即可确诊。心电图有辅助诊断价值。

4. 治疗　由于高钾血症有导致病人心搏突然停止的危险，因此高钾血症一经诊断，应积极予以治疗。

（1）停用一切含钾的药物或溶液。

（2）降低血清钾浓度，可采取下列几项措施。

1）促使 K^+ 转入细胞内：①输入碳酸氢钠溶液：先静脉注射 5% 碳酸氢钠溶液 60~100mL，再继续静脉滴注 5% 碳酸氢钠溶液 100~200mL；②输注葡萄糖溶液及胰岛素：用 25% 葡萄糖溶液 100~200mL，每 5g 糖加入胰岛素 1U，静脉滴注。可使 K^+ 转入细胞内，从而暂时降低血清钾浓度。必要时，可以每 3~4h 重复用药；③对于肾功能不全，不能输液过多者，可用 10% 葡萄糖酸钙 10~20mL 稀释后缓慢静脉注射。

2）阳离子交换树脂的应用：可口服，每次 15g，4 次 /d。可从消化道排出钾离子。为防止便秘、粪块堵塞，可同时口服山梨醇或甘露醇以导泻。

3）透析疗法：有腹膜透析和血液透析两种，用于上述治疗仍无法降低血清钾浓度时。

（3）对抗心律失常：静脉注射 10% 葡萄糖酸钙溶液 20mL，此法可重复使用。也可将 10% 葡萄糖酸钙溶液 30~40mL 加入静脉补液内滴注。

三、钙代谢紊乱

机体内绝大部分钙储存于骨骼中，细胞外液钙仅是总钙量的 0.1%。血钙浓度约为 2.25~2.75mmol/L。离子化钙是调节细胞功能的信使，可调节酶的活性，维持神经肌肉兴奋性的作用。钙代谢紊乱有低钙血症（hypocalcemia）和高钙血症（hypercalcemia），其中以低钙血症常见。

（一）低钙血症

低钙血症指血清钙<2.25mmol/L。

1. 病因

（1）钙转移：重症病人常存在组织缺血、缺氧，钙泵活性下降，钙离子内流增加，使血钙下降。

（2）钙摄入不足：外科疾病如肠梗阻、阻塞性黄疸、消化道瘘、慢性腹泻、长期禁食等使维生素 D 的摄入不足和肠吸收障碍致肠钙吸收减少。

（3）病理状况：急性胰腺炎时释放脂肪酸与钙结合形成钙皂，降低血钙；胰腺炎还可引起胰高血糖素过多分泌，刺激降钙素分泌增加，引起低血钙。

（4）其他影响因素：大量输入含枸橼酸钠的血液制品。

2. 临床表现　低血钙可出现出血、局部水肿、软弱无力和四肢抽搐。

3. 治疗　出现抽搐时，静脉注射葡萄糖酸钙 1~2g，如仍不能控制，可肌内注射硫酸镁 1~2g，或加入 5% 葡萄糖溶液内静脉滴注。如由其他病因引起的，尚需针对病因处理。

（二）高钙血症

高钙血症指血清钙>2.75mmol/L。

1. 病因　包括：恶性肿瘤（尤其是乳腺癌）、甲状旁腺功能亢进、维生素 D 和 A 过多、转移性骨癌和多发性骨髓瘤等多种疾病。偶可由性激素和噻嗪类利尿剂引起。

2. 临床表现　可表现为食欲缺乏、恶心、口渴、倦怠、便秘和尿频等。若长时间高血钙可产生血管钙化、肾钙化、肾结石以及肾功能不全等。

3. 治疗

（1）去除病因。

（2）其他的治疗手段包括：增加尿钙排泄（如：0.9% 氯化钠静脉输入和呋塞米）或透析以降低血钙。

（3）减少钙自骨向细胞外液转移：最常用肾上腺皮质类固醇（如：泼尼松 80mg/d，或氢化可的松 300~400mg/d）。

（4）增加钙自细胞外液向骨转移：磷酸盐降低血钙，注意磷酸盐静脉用量为 50mmol（1.5g），于 6~8h 内滴完，每天只能使用 1 次。肾功能不佳者，磷酸盐用量不宜超过 1.0g/d。

四、镁代谢紊乱

镁是人体内不可缺少的重要元素，其含量在阳离子中仅次于钠、钾和钙，细胞内含量仅次于钾离子居于第二位。镁离子在对机体神经活动的控制、神经肌肉兴奋性的传递、肌肉收缩及心脏激动性等方面均有重要作用。

（一）低镁血症

血清镁浓度<0.75mmol/L，称为低镁血症（hypomagnesemia）。

1. 病因

（1）镁丧失：大量下消化道液丢失、广泛肠切除、肠瘘或胆瘘、腹泻和长期胃肠减压，均可引起低镁血症。

（2）病理状态：急性胰腺炎；蛋白质、热量不足和营养不足；慢性酒精中毒；肾盂肾炎和肾小球肾炎；甲状旁腺功能亢进、甲状腺功能亢进、醛固酮增多症及糖尿病酸中毒等内分泌疾病。

（3）医源性因素：长期应用胃肠外营养时未补充镁。使用利尿剂或脱水药如呋塞米、尿素和甘露醇等；使用其他药物如氨基糖苷类抗生素、强心苷、顺铂、胰岛素等，可使大量镁离子经尿液排出。低温体外循环手术中，血清镁和碱性磷酸酶活动度降低。

2. 临床表现　当血清镁<0.4mmol/L 时才出现临床症状。

（1）神经肌肉系统表现：以肌肉震颤、手足搐搦和反射亢进最为常见，以上肢更为明显。严重时出现谵妄、精神错乱、定向力失常、幻觉、惊厥，甚至昏迷等。

（2）心血管系统表现：为心律失常，可出现室性期前收缩、阵发性室上性心动过速或室颤等，其他的心电图变化与低钾血症相似。应当警惕血清镁含量降低时，容易发生洋地黄中毒。

3. 治疗

（1）补充途径：轻度镁缺乏者主要通过胃肠道途径补充，症状明显或不能进食者使用静脉途径。

（2）静脉补镁用量用法：①常用制剂为 10%~50% 硫酸镁或 20% 氯化镁；②初剂可给 600mg 元素镁，稀释于 5% 葡萄糖溶液 200~250mL 中静脉滴注 3~4h，后以 900mg 元素镁稀释后连续滴注，24h

滴完。次日剂量减半，以后的补充量根据血清镁浓度决定，使血清镁的浓度维持在 12mmol/L，故镁缺乏宜在 5~7d 内逐步矫正，不宜操之过急；③如情况紧急，有癫痫样发作，可用 500mg 元素镁缓慢静脉注射，不超过 15mg/min。

（3）应当注意的是低镁、低钙和低钾三者关系密切，严重低镁血症时可产生低血钙或导致低钾血症，若单纯补钾难以奏效时，必须考虑存在有低镁的可能，同时补镁。

（二）高镁血症

血清镁浓度>1.25mmol/L 称为高镁血症（hypermagnesemia）。

1. 病因　高镁血症常发生在肾功能不全时进行镁剂治疗，或在严重失水状态下和尿少的病人给予过多镁剂补充。当血清镁含量>3mmol/L 时可出现中毒症状。

2. 临床表现　高浓度镁抑制中枢及周围神经系统。

（1）神经系统表现：表现为嗜睡、肌力减退，继之出现弛缓性瘫痪、反射消失、终至昏迷。

（2）心血管方面表现：为心动过速，继以心动过缓、房室和心室内传导阻滞。如无高钾血症而心电图显示 P-R 间期延长、T 波高耸。QRS 增宽者，应考虑高血镁症。

（3）若血清镁含量>6mmol/L 时，可出现呼吸麻痹和心脏停搏。

3. 治疗

（1）首先纠正失水。

（2）改善肾功能。

（3）静脉注射 10% 葡萄糖酸钙 10~20mL 拮抗 Mg^{2+} 对心肌的毒性作用。

（4）严重病例，可行透析治疗，以清除细胞外液积累的镁，使症状得以改善。

五、磷代谢紊乱

磷为人体细胞内最丰富的阴离子，成人体内含磷 600~700g，其中约 85% 储存于骨骼中，仅 0.1% 在细胞外液。正常血清无机磷浓度为 0.96~1.62mmol/L。磷是三磷酸腺苷中高能磷酸盐的来源，也是细胞膜上磷脂所必需的元素。

（一）低磷血症

血清磷<0.96mmol/L 为低磷血症（hypophosphatemia）。

1. 病因

（1）摄入和肠道吸收减少（如：吸收不良综合征、呕吐）。

（2）磷酸盐离子移入细胞内（如：在碱中毒或大量葡萄糖注射后）。

（3）磷大量自肾脏丧失（如：低钾血症、低镁血症）。

2. 临床表现　低磷血症可有神经肌肉症状，如头晕、厌食、肌无力等。重症者可有抽搐、精神错乱、昏迷，甚至呼吸肌无力而危及生命。

3. 治疗　对低磷血症的治疗以口服补磷最为安全，给磷酸盐 2.0~2.5g/d，分次口服。不能口服时，给磷酸二氢钾 - 磷酸氢二钾或磷酸二氢钠 - 磷酸氢二钠静脉注射，加入输液中缓慢滴注输入，切忌静脉直接推入。补磷时也要补钙，以防血钙下降，但磷剂与钙剂不能加在同一瓶液体中，以免沉淀。长期补磷，要注意转移性钙化，随时监测血磷和血钙。

（二）高磷血症

血清磷>1.62mmol/L 为高磷血症（hyerphosphatemia）。

1. 病因　多见于慢性肾衰竭、甲状旁腺功能低下、维生素 D 过多或转移性骨癌等。

2. 临床表现　在高磷血症时，尿毒症病人出现肌肉痉挛和惊厥等，部分是由于伴随的低钙血症所致。在高磷血症时须谨慎应用乳酸钠、碳酸氢钠等碱性药物，因碱中毒有增加惊厥的趋势，必须使

用时应与 Ca^{2+} 同时补充。

3. 治疗　治疗以处理原发病为主。对慢性肾衰竭病人,可给氢氧化钙凝胶,每次 4~6g,于饭后和睡前口服,以减少磷酸盐吸收。

第三节　酸碱平衡的失衡

体液酸碱度适宜是机体组织、细胞进行正常生命活动的重要保证。酸碱度以 pH 表示,正常范围为 7.35~7.45。原发性的酸碱平衡失调可分为代谢性酸中毒、代谢性碱中毒、呼吸性酸中毒和呼吸性碱中毒四种。有时可同时存在两种以上的原发性酸碱失调,此即为混合性酸碱平衡失调。当任何一种酸碱失调发生之后,机体都会通过代偿机制以减轻酸碱紊乱,尽量使体液的 pH 恢复至正常范围。机体的这种代偿,可根据其纠正程度分为部分代偿、代偿及过度代偿。实际上机体很难做到完全的代偿。pH、HCO_3^-、$PaCO_2$ 是反映机体酸碱平衡的三大基本要素。其中,HCO_3^- 反映代谢性因素,HCO_3^- 的原发性减少或增加,可引起代谢性酸中毒或代谢性碱中毒;$PaCO_2$ 反映呼吸性因素,$PaCO_2$ 的原发性增加或减少,则引起呼吸性酸中毒或呼吸性碱中毒。

一、代谢性酸中毒

临床上最常见的酸碱失调是代谢性酸中毒(metabolic acidosis)。由于酸性物质的积累或产生过多,或 HCO_3^- 丢失过多,即可引起代谢性酸中毒。可根据阴离子间隙分为:阴离子正常的代谢性酸中毒和阴离子间隙增加的代谢性酸中毒,这两类酸中毒的原因各不相同。阴离子间隙,是指血浆中未被检出的阴离子的量,测量方法是将血浆中 Na^+ 浓度减去 HCO_3^- 与 Cl^- 浓度之和,正常值为 10~15mmol/L。阴离子间隙的主要组成是磷酸、乳酸及其他有机酸。如果是由于 HCO_3^- 丢失或盐酸增加引起的酸中毒,其阴离子间隙为正常。相反,如果是由于有机酸产生增加或硫酸、磷酸等潴留而引起的酸中毒,其阴离子间隙则将增加。

（一）病因

1. 碱性物质丢失过多　见于腹泻、肠瘘、胆瘘和胰瘘等,经粪便、消化液丢失的 HCO_3^- 超过血浆中的含量。应用碳酸酐酶抑制剂(如乙酰唑胺),可使肾小管排 H^+ 及重吸收 HCO_3^- 减少,导致酸中毒。

2. 酸性物质过多　失血性及感染性休克致急性循环衰竭、组织缺血缺氧,可使丙酮酸及乳酸大量产生,发生乳酸性酸中毒。糖尿病或长期不能进食,体内脂肪分解过多,可形成大量酮体,引起酮体酸中毒。抽搐、心搏骤停等也能引起有机酸的过多形成。为某些治疗的需要,应用氯化铵、盐酸精氨酸或盐酸过多,以致血中 Cl^- 增多,HCO_3^- 减少,也可引起酸中毒。

3. 肾功能不全　由于肾小管功能障碍,内生性 H^+ 不能排出体外,或 HCO_3^- 吸收减少,均可致酸中毒。其中,远曲小管性酸中毒是泌 H^+ 功能障碍所致,近曲小管性酸中毒则是 HCO_3^- 再吸收功能障碍所致。

代谢性酸中毒的代偿:上述任何原因所致的酸中毒均直接或间接地使 HCO_3^- 减少,血浆中 H_2CO_3 相对增多。机体则很快会出现呼吸代偿反应。H^+ 浓度的增高刺激呼吸中枢,使呼吸加深加快,加速 CO_2 的呼出,使 $PaCO_2$ 降低,HCO_3^-/H_2CO_3 的比值重新接近 20:1 而保持血 pH 在正常范围,此即为代偿性代谢性酸中毒。与此同时,肾小管上皮细胞中的碳酸酐酶和谷氨酰胺酶活性开始增高,增加 H^+ 和 NH_3 的生成。H^+ 与 NH_3 形成 NH_4^+ 后排出,使 H^+ 的排出增加。另外,$NaHCO_3$ 的再吸收亦增加。但是，这些代偿是相当有限的。

（二）临床表现

轻度代谢性酸中毒可无明显症状。重症病人可有疲乏、眩晕、嗜睡、感觉迟钝或烦躁。呼吸变得又深又快，呼吸肌收缩明显。呼吸频率有时可高达 40~50 次 /min。呼出气带有酮味。病人面颊潮红，心率加快，血压常偏低。可出现腱反射减弱或消失、神志不清或昏迷。病人常可伴有缺水的症状。代谢性酸中毒可降低心肌收缩力和周围血管对儿茶酚胺的敏感性，病人容易发生心律不齐、急性肾功能不全和休克。一旦产生则很难纠正。

（三）诊断

根据病人有严重腹泻、肠瘘或休克等的病史，深而快的呼吸，即应怀疑有代谢性酸中毒。作血气分析可以明确诊断，并可了解代偿情况和酸中毒的严重程度。此时血液 pH 和 HCO_3^- 浓度明显下降。代偿期的血 pH 可在正常范围，但 HCO_3^-、BE 和 $PaCO_2$ 均有一定程度的降低。如无条件进行此项测定，可作二氧化碳结合力测定（正常值为 25mmol/L）。在除外呼吸因素之后，二氧化碳结合力的下降也可确定酸中毒的诊断和大致判断酸中毒的程度。

（四）治疗

1. 病因治疗应放在代谢性酸中毒治疗的首位。机体可加快肺部通气以排出更多 CO_2，又能通过肾排出 H^+、保留 Na^+ 及 HCO_3^-、具有一定的调节酸碱平衡的能力，能消除病因，再辅以补充液体、纠正缺水，较轻的代谢性酸中毒［血浆（HCO_3^-）为 16~18mmol/L］常可自行纠正，不必应用碱性药物。低血容量性休克可伴有代谢性酸中毒，经补液、输血以纠正休克之后，轻度的代谢性酸中毒也随之可被纠正。对这类病人不宜过早使用碱性药物，否则反而可能造成代谢性碱中毒。

2. 对血浆 HCO_3^- 低于 10mmol/L 的重症酸中毒病人，应立即输液和用碱剂进行治疗。常用的碱性药物是碳酸氢钠溶液。5% 碳酸氢钠每 100mL 含 Na^+ 和 HCO_3^- 各 60mmol。在粗略估计碳酸氢钠用量时，用以下公式计算：HCO_3^- 需要量（mmol）=［HCO_3^- 正常值（mmol/L）−HCO_3^- 测得值（mmol/L）］× 体重（kg）× 0.4。

一般将计算值的半量在 2~4h 内输入。临床上更多的是应根据酸中毒严重程度，边治疗边观察，一般首次补给 5% $NaHCO_3$ 溶液约为 100~250mL 不等，在用后 2~4h 复查动脉血气分析及血浆电解质浓度，根据测定结果再决定是否需继续输给及输给量，逐步纠正酸中毒，是治疗的原则。5% $NaHCO_3$ 溶液为高渗性，过快输入可致高钠血症，使血浆渗透压升高，应注意避免。在酸中毒时，离子化 Ca^{2+} 的增多，故即使病人有低钙血症，也可以不出现手足抽搐。但在酸中毒被纠正之后，离子化 Ca^{2+} 的减少，便会发生手足抽搐。应及时静脉注射葡萄糖酸钙以控制症状。过快地纠正酸中毒还能引起大量 K^+ 转移至细胞内，引起低钾血症，也要注意防治。

二、代谢性碱中毒

代谢性碱中毒（metabolic alkalosis）系指体内 HCO_3^- 增多或 H^+ 减少为特征的一系列病理过程。

（一）病因

1. H^+ 丢失过多　经胃和肾丢失过多可造成代谢性碱中毒。例如：幽门梗阻、高位肠梗阻和长期胃管引流与减压等原因可导致大量酸性胃液丢失。同时，大量胃液丢失也导致 Cl^-、K^+ 和细胞外液丢失，引起 HCO_3^- 在肾小管内的再吸收增加。在代偿钠、氯和水丧失的过程中，K^+ 和 Na^+ 的交换及 H^+ 和 Na^+ 的交换增加，引起 H^+ 和 K^+ 的丧失过多，导致碱中毒和低钾血症。此外，醛固酮过多可以促进肾远曲小管和集合管对 Na^+ 和 HCO_3^- 重吸收，增加 K^+ 和 H^+ 排出，引起代碱与低钾，见于原发性或继发性醛固酮增多症、Bartter 综合征。盐皮质激素也有类似作用。

2. 碱性物质摄入过多 口服或静脉注射碳酸氢钠超过肾排泌阈值时,会引起碱中毒。在肾功能受损者更易发生。输入大量库血中含柠檬酸盐代谢生成 HCO_3^-,也可致碱中毒。

3. 长期应用利尿剂 呋塞米、利尿酸和噻嗪类利尿剂能抑制肾小管髓袢升支对 Cl^- 和 Na^+ 的重吸收,使远曲小管内 Na^+ 浓度增高,导致 Na^+-K^+ 交换增强,而 Cl^- 则以 NH_4Cl 形式从尿中排泄增多,肾重吸收 HCO_3^- 相应增加,故血浆 HCO_3^- 增高,发生低氯性碱中毒。

4. 缺钾 血清钾离子浓度严重降低时,K^+ 从细胞内移至细胞外,同时 Na^+ 和 H^+ 进入细胞内,使细胞外液中 H^+ 降低。肾小管上皮细胞内 H^+ 增多,与小管滤液中的 Na^+ 交换,导致 HCO_3^- 重吸收增加。此时可出现反常性酸性尿。

5. 迅速纠正高碳酸血症 慢性呼吸性酸中毒时,肾代偿性重吸收 HCO_3^- 增高,若迅速改善通气、纠正呼吸性酸中毒,$PaCO_2$ 可迅速降至正常,此时肾的 HCO_3^- 重吸收仍增强。

6. 高钙血症 高钙血症时,骨内碱性物质被动员入血。高钙血症还可促进肾小管对 HCO_3^- 重吸收和 H^+ 排泄。

机体对代谢性碱中毒的代偿过程表现为:受血浆 H^+ 浓度下降的影响,呼吸中枢抑制,呼吸变浅变慢,CO_2 排出减少,使 $PaCO_2$ 升高,HCO_3^-/H_2CO_3 比值可望接近 20:1 而保持 pH 在正常范围内。肾的代偿是肾小管上皮细胞中的碳酸酐酶和谷氨酰胺酶活性降低,使 H^+ 和 NH_3 生成减少。HCO_3^- 的再吸收减少,经尿排出增多,从而使血 HCO_3^- 减少。

（二）临床表现

一般无明显症状,有时因抑制呼吸中枢,可有呼吸变浅变慢。或有神经精神方面的异常,如淡漠、倦怠、抑郁、意识模糊、谵妄、精神错乱和嗜睡等。严重时,可因脑和其他器官的代谢障碍而发生昏迷。由于低钙可出现四肢乏力、感觉异常、抽搐、肌肉痉挛、喉痉挛。也可因低钾血症和低氯血症诱发心律失常等。

（三）诊断

根据病史和症状可以初步做出诊断。血气分析可帮助确定诊断及其严重程度。失代偿期,血液 pH 和 HCO_3^- 浓度明显升高,碱剩余(BE)呈正值>+3,$PaCO_2$ 正常;部分代偿期时,血液 pH、HCO_3^- 浓度和 $PaCO_2$ 均有一定程度升高;代偿期时,pH 可基本正常。

CO_2 结合力诊断指标:除外呼吸性酸中毒外,CO_2 结合力>29mmol/L。

（四）治疗

应积极治疗原发疾病。对丧失胃液所致的代碱,可输入等渗盐水或葡萄糖盐水,恢复细胞外液量和补充 Cl^-,纠正低氯性碱中毒,使 pH 恢复正常;碱中毒病人几乎均合并低钾血症,故应监测血钾浓度,须同时补给氯化钾。只有这样才能纠正细胞内外离子的异常交换和终止从尿中继续排 H^+,恢复肾脏排泄剩余 HCO_3^- 的能力,加速碱中毒的纠正。但补给的钾盐应在病人尿量超过 40mL/h 后。

治疗严重碱中毒(血浆[HCO_3^-]45~50mmol/L,pH>7.65)时,可给予一定量酸性药物,如精氨酸、氯化铵等。补酸量(mmol)=[实测 HCO_3^- 值(mmol/L)− 正常 HCO_3^- 值(mmol/L)]× 体重(kg)×0.2。

纠正碱中毒不宜过于迅速,关键是解除病因。

三、呼吸性酸中毒

呼吸性酸中毒(respiratory acidosis)系指肺泡通气及换气功能减弱,不能充分排出体内生成的 CO_2,致血液原发性 $PaCO_2$ 升高,引起高碳酸血症的病理过程。

（一）病因

引起呼吸性酸中毒的病因主要为肺泡通气量降低,使 CO_2 呼出减少。常见于全身麻醉过深、镇静剂过量、中枢神经系统损伤、气胸、急性肺水肿和呼吸机使用不当等。另外,肺组织广泛纤维化、重度肺气肿等慢性阻塞性肺部疾患,有换气功能障碍或肺泡通气-灌流比例失调。外科病人如果合并这些肺部慢性疾病,在术后更容易产生呼吸性酸中毒。

机体对呼吸性酸中毒的代偿可通过血液的缓冲系统完成,血液中的 H_2CO_3 与 Na_2HPO_4 结合,形成 $NaHCO_3$ 和 NaH_2PO_4,后者从尿排出,使 H_2CO_3 减少,HCO_3^- 增多。同时,肾小管上皮细胞中的碳酸酐酶和谷氨酰胺酶活性增高,H^+ 和 NH_3 的生成增加,H^+ 与 Na^+ 交换和 H^+ 与 NH_3 形成 NH_4^+,使 H^+ 排出增加和 $NaHCO_3$ 的再吸收增加。上述两种代偿机制可使 HCO_3^-/H_2CO_3 比值接近于 20:1,保持 pH 在正常范围,呼吸性酸中毒得到代偿。此外,细胞外液 H_2CO_3 增多,可使 K^+ 由细胞内移出,Na^+ 和 H^+ 转入细胞内,使酸中毒得以缓解。但是,机体对呼吸性酸中毒的代偿能力有限。

（二）临床表现

呼吸性酸中毒的临床表现与其酸碱失衡的发展的速度有关,病人可有胸闷、呼吸困难、躁动不安等,缺氧,可有头痛、紫绀。随酸中毒加重,可有血压下降、谵妄、昏迷等。脑缺氧可致脑水肿、脑疝,甚至呼吸骤停。

（三）诊断

根据病人有呼吸功能受影响的病史与以上症状应怀疑有呼吸性酸中毒的可能。动脉血气分析显示 pH 明显下降,$PaCO_2$ 增高,血浆 HCO_3^- 可正常,慢性呼吸性酸中毒时,血 pH 下降不明显,$PaCO_2$ 增高,血浆 HCO_3^- 也有增高。

（四）治疗

呼吸性酸中毒治疗的目标是改善肺泡换气及通气功能,并尽可能使 pH 恢复到接近正常范围。降低 $PaCO_2$ 是纠正酸血症最直接的途径,这需通过改善通气来达到,而不是依赖以碱性药物来纠正。首先分析病情,应尽快去除病因,包括清除呼吸道异物和分泌物,解除支气管痉挛,解除气胸或胸腔积液对肺的压迫,减轻肺水肿程度,控制肺部感染等。机体对呼吸性酸中毒的代偿能力较差,常合并缺氧,如果常规氧疗无效,可行气管插管进行机械辅助呼吸。

慢性呼酸的治疗是一个长期的过程,应积极改善肺泡通气功能与消除 CO_2 潴留,可用低流量（1~2L/min）鼻导管吸氧,并积极预防感染、促进排痰、解除气道痉挛等,应避免使用镇静剂。

四、呼吸性碱中毒

呼吸性碱中毒（respiratory alkalosis）系指肺泡通气过度,体内生成的 CO_2 排出过多,致血液中的 $PaCO_2$ 降低,引起低碳酸血症。

（一）病因

各种原因引起过度通气,CO_2 排出过多均可致血浆 HCO_3^- 降低。呼吸机辅助通气过度、病人疼痛、焦虑、发热、创伤、中枢神经系统疾病、低氧血症等均可导致过度通气。

$PaCO_2$ 的降低,起初虽可抑制呼吸中枢,使呼吸变浅变慢,CO_2 排出减少,血中 HCO_3^- 代偿性增高。但这种代偿很难维持,因这样可导致机体缺氧。肾的代偿作用表现为肾小管上皮细胞泌 H^+ 减少,以及 HCO_3^- 的再吸收减少,排出增多,使血中 HCO_3^- 降低,HCO_3^-/H_2CO_3 比值接近于正常,尽量维持 pH 在正常范围之内。

（二）临床表现

多数病人有呼吸急促的表现。引起呼吸性碱中毒之后,病人可有眩晕、四肢感觉异常、胸部发紧、口周麻木感,严重时有意识模糊、全身抽搐,以及 Trousseau 征阳性。病人常有心率加快。危重病人发生急性呼吸性碱中毒常提示预后不良。

（三）诊断

结合病史和临床表现，可做出诊断。血 pH 增高，$PaCO_2$ 和 HCO_3^- 浓度下降。血氯、血钙和血磷均下降。

（四）治疗

应积极处理原发病。用纸袋覆在病人口鼻部，增加呼吸道无效腔，可减少 CO_2 的呼出，并使其重复吸入呼出的 CO_2，以增加血液 $PaCO_2$。也可以给病人吸入含 5% CO_2 的氧气。如系机械通气不当造成的过度通气，应调整呼吸机使用参数。静脉注射葡萄糖酸钙可帮助消除手足抽搐。危重病人或中枢神经系统病变所致的呼吸急促，可用药物阻断其自主呼吸，由呼吸机进行适当的辅助呼吸。焦虑-过度通气综合征病人还需到心理医生处咨询，以求得到根本的治疗。

五、混合性酸碱失衡

混合性酸碱失衡系指两种或两种以上同时存在的酸碱失衡，大多数出现在病情复杂或危重症病人，在诊断时需结合病史和各项实验指标仔细分析。如果代谢性和呼吸性异常均为酸中毒或碱中毒，称为相加性混合性酸碱失衡，有代酸合并呼酸、代碱合并呼碱。如果代谢性和呼吸性异常呈相反方向变化，称为对抗性混合性酸碱失衡，有呼酸合并代碱、代酸合并呼碱、代酸合并代碱。还有些病人三种原发性酸碱失衡同时或相继发生，称为三重性酸碱失衡（triple acid-base disorders，TABD），常见为代酸和代碱合并呼酸或呼碱。诊断混合性酸碱失衡必须在充分了解原发病及病人病情变化的基础上，结合实验室检查，综合分析才能得出准确的结论。

（马晓薇）

第四节　应激代谢与营养评估

代谢与营养状态的改变，是影响外科病人转归的重要因素之一，而合理有效的营养支持，不仅提供细胞代谢所需要的能量与营养底物，维持肠黏膜屏障与组织器官的结构与功能，还能够调控严重应激状态下过度的炎症反应、影响免疫功能与内分泌状态。所以当今营养支持已成为外科病人综合治疗策略中一个重要组成部分，而并非仅是单纯的能量与营养补充，故又称为营养治疗。不同患病个体、不同营养基础、不同疾病状态，对于能量与营养需求以及耐受亦有差异，避免供给不足与过度喂养是外科病人营养支持中面临的更大挑战。

一、外科应激后的代谢改变

外科手术中产生的较大程度的组织损伤会引发炎症介质和细胞因子的释放，从而驱动免疫、代谢和激素水平的变化，这一过程被称为手术应激反应。直接或间接的组织损伤均会促使细胞因子和炎症介质的释放。组织细胞损伤，中性粒细胞、巨噬细胞会产生促炎细胞因子，包括肿瘤坏死因子α（TNF-α）和白细胞介素（interleukin，IL）（如 IL-1，IL-6，IL-8）等。这些细胞因子诱导肝脏增加急性相蛋白合成如 C 反应蛋白，铁蛋白，转铁蛋白和纤维蛋白原。这些急性期反应物的含量，尤其是 IL-6 和 CRP 与应激反应的程度和全身性炎症的发展相关。

人体饥饿与应激时机体代谢不同，人体饥饿时基础代谢率降低，主要能量源从葡萄糖变为脂肪，从而防止肌肉蛋白质的分解代谢，尿中氮的排泄减少反映了饥饿时这种代谢改变。然而，手术或创伤应激产生急性炎症反应，皮质醇和肾上腺素等分泌增加，人体能量消耗增加。同时应激状态下葡萄糖氧化代谢障碍、糖异生增强及胰岛素抵抗、外周组织糖利用障碍。人体通过分解除脂肪之外的肌肉蛋白质，为应激时宿主提供能量和代谢底物，尿氮的排出量增加，机体处于明显的负氮平衡状态。骨骼肌与内脏蛋白分解，肝脏合成急性相蛋白（C反应蛋白、纤维蛋白原和铁蛋白）在炎症时增加，同时血清白蛋白、转铁蛋白、前白蛋白、视黄醇结合蛋白水平降低。如果营养支持不足，病人会失去大量肌肉，术后呼吸系统并发症的风险增加。

二、外科病人的营养状态评估

（一）营养风险筛查

营养诊疗的三个关键步骤：营养筛查、营养评定、营养干预。即先进行筛查，判断是否存在营养风险或营养不良风险，继而再行营养评定，明确营养不良程度和代谢功能，最后根据以上结果制订临床的营养干预计划。营养筛查目的在于通过简单的评估方法，筛选出具有营养风险的、能够从营养支持中获益的病人。如同选择适应证，这是营养支持治疗的第一步。而营养风险是指现存的或潜在的与营养因素相关的导致病人出现不利临床结局的风险。外科病人术前进行营养风险筛查，目的在于让病人准备抵御手术应激和减少手术风险。术前营养评估应根据病人的病史和体格检查、疾病状态、功能评估、实验室检查等进行。根据目前国内外公认的原则，首先应对入院24~48h病人进行营养风险筛查和评估。如存在营养高风险或中、重度营养不良，手术前应进行1~2周以上的营养支持。围手术期加强营养支持，能明显降低手术后的并发症发生率和围手术期死亡率。

营养筛查与评定多采用综合评价方法，方法较多。营养风险筛查指南NRS 2002评分（nutritional risk screening, NRS-2002）是最常用的营养筛查工具。病人入院24~48h进行营养风险筛查，包括初筛和终筛两步骤，初筛内容包括4项：近期体重变化、近期进食量、目前体重，疾病严重程度。如有一个问题存在，即进入终筛，包括营养状况评分（0~3分）、疾病严重程度评分（0~3分）和年龄评分（0~1分）。NRS-2002综合分析病人营养状况、疾病严重程度及年龄因素，能客观反映营养风险，简便易行。欧洲与我国肠外肠内营养学会均推荐NRS-2002评分作为住院病人营养风险筛查工具。

（二）营养状态评估

即营养不足评定，即对有营养风险的病人进一步了解其营养状态的过程。目的在于制订营养支持计划，开具营养处方。营养评估应包括膳食调查、体格测量、实验室检查（含炎症指标及代谢指标）、人体成分分析（含肌肉量及肌力）、体能测试和营养综合评估量表等多层面指标，且随疾病治疗过程可多次评估。

1. 人体测量

（1）体重：是临床上最常用的体格检查指标，是评价病人营养状态，估算营养需求量的重要指标。在创伤、手术应激状态下，机体出现能量与蛋白质的负平衡，一般，3个月内体重减轻<5%为轻度，体重减轻10%为中度。

体重指数（body mass index, BMI）=体重（kg）/[身高（m）]^2，20~24为正常，24~28为超重，>28为肥胖，18~20为潜在的营养不良，<18为营养不良（老年人<22提示营养不良）。

（2）三头肌皮褶厚度：皮褶厚度可反映全身的脂肪含量，也反映人体皮下脂肪的分布情况。临床常用皮褶厚度估计脂肪消耗情况。测量在左上臂背侧中点，即肩峰至尺骨鹰嘴处的中点上约2cm处测量。测量方法如图13-1所示。

（3）上臂肌肉周径：上臂肌围代表了身体肌肉组成，是反映肌蛋白量变化的良好指标，也反映体内蛋白的储存情况，上臂肌围和血清蛋白含量密切

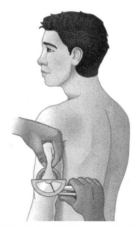

图13-1　三头肌皮皱厚度测量方法

相关,在血清蛋白低于 28g/L 的病人中,87% 病人上臂肌围均缩小。上臂肌围可作为病人营养状况好转或恶化的指标。计算公式:上臂肌围 = 上臂中围 −3.14× 三头肌皮皱厚度。

2. 功能测定

(1)握力测定:反映上肢肌肉的力量。判断握力强度应考虑到病人的年龄、性别、体质、从事的工作不同对其可能产生的影响,通常动态监测。

(2)呼气峰流速:反映呼吸肌力量,与机体蛋白质营养状况密切相关。吹气试验,让病人深吸气后吹气,正常情况下可将纸条吹离嘴唇 10cm 以上,但呼吸肌功能严重受损者将无法将其吹动。

3. 实验室测定指标

(1)血浆内脏蛋白水平:血浆内脏蛋白主要在肝脏中合成。当蛋白质 / 能量供给不足时,内脏蛋白合成缺乏所需底物,合成速率降低,血浆内浓度下降;创伤应激导致机体分解代谢增强,血浆内脏蛋白水平亦可降低。因此,临床常以血浆内脏蛋白水平来评估病人营养状态。常用于营养评估的血浆内脏蛋白指标包括白蛋白、前白蛋白、转铁蛋白、维生素 A 结合蛋白等。其半衰期各不相同,前白蛋白(2~3d)、转铁蛋白(8d),维生素 A 结合蛋白是半衰期最短(12~14h)的内脏蛋白质可反映近期营养摄入状况(表 13-1)。

表 13-1 营养状态评估血清内脏蛋白监测的意义

项目	半衰期 /d	正常参考值	适用范围
白蛋白(ALB)	20	30~45g/L	半衰期长,不适于效果评估
转铁蛋白(TRF)	8	2~3.6g/L	受铁剂影响,缺铁性贫血时增加
前白蛋白(PAB)	2	20~40mg/dL	适于监测营养支持效果
视黄醇结合蛋白(RBP)	0.5	55~69mg/L	费用高,受肾功能和维生素 A 影响

(2)氮平衡:每日摄入氮总量与排出氮总量之差,是动态评价营养支持效果常用的简便方法。机体代谢产生氮的 85%~90% 以尿素氮形式由尿排出。氮平衡计算公式:

氮平衡(g/d)= 氮摄入量(g/d)−(尿氮 + 粪氮 + 不显性丢失)

氮平衡精确计算较为困难,计算时应注意:①需准确收集 24h 尿;②肾衰竭病人的氮平衡可能与蛋白质摄入无关;③当额外丢失增加时,如腹泻、肠瘘经消化道丢失,烧伤病人经皮肤丢失,尿氮不能代表总的氮丢失量。

(3)水与电解质:血清钾、钠、钙、镁、磷等,在营养支持早期通常每日测定,稳定后每周两次。

(4)血糖:营养支持期间应注意血糖监测,尤其既往有糖尿病病人,因手术等应激血糖波动较大。

(5)免疫功能:营养不良直接导致机体体液和细胞免疫功能受到影响,包括补体生成和激活、中性粒细胞趋化和杀菌能力、吞噬细胞的吞噬能力以及淋巴细胞数量减少(表 13-2)。

表 13-2 营养状态评估免疫学指标监测的意义

项目	临床意义
淋巴细胞计数	评定标准 正常:淋巴细胞 1.7×10^9/L 轻度营养不良:淋巴细胞(1.2~1.7)$\times 10^9$/L 中度营养不良:淋巴细胞(0.8~1.2)$\times 10^9$/L 重度营养不良:淋巴细胞 0.8×10^9/L

项目	临床意义
T 淋巴细胞计数 CD3$^+$	T 淋巴细胞约占循环中淋巴细胞的 75%~80%,营养不良时绝对值和分类减少。动态 T 淋巴细胞计数可以监测营养不良和营养补充效果。
CD4$^+$、CD8$^+$ T 细胞	营养不良致外周血淋巴细胞减少,尤以 T 细胞明显;T 细胞亚群失衡,CD4$^+$ T 细胞不足,CD4$^+$/CD8$^+$ 细胞比值下降。
HLA-DR	HLA-DR 是 MHC Ⅱ类分子,主要表达于单核/巨噬细胞、树突状细胞、B 细胞和 T 细胞表面,主要作用为识别外源性抗原,提呈给 CD4$^+$ 淋巴细胞,启动机体适应性免疫应答,清除致病源。
免疫球蛋白	IgG:含量最多,分布最广,作用:结合、中和毒素
	IgA:外分泌系统的抗体,抑制细菌与黏膜上皮的黏附
	IgM:主要存在于血管内,对细菌进行调理或补体协同杀伤细菌
细胞因子	1L-1、IL-6、TNF-α 等都是蛋白质分解的刺激因子

4. 间接测热法　采用间接测热法测定机体静息能量消耗值是判断病人能量需要量的理想方法,该方法也是重症病人静息能量消耗值的首选标准。其基本原理是测定机体在一定时间内的 O_2 耗量和 CO_2 的产生量来推算这段时间内机体的能量消耗,即呼吸商[呼吸商 = 产生的 CO_2(ml/min)/消耗的 O_2(ml/min),产能量 =20.2(kJ/L)×O_2(L)]。目前,有代谢车或兼有能量代谢监测的呼吸机可对外科重症病人实施床旁间接测热法。间接测热法可帮助确定外科病人的能量消耗与需求,评定和监测营养支持效果,最大限度地减少不恰当(不足或过度)营养支持。

第五节　营养支持评定与监测

一、目的

1. 安全性　营养支持作为疾病治疗的组成部分,减少并发症的发生,以保证病人得到最大益处的疗效,是营养支持的目的之一。因此通过对病人的评估与监测,可以更好地掌握机体内环境及器官功能状态,及时纠正和预防由于不恰当的营养支持所带来的不良影响及并发症。

2. 效果评价　外科危重病人的代谢状态发生明显改变,表现为以分解代谢占主导的高分解代谢状态,水电解质酸碱平衡,以及渗透压、血糖等不稳定,对于营养支持效果的评价与监测贯穿于整个疾病过程。营养支持的个体化,根据病情随时调整营养支持方案是外科病人营养支持能否顺利实施的关键。

二、监测指标

1. 临床症状及体征监测　包括生命体征监测及对心、肺、腹部的查体,全身水肿或脱水征象的观察。还需配合实验室血红蛋白、红血球计数、血浆白蛋白和 C 反应蛋白,综合评定病人的临床症状改善和炎症反应变化的状态。

2. 液体平衡与营养素　体液平衡是营养评价与监测的重要部分。准确记录外科病人 24h 出入量。除尿量外其他液体丢失情况，包括出汗、胃肠引流液、各种体腔引流、伤口渗出以及腹泻等消化道丢失量等。根据丢失液体考量需要补充的液量和成分。此外，应记录每日经口和其他各种途径摄入总量。根据病人的丢失情况及时调整营养素的补充。

3. 实验室指标监测　包括血浆内脏蛋白水平、氮平衡、电解质，以及免疫功能监测等。

三、相关并发症监测

1. 与营养支持治疗管理相关的并发症监测　如对于肠外营养病人出现发热时，应警惕感染并发症，尤其是导管相关性血流感染。脂肪乳剂单瓶输注可能出现发热、寒战、头痛、胸闷等表现，应适当控制滴注速度，减轻副作用。

2. 胃肠道功能　尤其是经胃 / 小肠喂养的病人，注意胃肠道反应，是否出现恶心、呕吐、反流、误吸，腹胀、腹泻等胃肠道症状。

3. 肝功能　长期进行肠外营养支持的外科病人应定期检测肝脏功能，ALT、AST、AKP、γ-GT、CHE 和胆红素等。

4. 血脂　肠外营养使用脂肪乳剂的病人，同时应监测血胆红素水平与血脂代谢状态，注意脂肪廓清。肝功能障碍时，脂肪分解利用能力减低，血脂可能出现升高。

5. 淤胆　长期肠外营养缺乏食物对胆囊的刺激，造成胆汁淤积，肠外营养期间定期进行肝功能监测。

6. 再喂养综合征　是机体经过长期饥饿或存在营养不良，重新摄入营养物质后出现以低磷血症为特征的电解质代谢及体液紊乱及由此产生的一系列症状。高危因素包括：主要标准为 BMI<16kg/m^2；3~6 个月内体重减轻量>原体重的 15%；很少或无营养摄入>10d；再喂养之前即出现了低磷、低钾及低镁血症；次要标准为 BMI<18.5kg/m^2；3~6 个月内体重减轻量>原体重的 10%；很少或无营养摄入>5d；既往有嗜酒或药物成瘾史。病人符合一项主要标准或两项次要标准即可判定为高危病人。识别高危人群并遵循循序渐进的营养干预原则，及加强监测是再喂养综合征的主要预防方法。

第六节　肠外营养支持

肠外营养（parenteral nutrition，PN）是指无法经胃肠道摄取营养或摄取营养物不能满足自身代谢需要的病人，通过肠道外途径提供营养素的营养治疗方法。追溯肠外营养的发展史，经历了半个世纪的实践，从营养制剂、输液途径以及代谢理论上都有着长足的进步，已成为外科病人救治中不可或缺的重要措施之一。外科病人不能或不宜接受肠内营养（EN）者均为肠外营养的适应证，具体为：①一周以上不能进食或因胃肠道功能障碍或不能耐受肠内营养者；②通过肠内营养无法达到机体需要的目标量时应该补充肠外营养。

一、肠外营养制剂

肠外营养制剂由碳水化合物、脂肪乳剂、氨基酸、水、维生素、电解质及微量元素等基本营养素组成，以提供病人每日所需的能量及各种营养物质，维持机体正常代谢。

1. 碳水化合物制剂　葡萄糖是主要的供能物质，也是脑神经细胞、红细胞、肾髓质必需的能量物质,其中大脑每天葡萄糖基础需要量≥100g;葡萄糖以糖原的形式存储于肝脏、骨骼肌内。葡萄糖是肠外营养中最主要能源物质,肠外营养时葡萄糖的供给量一般为 3~3.5g/(kg·d),供能约占总热量的 50%。严重应激状态下病人,葡萄糖供给量降至 2~3g/(kg·d),以避免摄入过量所致的代谢副作用。

2. 脂肪乳剂制剂　脂肪乳剂是肠外营养中另一供能物质,可提供能量、生物合成碳原子及必需脂肪酸,参与细胞膜磷脂的构成及作为携带脂溶性维生素的载体。脂肪乳剂具有能量密度高、等渗、不从尿排泄、富含必需脂肪酸、对静脉壁无刺激、可经外周静脉输入等优点。一般情况下肠外营养中脂肪乳剂应占 30%~40% 总热量,剂量为 1.0~1.5g/(kg·d)。虽然糖脂双能源供能有助于减轻葡萄糖的代谢负荷和营养支持中血糖升高的程度,输注的量与速度需充分考虑机体对脂肪的利用和代谢能力,同时监测脂肪廓清、血脂水平以及肝肾功能。根据脂肪酸中甘油三酯碳链的长短,临床上常用的脂肪乳剂有长链甘油三酯脂肪乳剂(long chain triglyceride, LCT)和中/长链甘油三酯脂肪乳剂[MCT/LCT,含中链甘油三酯(medium chain triglyceride, MCT)],还有一些具有药理营养作用的特殊脂肪乳剂:结构脂肪乳、ω-3 脂肪酸的脂肪乳剂、富含 ω-9 脂肪酸的脂肪乳剂等。与大豆油长链脂肪乳剂相比,中/长链脂肪乳剂可改善脂代谢、减轻免疫抑制反应;结构脂肪乳剂可均衡代谢,保护肝功能;鱼油脂肪乳剂可调控机体炎症反应,改善器官功能;橄榄油脂肪乳剂可减轻脂质过氧化,利于临床获益。

3. 氨基酸制剂　氨基酸是肠外营养氮源物质,是机体合成蛋白质所需的底物。而蛋白质是细胞结构的基本组成成分。严重疾病时骨骼肌、内脏蛋白丢失明显增加,急性相蛋白(如 C 反应蛋白、纤维蛋白原)合成增加。若此时未及时补充,长时间负氮平衡可导致伤口愈合延迟。某些特殊氨基酸如谷氨酰胺的缺乏,还可导致免疫功能受损。肠外营养理想的氨基酸制剂是含氨基酸种类较齐全的平衡型氨基酸溶液,含有各种必需氨基酸和非必需氨基酸,比例适当,具有较好的蛋白质合成效应。肠外营养时推荐的氨基酸摄入量为 1.2~2.0g/(kg·d),严重分解代谢状态下需要量增加。

4. 电解质制剂　电解质对维持机体水、电解质和酸碱平衡,保持人体内环境稳定,维护各种酶的活性和神经、肌肉的应激性均有重要作用。

5. 维生素及微量元素制剂　维生素及微量元素是维持人体正常代谢和生理功能所不可缺少的营养素。肠外营养时需要添加水溶性和脂溶性维生素以及微量元素制剂,以避免维生素及微量元素缺乏症。

肠外营养支持治疗时各种营养素应同时进入体内,否则将影响其有效利用且有可能导致高血糖、高血脂、电解质紊乱的代谢紊乱。即无菌条件下配制成全静脉营养混合液(total nutrient admixture, TNA 或 all-in-one)后持续匀速输注。为确保输入的混合营养液的稳定性,不应在 TNA 营养液中添加抗生素等其他任何药物。

二、肠外营养方式与途径

1. 肠外营养方式

(1)完全肠外营养(total parenteral nutrition, TPN):适合于因手术或解剖问题禁止使用胃肠道,肠内营养禁忌的病人。

(2)补充性肠外营养:补充性肠外营养(supplemental parenteral nutrition, SPN)是指肠内营养不足时,部分能量和蛋白质需求由肠外营养来补充的混合营养支持治疗方式。合理的 SPN 能满足病人对能量和蛋白质的需求,调整氮平衡状态,促进蛋白质合成,能有效改善病人的营养状况。但目前SPN 的给予时机、剂量以及途径等问题,尚未统一。

2. 肠外营养输注途径　主要有中心静脉和周围静脉途径。中心静脉途径适用于需要长期肠外营养,需要高渗透压营养液的病人。临床上常用的中心静脉途径有:①颈内静脉途径;②锁骨下静脉途径;③经头静脉或贵要静脉插入中心静脉导管(PICC)途径。周围静脉途径是指浅表静脉,大多数是上肢末梢静脉。周围静脉途径具有应用方便、安全性高、并发症少而轻等优点,适用于只需短期(<2周)肠外营养者。

三、肠外营养适应证与禁忌证

1. 适应证　不能耐受肠内营养或肠内营养禁忌的重症病人可选择肠外营养方式。肠外营养适应证包括以下内容。

(1)胃肠道功能障碍,如肠功能衰竭、肠缺血等。

(2)由于手术或解剖问题禁止使用胃肠道,如短肠综合征。

(3)存在尚未控制的腹部情况,如腹腔感染、肠梗阻、高流量的肠外瘘、腹腔间隔室综合征等。

(4)肠道需要休息,如急性重症胰腺炎、放射性肠炎等。

2. 禁忌证　存在严重的循环、呼吸功能障碍或代谢紊乱需要控制,不宜实施肠外营养的有如下内容。

(1)血流动力学不稳定或存在组织低灌注状态。

(2)存在严重水电解质紊乱与酸碱失衡。

(3)严重肝衰竭、肝性脑病。

(4)急性肾衰竭存在严重氮质血症。

(5)未控制的严重高血糖。

(6)不可治愈、无存活希望、临终不可逆的脑死亡。

四、肠外营养并发症与处理

(一)导管相关性并发症

1. 机械性并发症　主要是留置中心静脉导管过程中发生的气胸、动脉损伤、空气栓塞、血胸、心律失常、中心静脉血栓、神经丛损伤、胸导管损伤、乳糜胸等。

2. 感染性并发症　临床表现为寒战、高热,临床上除外其他部位感染时应怀疑导管相关性感染。一旦确诊或高度怀疑中心静脉导管相关性血流感染,应尽早拔除导管。

3. 血栓或栓塞并发症　导管相关的静脉血栓常见于锁骨下静脉和上肢静脉,血栓形成后可逐渐增大并脱落,造成血栓栓塞。抗凝治疗可减少血栓形成与血栓栓塞的风险。

(二)代谢性并发症

1. 糖代谢紊乱　外科病人应激性高血糖普遍存在,输注过高过快的葡萄糖[>4mg/(kg·min)],超出机体利用葡萄糖的能力,增加机体氧化代谢的负担,造成肝脏脂肪变性。因此,TPN 治疗过程中控制葡萄糖输注速度,监测血糖水平。

2. 脂肪代谢紊乱　脂肪乳剂补充超出个体清除的能力,可引发高脂血症,严重者偶可导致脂肪超载综合征,表现为发热、黄疸、贫血、肝脾肿大、凝血功能障碍等。因此,注意脂肪输注的速度,宜配制成 TNA 液后持续匀速输注,尤其老年人或脂代谢异常的病人,监测血脂水平。

3. 胆汁淤积、胆囊炎　表现为肝酶升高、胆红素轻度升高,肝脏增大。主要由于过度喂养,尤其是葡萄糖过量引起,并且 PN 期间肠道无食糜刺激,肠道激素分泌受抑制,胆囊运动功能受损。尽早应用肠内营养,可减少胆汁淤积的发生。

(王晓红)

第七节　肠内营养支持

肠内营养（enteral nutrition，EN）是经胃肠道途径提供代谢需要的营养物质及其他各类营养素的营养支持方式；它具有符合生理状态，能维持肠道结构和功能完整，费用低，使用和监护简便，并发症较少等优点。也是临床上首选的营养支持方式。

一、肠内营养的作用

肠道作为机体的一道重要防线，在维护内环境方面具有重要的生理功能。直接向胃肠道提供营养物质，是保证黏膜营养及其功能的重要手段。肠道黏膜的主要营养方式是腔内营养，即肠道黏膜需从肠腔内摄取营养底物供自身利用，这种营养方式占总营养底物摄取的 70%，其余 30% 来自动脉血液供给。外科病人禁食期间肠腔内无营养底物，肠道的机械屏障、黏膜屏障、免疫屏障和正常菌群屏障均会受到破坏。只要提供不低于总热量 20% 的肠内营养就可避免肠道屏障功能的破坏与肠道的菌群易位。此外，肠内营养可刺激胃泌素释放肽、缩胆囊素、神经紧张素和其他作用于血管的激素与神经肽的释放。这些肽类物质同样具有营养的作用。营养底物在消化吸收后经门静脉输入到肝脏，有利于肝脏蛋白质的合成和代谢调节，这也比肠外营养更符合生理。肠内营养还可促进胃肠动力与消化吸收功能恢复，改善感染特别是腹腔感染、长期禁食和全肠外营养导致的肝脏淤胆并发症。因此，肠内营养的药理学作用大于其营养支持作用。

二、肠内营养的制剂

肠内营养制剂成分很完整，包括碳水化合物、蛋白质、脂肪或其分解产物，同时含有生理需要量的电解质、维生素和微量元素等。肠内营养制剂分为 4 类：要素型肠内营养制剂、非要素型肠内营养制剂、组件型肠内营养制剂和特殊应用型肠内营养制剂。

1. 要素型肠内营养制剂　该类制剂是氨基酸或多肽类、葡萄糖、脂肪、矿物质和维生素的混合物。可为人体提供必需的能量及营养素，营养全面、成分明确、不含渣或残渣极少、不含乳糖、无需消化即可直接或接近直接吸收和利用，但口感差，此类制剂以管饲为佳。要素型肠内营养制剂适用于胃肠道消化、吸收功能不良者，如短肠综合征、胰腺炎等病人。

2. 非要素型肠内营养制剂　该类制剂以整蛋白或蛋白游离物为氮源，渗透压为 300~450mOsm/L，几乎接近等渗。口感好，使用方便、耐受性好，口服或管饲均可。此类制剂适用于胃肠功能正常者，是临床应用最广泛的肠内营养制剂。

3. 组件型肠内营养制剂　该制剂仅以某种或某类营养素为主的肠内营养制剂。主要包括蛋白质组件、脂肪组件、糖类组件、维生素组件和矿物质组件。它可对完全型肠内营养制剂进行补充或强化，以弥补完全型肠内营养制剂在适应个体差异不够灵活的缺点，适用于病人的特殊需求。

4. 特殊应用型肠内营养制剂　适用于特殊病人的专用制剂，如合并糖尿病、肾功能障碍、呼吸功能障碍、肝功能不全、肿瘤、婴幼儿等。

三、肠内营养方式和途径选择

肠内营养支持方式有口服营养补充（oral nutritional supplements，ONS）和管饲两种方式。对于口服营养补充无法达到热量及蛋白质目标量，或无法经口进食病人，应选择通过管饲进行肠内营养。

肠内营养的输入途径有口服、鼻胃 / 十二指肠置管、鼻空肠置管、胃造口、空肠造口等,具体投给途径的选择取决于疾病情况、喂养时间长短、病人精神状态及胃肠道功能。

（一）肠内营养方式

1. 鼻胃 / 十二指肠、鼻空肠管喂养　通过鼻胃或鼻肠置管进行肠内营养简单易行,是临床上使用最多的管饲喂养方法。鼻胃管喂养的优点在于胃容量大,对营养液的渗透压不敏感,适合于各种完全性营养配方,缺点是有反流与误吸的风险。鼻十二指肠和鼻空肠管喂养是将喂养管分别放置入十二指肠和空肠内,减少了反流风险。鼻胃或鼻肠置管喂养适合于需短时间（<2 周）营养病人,长期置管可出现咽部红肿、不适,呼吸系统并发症增加。

2. 胃或空肠造口　常用于需要较长时间进行肠内喂养病人,具体可采用手术造口或经皮内镜辅助胃 / 空肠造口,后者具有不需剖腹与麻醉,操作简便、创伤小等优点。

（二）肠内营养输注方式

肠内营养输注方式有一次性投给、间歇性重力滴注和连续性经泵输注 3 种。

四、肠内营养适应证与禁忌证

1. 适应证

（1）胃肠功能正常,但营养物质摄入不足或不能摄入者,如昏迷、烧伤、大手术后危重病人。

（2）胃肠道部分功能不良者,如消化道瘘、短肠综合征等。

（3）胃肠道功能基本正常但合并其他脏器功能不良者,如糖尿病或肝、肾衰竭者。

2. 禁忌证

（1）胃肠功能障碍,如肠梗阻,严重消化道出血等。

（2）肠道血管性疾病,如肠系膜血管缺血或栓塞、严重休克等,肠内营养可引起或加重肠道缺血。

（3）未解决的腹部问题（包括腹腔感染、出血、不可控制性肠瘘）。

（4）严重腹胀与腹腔内高压（IAH）。

五、肠内营养并发症与处理

肠内营养并发症主要包括以下四个方面:胃肠道方面、机械方面、代谢方面和感染方面。

1. 胃肠道并发症　常见有恶心、呕吐 / 反流、腹胀、腹泻、便秘等。腹泻是肠内营养最常见的并发症。引起腹泻常见原因包括:肠腔内渗透负荷过重,小肠对脂肪不耐受,输注速度过快、营养液通过肠腔时间缩短、胆盐不能再吸收,营养液中葡萄糖被肠内细菌转变为乳酸,营养液被细菌、真菌等污染,营养液温度过低,低蛋白血症。发生腹泻后应查明原因,尽可能去除病因,积极治疗。一般无需停用 EN,因为营养素的存在有助于刺激酶的产生,维持肠道结构和功能的完整。此外,外科病人肠内营养不耐受的主要表现为腹胀,尤其在早期肠内营养时,也直接影响到早期肠内营养的充分性与有效性。目前常用的监测方法主要是胃残余量（gastric residual volume, GRV）的测定。处理时应根据病人的具体情况,应除外机械性或麻痹性肠梗阻;采用持续输注的方式;选用含有膳食纤维的肠内营养,必要时使用胃动力药物、灌肠,以改善腹胀症状。

2. 机械性并发症　主要有鼻、咽及食管损伤,喂养管堵塞,喂养管拔出困难,造口并发症等。其中置管不当是非常严重的机械性并发症,是置入鼻胃管或鼻十二指肠 / 空肠管时,误将营养管置入到气管或支气管内。因此严格置管的操作程序和原则,输注营养液之前最好行 X 线检查,以确定导管位置是否正确。

3. 代谢性并发症　代谢方面并发症主要有水、电解质及酸碱代谢异常,糖代谢异常,微量元素、维生素及脂肪酸的缺乏,各脏器功能异常。因此 EN 支持也应该定期评估 EN 耐受如何,监测水、电解质水平。

4. 感染性并发症　肠内营养感染性并发症主要与营养液误吸和营养液污染有关。误吸和吸入性肺炎是 EN 最严重的并发症。误吸多发生于胃排空障碍及存在腹胀的病人,尤其是昏迷、吞咽和咳嗽反射减弱的病人。半卧位(上胸抬高 30°~45°)可明显降低误吸的发生率,高误吸风险病人还可以考虑幽门后喂养,并尽量采用连续性输注方式。

(张小亚　王晓红)

第十四章　休　克

休克(shock)是机体有效循环血容量减少、组织灌注不足,细胞代谢紊乱和功能受损的病理过程,是一个由多种病因引起的综合征。全身组织器官微循环低灌注是休克的特征,组织器官细胞缺氧以及氧利用障碍是休克的本质。因此,纠正组织器官细胞缺氧、保持正常的细胞功能、防止多器官功能障碍综合征的发生是治疗休克的关键环节。

第一节　休克的病理生理特点及血流动力学分类

一、休克的病理生理特点

低血容量性休克为例,根据微循环的变化,可将休克的病理生理变化特点大致分为代偿期、进展期和难治期三个阶段。

(一)休克代偿期

休克代偿期(compensatory stage of shock)是休克早期阶段,又称为缺血性缺氧期(ischemic anoxia phase)。此时机体处于应激反应早期阶段,机体通过神经和体液因素等调节阻力血管,启动一系列代偿机制以维持血压稳定和重要器官的血液灌流。具体包括:交感-肾上腺髓质系统兴奋,儿茶酚胺大量释放入血,外周血管收缩,心率加快,心肌收缩性加强,心排血量增加;同时肾素-血管紧张素-醛固酮系统激活,神经垂体加压素的分泌释放增加。

这一系列代偿调节具有双面意义,一方面代偿表现出积极的意义:①"自体输血"与"自体输液"作用:指机体的容量血管主要是小静脉和微静脉的收缩,肝、脾储血库释放储存血液,均起到快速"自体输血"的作用;微循环方面,毛细血管前阻力血管对儿茶酚胺更敏感,促使毛细血管前阻力大于后阻力,毛细血管流体静压减小,组织液回吸收加强,起到"自体输液"的作用。②血液重新分布优先满足重要脏器灌注:主要指休克早期皮肤、腹腔内脏和肾脏的小血管血流量减少,而冠脉及脑阻力血管在自身调节的作用下维持一定的口径以满足重要器官心、脑的灌注与代谢需要。③外周阻力增加维持平均动脉压及重要脏器灌注压。

休克代偿期儿茶酚胺的作用也表现出消极影响:外周(皮肤、骨骼肌)和内脏(如肝、脾、胃肠)一定量的微循环关闭,血量减少;同时由于动静脉吻合支开放,血液通过直捷通路和开放的吻合支回流,导致微循环营养性血流减少,组织发生严重的缺血缺氧。若能在此时祛除病因积极复苏,恢复有效循环血量,休克常较容易得到纠正。然而,若此时不及时纠正休克,病情可继续进展至休克进展期。

(二)休克进展期

休克进展期(progressive stage of shock)为休克的中期阶段,又称为淤血性缺氧期(stagnant hypoxic stage)、休克失代偿期(decompensatory stage of shock),为休克早期病人因微血管持续痉挛、组织长期缺血缺氧未得到有效纠正进展而来。此期的特点为:①组织长期持续严重缺氧:葡萄糖无氧酵解增强,大量乳酸堆积,血管平滑肌对儿茶酚胺的反应性降低;组胺、激肽、乳酸、腺苷等局部舒血管物质增多,后微动脉和毛细血管前括约肌舒张,大量微循环开放、淤血,血压进一步降低。②毛细血管通透性增加、血浆外渗，血液黏稠度增加，循环血流速度减慢甚至血流停止。③感染性休克时内毒素增多可通过激活激肽系统、补体系统，同时激活单核吞噬细胞和中性粒细胞、损伤血管内皮细胞等多种途径，引起血管扩张，持续性低血压及其他损害。④多种体液因子参与本期的微循环障碍，如内源性阿片肽、一氧化氮（nitric oxide，NO）、肿瘤坏死因子、白介素 -1、白三烯（leukotriene，LTs）、血小板活化因子等。

在以上机制的综合作用下有效循环血容量进一步下降；心血管系统功能恶化、微血管反应性降低，丧失参与重要生命器官血流调节的能力，神经调节和体液调节失效。微循环广泛扩张，"只进不出"，休克进入失代偿期，微循环由缺血转变为淤血。失代偿初期如果治疗正确、有力，休克仍是可逆的。若不积极救治则进入休克难治期。

（三）休克难治期

休克难治期（refractory stage of shock）是休克的晚期阶段，又称为不可逆休克期（irreversible stage of shock）。此期阻力血管平滑肌完全麻痹，微循环淤滞更加严重。微循环内有纤维蛋白性血栓形成，使微循环出现不灌不流，血流停滞，甚至出现毛细血管无复流现象（no-reflow phenomenon），即在输血补液后，虽血压可一度回升，但微循环灌流量无明显改善。组织细胞缺血缺氧进一步加重。严重持续的全身器官低灌流、内环境紊乱和体内大量损伤性体液因子生成，特别是溶酶体内多种酸性水解酶溢出，引起细胞自溶；同时细胞因子、活性氧的产生，造成器官严重的代谢障碍和结构损伤。休克治疗已十分困难，甚至不可逆，导致死亡。

上述关于休克三期的描述是基于低血容量性休克的典型的病理生理变化而言。不同类型休克的进展也不完全遵循循序渐进的发展规律。如失血失液性休克常从缺血缺氧期开始逐渐发展；严重感染性休克，可能从微循环衰竭期开始，很快发生 DIC 和多器官功能衰竭；而严重过敏性休克，微循环障碍可能一开始就从淤血性缺氧期开始。可见不同原因和不同程度的休克，体内微循环变化并不一致。休克微循环的三期变化，既有区别，又相互联系，其间并无明显的界限。

二、休克的血流动力学分类

1975 年 Weil 等按照血流动力学提出休克分类是目前广为接受的简明实用的分类方法。依据血流动力学特点分为：低血容量性休克、心源性休克、梗阻性休克及分布性休克四类。

（一）低血容量性休克

低血容量性休克（hypovolemic shock）是指包括创伤、烧伤、出血、失液等原因引起的休克，其基本机制是循环容量的丢失。由于有效循环血量减少导致静脉血回流不足，心排血量减少，组织灌注减少。肺循环灌注减少导致肺脏气体交换障碍，氧输送下降，加重细胞缺氧。血流动力学表现为血压下降，前负荷指标如中心静脉压（CVP）、肺动脉楔压（PAWP）降低，心排血量（CO）降低及代偿性体循环阻力（SVR）升高，即"三低一高"。心率的代偿性增快在早期可维持心排血量和循环灌注压，但若此时休克不能纠正，组织灌流量进一步减少，组织缺氧不能缓解，休克的血流动力学特点将发生变化。

（二）心源性休克

心源性休克（cardiogenic shock）是指大面积急性心肌梗死、心肌缺血、急性心肌炎、终末期心肌病、严重心律失常等病因引起急性心泵功能减弱或衰竭，心排血量减少，组织低灌注。此类休克氧输送减少的基本原因是心排血量急剧减少。血流动力学表现为血压下降，前负荷指标如 CVP、PAWP 等升高，CO 降低，交感神经兴奋与外周小血管收缩导致的 SVR 代偿性升高。需要注意的是心脏的多种疾病都能导致心排血量下降，右心与左心的功能状况可导致不同的血流动力学特征变化。例如，右室衰竭表现为 CVP 升高、体循环淤血，但是由于右心前负荷减少或肺循环阻力增加、心室相互作用等因素可能使左心前负荷不足。

（三）梗阻性休克

梗阻性休克（obstructive shock）是指腔静脉梗阻、心包缩窄或填塞、心瓣膜狭窄、心室流出道梗阻、肺动脉栓塞及主动脉夹层动脉瘤等病因引起心脏内外流出道梗阻、心排血量减少。其基本机制为血流的主要通道受阻。根据梗阻部位的不同又分为心内梗阻性休克及心外梗阻性休克。不同部位的梗阻性休克的血流动力学特点不同，但大都表现为 CO 减少，微循环灌注减少，组织缺氧。

（四）分布性休克

分布性休克（distributive shock）主要包括感染性休克、神经源性休克、过敏性休克，常见类型是感染性休克。其发生机制为血管收缩舒张调节功能异常，即体循环阻力异常，容量血管扩张，循环血容量相对不足导致的组织低灌注。体循环阻力表现为两种情况：神经节阻滞、脊髓损伤等神经源性休克及麻醉药物过量等因素导致容量血管扩张，循环血量相对不足，体循环阻力可正常或升高；而感染性因素导致血液重新分布，体循环阻力降低，循环容量相对不足。与低血容量性休克区别在于分布性休克并不是循环容量的绝对丢失，而是因为容量血管扩张导致的相对容量不足，血管舒缩调节功能异常使容量分布在异常部位，所以单纯的补充容量常不能纠正分布性休克。感染性休克是分布性休克的主要类型。在严重感染时，在血管舒缩调节异常基础之上加之毛细血管通透性增加液体渗漏等因素导致循环血量绝对减少。因此，感染性休克的血流动力学特点表现为：①病理性阻力血管扩张，SVR 下降；② CO 增加；③肺循环阻力增加，表现为轻度至中度的肺动脉高压，右心后负荷增加；④循环高流量和组织缺氧。

第二节　休克的诊断与治疗原则

休克诊断需要考虑到诱发因素、临床表现、生物学指标、血流动力学参数四方面。结合临床综合判断、把握休克的病理生理过程，利用生物学指标早期发现，并结合利用血流动力学参数进行针对性的治疗。

一、休克早期诊断

（一）临床症状

对早期休克临床表现的识别十分重要，如面色苍白、四肢冰冷、出冷汗、心跳加快、脉搏细速、尿量减少、烦躁不安等，病人血压可略降，也可正常甚至稍高，但收缩压与舒张压之间的脉压明显缩小。随着休克的进展，由于组织有效血液灌流量更少，缺氧加重，病人皮肤颜色由苍白逐渐转变为发绀，口唇和指端尤为明显；静脉萎陷，充盈缓慢，中心静脉压降低；动脉血压进行性下降，心肌收缩性减弱，心搏无力、心音低钝，表情淡漠或神志不清，器官功能障碍，提示休克已较难纠正。进入休克难治期则浅表静脉严重萎陷、血压显著降低，对血管活性升压药治疗反应较差，甚至出现毛细血管无复流现象、弥散性血管内凝血（DIC）等，器官功能明显障碍。

（二）组织灌注与氧输送指标

由于临床表现的特异性差、可靠性较低，一些组织灌注与氧输送指标可帮助识别较早出现的组织灌注不良。①混合静脉血氧饱和度（SVO₂）或中心静脉血氧饱和度（ScvO₂）在氧输送恒定的情况下可以反映组织对氧的摄取量，连续评估 SVO₂ 对于评估氧输送和氧消耗平衡很有帮助。例如低血容量或心功能不全等原因导致心排血量下降时，氧输送下降，SVO₂ 会明显低于正常，而在分布性休克心排血量正常甚至增高时 SVO₂ 可以正常或增高。②乳酸升高是细胞缺氧的重要表现，是反映组织低灌注的指标；乳酸清除率是反映组织灌注改善和组织细胞无氧代谢被纠正的指标；血浆乳酸水平反映着组织缺氧和灌注不良的严重程度。治疗过程中的乳酸清除率对纠正休克液体复苏的疗效反应有重要的提示。如果血乳酸持续升高，乳酸清除率持续降低均提示微循环障碍越重，预后越差，死亡率越高。③胃黏膜 pH 或消化道黏膜二氧化碳分压可以直接反映内脏器官缺血、组织代谢情况。

二、休克的治疗

（一）针对病因的积极治疗

病因治疗是休克治疗的基础，是支持治疗能否成功的保证。所以在休克诊断内容中就应包括病因诊断。一旦找出病因，应立即进行治疗。例如，对于低血容量性休克，需要找出血容量下降的原因。特别是活动性出血，需要尽早用最简单有效的方式止血，否则支持治疗的手段难以达到成功治疗的目标；分布性休克需要尽快明确病因是感染性、神经源性还是其他原因，感染性休克需要及时有效明确地处理感染灶，早期合理使用抗生素；对于梗阻性休克除进行血流动力学监测外，明确梗阻部位也十分重要，因为梗阻原因的解除是治疗的关键。若暂时无法解除梗阻，应尽量想办法减少梗阻两端的压力差。心脏超声、CT 等可能对明确梗阻原因和部位提供帮助。

（二）血流动力学支持治疗

休克血流动力学治疗的根本目的是改善组织灌注和细胞缺氧。除了调整病人的血容量，还需使用血管活性药物保证心脏的输出和足够的灌注压力，同时还需提高微循环的灌流量。血管活性药物的使用应在血流动力学严密监测下进行。对于存在容量不足的病人，补充容量是第一步。容量足够的前提下，需要判断是否存在心排血量不足。如果存在心功能障碍，则需使用正性肌力药物提高心排血量；如果心排血量达标，还需了解外周阻力是否有下降，应使用缩血管药物提高外周阻力以维持足够的灌注压。

（三）液体种类的选择

补充容量是容量不足的休克病人血流动力学支持的第一步。目前具有扩容作用的液体分为晶体液和胶体液。晶体液包括生理盐水、平衡盐溶液等；胶体液分为天然胶体和人工胶体。前者包括白蛋白等，后者包括羟乙基淀粉、明胶、低分子右旋糖酐等。不同液体种类具有不同的特点。一般认为使用 3 倍体积的晶体溶液才能获得 1 倍体积的有效循环容量。所以在休克过程中使用晶体溶液复苏所需的容量大，大部分液体转移至组织间隙及细胞内，将增加组织水肿。胶体溶液理论上有扩容效能强、扩容时间久、所需液体量少、肺和脑组织水肿轻等特点，但是人工胶体有过敏、影响凝血功能、肾脏损害等风险，白蛋白输注增加输血相关并发症及感染风险。目前对选择何种液体补充容量尚有争议，但对感染性休克的液体治疗的选择研究较多。从临床研究的结果来看，感染性休克病人在补液扩容时首先选择晶体液，若晶体液用量大可选择白蛋白，尽量不使用羟乙基淀粉。但是在临床治疗中应结合临床具体情况考虑。

（四）血管活性药物的应用

在积极液体复苏的同时，如果仍然存在组织灌注不良的表现，血乳酸升高，尿量减少等，应监测心脏功能，给予正性肌力药物提高适当的心排血量，提高组织氧输送。血压水平不足以维持组织灌注压时，选择升压药物提高血压，维持组织灌注压。常见的升压药物如下。

1. 多巴胺 是最常用的血管活性药之一，作用于多巴胺 1（DA1）、β_1、α_1 受体，其药理作用与剂量有关。在小剂量下 [$0.5\sim2\mu g/(kg\cdot min)$] 时主要作用于 DA1 受体，扩张肾小动脉，但并不能保护肾脏不致衰竭。在中等剂量下 [$5\sim10\mu g/(kg\cdot min)$]，多巴胺的 β_1 作用更加突出，表现为心肌收缩力增加，心率与心排血量都相应增加。其结果是心肌氧耗同样增加。在大剂量 [$10\sim20\mu g/(kg\cdot min)$] 使用时，α_1- 受体拮抗作用最显著，多巴胺增加血管平滑肌张力并提高全身血压。这同时会造成内脏与肾血流下降，类似大剂量去氧肾上腺素的作用。不管什么剂量下，多巴胺都会介导去甲肾上腺素释放，这就可以解释在不同使用剂量时有些病人会出现心率增快。

2. 多巴酚丁胺 兴奋心肌 β_1 受体,增强心肌收缩力,其对心肌的正性肌力作用较多巴胺强,能增加心排血量,降低肺动脉楔压,改善心泵功能。而其对外周血管 α_1 兴奋导致的缩血管作用被兴奋 β_2 导致的扩血管作用抵消,表现为弱的血管扩张作用。常用剂量为 2.5~10μg/(kg·min),多巴酚丁胺能增加全身氧输送,改善肠系膜血流灌注。通过兴奋 β 受体增加心排出量和氧输送,改善肠道血流灌注,也明显降低动脉血乳酸水平。它还是为数不多的可用于降低肺血管阻力并改善右心功能的药物之一。

3. 去甲肾上腺素 是一个直接作用于 α_1 与 β_1 受体的肾上腺素能受体激动剂。它的作用类似肾上腺素,不过它不具备肾上腺素的 β_2 受体作用,而 α_1 受体作用更强。所以,去甲肾上腺素通过其 α_1 作用增加全身血管阻力来提升血压。其 β_1 作用可增加心肌收缩力以及心排血量。最近人们开始重新关注去甲肾上腺素对感染性休克的治疗作用。其 β_1 作用可能帮助因严重脓毒症以及感染性休克而致的心肌功能不全。感染性休克病人首选去甲肾上腺素,通常剂量范围是 0.01~1.5μg/(kg·min)。剂量超过 1.0μg/(kg·min),由于对 β_1 兴奋性加强而增加心肌做功与氧耗。

4. 肾上腺素 是直接的 α_1、β_1、β_2 受体激动剂。在较低剂量下,肾上腺素的主要作用是 β 受体激动剂,而在较大剂量时,其 α_1 受体作用愈加明显。心率、心肌收缩力以及心排血量的增加反映了其 β_1 受体作用。β_2 受体活性包括支气管与血管平滑肌的舒张作用。在更高的剂量下肾上腺素的 α_1 受体作用表现为增加全身血管阻力,降低内脏包括肾脏血流,维持脑及心肌的灌注压。肾上腺素通过阻断肥大细胞与嗜碱性粒细胞释放炎症介质从而具有抗炎作用。肝脏与骨骼肌细胞中 β 受体激活可通过腺苷酸环化酶信号通路导致糖原异生。这些作用都会导致血糖升高。肾上腺素的主要适应证是心脏骤停、严重心源性休克、过敏性及类过敏性反应的治疗。当持续给药时,常用剂量是 1~20μg/(kg·min)。不过在治疗难治性危及生命的休克时,可能肾上腺素的使用剂量会更大。

5. 血管升压素 是一类强大的缩血管药物,但其作用机制不同于绝大多数血管收缩剂。血管升压素不是作用于肾上腺素系统,而是与外周血管升压素受体结合来产生强大的缩血管作用。血管升压素是儿茶酚胺类药物的有效替代药,因为儿茶酚胺类药物在严重酸中毒时作用很差,而血管升压素则依然保持其缩血管作用。严重脓毒症或感染性休克病人血管升压素分泌相对不足。这类病人对血管升压素作用非常敏感,用药剂量也应相应降低。在感染性休克时,推荐剂量为 0.01~0.03U/min,通常与去甲肾上腺素联合应用可提高 MAP,减少去甲肾上腺素用量。

6. 血管扩张药 通过扩张容量血管减轻心脏前负荷、减少心肌耗氧,改善心室功能,对心源性休克的治疗尤为重要。对感染性休克而言,在大循环稳定的前提下给予扩张血管药物,解除小动脉和小静脉的痉挛,对改善微循环的灌流有显著的效果。但是,休克微循环的变化是复杂的,发展也不平衡,不能单独强调某一方面的血管活性药物使用。

（五）其他治疗措施

在休克的综合治疗中,其他治疗措施同样重要。需及时纠正酸碱失衡、维持体温及内环境稳定、加强呼吸支持以提高氧供、防治 DIC、完善其他脏器功能保护等等。同时需要防治并发症,阻断病情进展为 MODS。

第三节　低血容量性休克

一、诊断

低血容量性休克的诊断标准:①通常存在容量丢失、补充不足的病史;②休克症状与体征;③血流动力学特征：心排血量减少、前负荷降低；体循环阻力增加，氧输送降低。组织灌注与氧代谢指标。

二、治疗

（一）病因治疗

尽快纠正引起容量丢失的病因是治疗低血容量性休克的基本措施。对于出血部位明确、存在活动性出血的休克病人，应尽快进行手术或介入止血。应迅速利用包括超声和 CT 手段在内的各种必要方法，检查与评估出血部位不明确、存在活动性失血的病人。

（二）液体复苏

液体复苏治疗时可以选择晶体溶液、胶体溶液和血制品。

1. 晶体溶液　液体复苏常用的晶体溶液为生理盐水和乳酸林格液。生理盐水的特点是等渗、含氯高，大量输注可引起高氯性代谢性酸中毒。大量输注乳酸林格液应该考虑到其对血乳酸水平的影响。

2. 胶体溶液　液体复苏常用的胶体溶液主要有天然胶体白蛋白、人造胶体羟乙基淀粉、明胶和右旋糖酐，都可以达到容量复苏的目的。由于理化性质以及生理特性不同，在应用安全性方面有明显差异。

3. 血制品　失血性休克丧失的主要是血液。在补充血容量时，并非需要全部补充血细胞成分，必须考虑到凝血因子的补充。临床输注浓缩红细胞的指征为血红蛋白≤70g/L；血小板输注主要适用于血小板数量减少或功能异常伴有出血倾向的病人，血小板≤50×10^9/L，或确定血小板低下可考虑输注；输注新鲜冰冻血浆的目的是补充凝血因子的不足，大量输血时输注红细胞的同时应注意补充新鲜冰冻血浆；冷沉淀内含纤维蛋白原、凝血因子 V、Ⅷ、Ⅻ等，适用于特定纤维蛋白原、凝血因子缺乏所引起的疾病以及肝移植围手术期、肝硬化食管静脉曲张等出血。对大量输血后并发凝血异常的病人，及时输注冷沉淀可提高血液中凝血因子及纤维蛋白原等凝血物质的含量，缩短凝血时间、纠正凝血异常。

（三）血管活性药物

临床通常首先进行液体复苏，对充分液体复苏后仍存在低血压者或者未开始输液已经存在严重低血压病人，才考虑应用升压药物。

（四）体温控制

严重失血性休克合并低体温是疾病严重的临床征象，低体温（<35℃）可影响血小板功能、降低凝血因子的活性、影响纤维蛋白的形成，增加创伤病人严重出血的危险性，是出血和病死率增加的独立危险因素。

（五）未控制出血的失血性休克复苏

未控制出血的失血性休克是低血容量性休克的一种特殊类型，对此类病人早期采用控制性复苏，收缩压维持在 80~90mmHg，以保持重要脏器的基本灌注，并尽快止血；出血控制后再进行积极容量复苏。对于合并颅脑损伤的多发伤病人、老年病人以及高血压病人应避免控制性复苏。

第四节　感染性休克

一、诊断

感染性休克的诊断标准：①临床上有明确的感染；②器官功能障碍（qSOFA 评分≥2）；③在充分

液体复苏后,仍需要升压药物维持 MAP≥65mmHg 且乳酸水平>2mmol/L。

二、治疗

(一)早期液体复苏和集束化治疗

1. 3h 内需完成的项目 ①测定乳酸水平;②在使用抗生素前留取血培养;③使用广谱抗生素;④当低血压或血乳酸≥4mmol/L 时输注晶体 30ml/kg 晶体。

2. 6h 内需完成的项目 ①使用升压药(对初始液体复苏后无反应仍然低血压者)以维持 MAP≥65mmHg;②对初始液体复苏后持续低血压(MAP<65mmHg)或初始乳酸≥4mmol/L,重新评估容量状态和组织灌注并予以记录。需要进行反复有重点的体格检查,包括生命体征、心肺检查、毛细血管再充盈时间及皮肤表现;进行 CVP 和 ScvO$_2$ 测定;进行床旁心血管超声检查;通过被动抬腿试验或补液试验动态等方法评估液体反应性;③如果初始乳酸升高应重新评估。

(二)抗感染治疗

1. 病灶去除 应对所有感染性休克病人进行评估,确定是否有可控制的感染源存在。应尽快寻找、诊断或排除那些急需进行感染源控制的特定解剖部位感染(如坏死性软组织感染、腹膜炎、胆管炎、肠梗阻)。控制手段包括引流脓肿或局部感染灶、感染后坏死组织清创、摘除可引起感染的医疗器具或对仍存在微生物感染的源头控制。

2. 抗感染药物 在确认感染性休克或严重全身性感染尚未出现感染性休克时,在 1h 内尽早静脉使用抗生素治疗。应联合应用尽可能覆盖所有疑似病原微生物(细菌、真菌、病毒)的药物进行经验性抗感染治疗,并应该考虑抗微生物制剂在主要疑似感染部位中能否达到充足的组织浓度。

3. 尽可能明确致病菌 在应用抗生素之前留取合适的标本,但不能为留取标本而延误抗生素的使用。

(三)血管活性药物使用

常用的药物包括去甲肾上腺素与多巴胺、肾上腺素、血管升压素和多巴酚丁胺。

(四)糖皮质激素

如经足够液体复苏和血管活性药物治疗血流动力学仍不稳定者可考虑应用小剂量糖皮质激素。一般选择氢化可的松(200mg/d),当病人不再需要升压药物时,建议停用糖皮质激素。

(五)血糖控制

对进入 ICU 后已初步稳定的感染性休克合并高血糖病人,推荐使用静脉胰岛素控制血糖,血糖水平控制≤10mmol/L。

(六)其他治疗

其他治疗包括:①机械通气病人采用保护性通气策略;②镇静、镇痛及神经肌肉阻滞剂的应用;③持续血液净化治疗;④预防静脉血栓形成;⑤预防应激性溃疡。

第五节 过敏性休克

一、定义

过敏性休克是指人体接触特异性过敏原后出现的以急性周围循环灌注不足为主的全身变态反应。临床表现依机体反应性抗原进入量及途径等而有很大差别。分为急发型(即刻或 5min 内发生休克）和缓发型（>30min 发生休克）。

二、诊断

过敏性休克的主要诊断依据：①有过敏史及过敏原接触史的病人出现了休克的临床表现；②常伴有喉头水肿、气管痉挛、肺水肿等，以及神经、消化系统症状和体征。

三、治疗

过敏性休克通常都突然发生且剧烈，若不迅速及时处理常可危及生命，必须当机立断地积极处理。

1. 如发生严重低血压甚至心脏骤停，立即给予肾上腺素 0.5~1.0mg 静脉注射并积极心肺复苏。

2. 确保气道通畅，必要时给予机械通气。如伴有血管性水肿引起呼吸窘迫，应立即建立人工气道。

3. 立即停止并脱离可疑的过敏原或致敏药物、采取措施减缓过敏原吸收。

4. 维持血流动力学稳定，根据病情选择无创或有创血流动力学监测，指导液体治疗及升压药物应用保证重要器官的灌注压。

5. 其他治疗：①糖皮质激素：使用地塞米松或氢化可的松；②抗组胺药物：H_1 受体阻断剂，如苯海拉明 20~40mg 或异丙嗪 50mg；③防治并发症：肺水肿、脑水肿、酸中毒等防治。

第六节　心源性休克

一、诊断

心源性休克的主要诊断依据：①有急性心肌梗死、急性弥漫性心肌炎、严重心律失常等病史。②早期病人烦躁不安、面色苍白，诉口干、出汗，但神志尚清；后逐渐出现表情淡漠、意识模糊、神志不清直至昏迷。③心率增快，脉搏细弱，心率>120 次 /min；收缩压<80mmHg，脉压<20mmHg，以后逐渐降低，严重时血压测不到；尿量<0.5ml/（kg·h），甚至无尿。④血流动力学监测提示心排血指数（cardiac index，CI）降低、左心室舒张末压升高等相应的血流动力学异常。血流动力学特征是前负荷或充盈压增加；体循环阻力代偿性增加；每搏量减少，心排血量减少。⑤心电图及超声心动监测：动态判断心肌梗死范围、心室射血分数等。⑥心肌酶学监测：脑钠肽（BNP）、肌钙蛋白、肌酸激酶同工酶（CK-MB）、乳酸脱氢酶（LDH）的升高。

二、治疗

1. 原发疾病治疗　急性心肌梗死病人应尽早进行再灌注治疗，溶栓失败或有禁忌证者应在主动脉球囊反搏（IABP）支持下进行经皮冠状动脉介入治疗（PCI）；急性心脏压塞者应立即心包穿刺减压；乳头肌断裂或室间隔穿孔者应尽早进行外科修补等。

2. 一般治疗

（1）绝对卧床休息，胸痛由心肌梗死所致者，应给予有效镇静镇痛。

（2）建立有效的静脉通道，并视病情选择血流动力学监测项目。持续心电、血压、血氧饱和度监测。留置导尿管监测尿量。

（3）氧疗，持续鼻导管或面罩吸氧，必要时建立人工气道并机械通气。

（4）纠正酸中毒和水电解质紊乱（低钾血症、低镁血症）。

3. 调整前负荷　严密监测病人的前负荷状态，根据血流动力学指标和临床症状体征综合评估，对于前负荷不足者，适当给予液体治疗，对于前负荷过高者，适当限制液体输入量和输注速度，或应用利尿剂降低前负荷。

4. 血管活性药物　应用血流动力学指标和临床症状综合评估，如血压低同时存在外周血管阻力降低，在调整前负荷基础上，可考虑选择血管收缩剂提高血压；当外周血管阻力增加时，应选择血管扩张剂，如硝酸甘油、硝普钠，达到降低心脏前后负荷、改善微循环、改善心肌供血的目的。

正性肌力药物包括洋地黄类和非洋地黄类（儿茶酚胺、非儿茶酚胺）。一般在急性心肌梗死 24h 内，尤其是 6h 内应尽量避免使用洋地黄制剂，通常只有在伴发快速性房性心律失常时方考虑应用。

5. 机械性辅助循环　经过上述处理后休克仍无法纠正者，可考虑主动脉球囊反搏（IABP）、体外膜氧合器（ECMO）、左心室辅助泵等机械性辅助循环。

（丁　欢）

第四篇 全科医学相关基础

第十五章 全科医学概述

全科医学（general practice）又称家庭医学（family medicine），是一个面向个人、社区与家庭，整合临床医学、预防医学、康复医学以及人文社会学科相关内容于一体的综合性医学专业学科，是一个临床二级学科。全科医生是身兼医生、教育者、咨询者、健康监护人、卫生服务协调者、居民健康"守门人"等数种角色的综合程度较高的医学人才，应具有一定的自然科学、预防医学及人文社会科学等相关领域的理论知识；具有扎实的临床实践技能，主要在基层承担预防保健、常见病、多发病的诊疗和转诊，病人康复和慢性病健康管理等一体化服务；具有小病善治、慢病善管、大病善识、急病善转等综合的临床诊疗能力和思维判断能力。全科医学符合时代发展需要，开展全科医疗有利于提高基层医务人员的基本素质，改善医德医风，提高医疗服务水平和质量；有利于合理地使用卫生资源，降低医疗费用，充分满足社区居民的卫生服务需求；有利于实现人人健康的战略目标，因而受到各国政府和医学界的高度重视并得以不断发展。在我国，为建立并完善分级诊疗模式，形成科学有序的就医格局，提高人民健康水平，进一步保障和改善民生，实现健康中国战略目标，更需要发展全科医学、开展全科医疗、培养合格的全科医生。

第一节 全科医学的发展历程

一、全科医学产生的基础

现代全科医学的崛起是与人口老龄化、疾病谱的变化、医学模式的转变以及医疗资源分配不合理与医疗费用增长过快密不可分。

（一）人口老龄化

第二次世界大战以后，随着社会经济条件的改善，公共卫生事业的迅速发展，促进了人类寿命的增长和人口数量的增加，人口老龄化问题逐渐成为当今全球性的一个社会问题。截至 2014 年底，我国 60 岁以上老年人口已达到 2.12 亿，占总人口的 15.5%。预计 2030 年，我国 60 岁以上老年人口占总人口的 23.3%。中国正在进入老龄化加速的阶段。随着生物医学的发展，慢性非传染性疾病对老年人健康的危害日益突出，且老年人往往同时伴有多种慢性疾病。而生物医学的高度专科化不能解决老年人的综合性问题。因此，老年人的健康和疾病状态需要全科医学提供全面、连续及综合性的日常照顾。

（二）疾病谱的变化

疾病谱的变化对现代医学产生了新的冲击。20 世纪末，威胁人类健康的主要疾病已被慢性非传染性疾病、生活方式及行为疾病所取代。20 世纪后期，人类疾病谱占 3 位的依次是心脑血管疾病、恶性肿瘤和意外死亡。各种慢性病的病因和发病机制往往涉及多种外因和内因、多个脏器和系统。慢性病病人一旦患病往往终身带病,长期的发展过程可出现多系统的损害,而慢性病的治疗需要长期连续的过程,需要生物、心理、家庭、社会的共同参与、全方位的配合,要求医患双方共同参与。

(三)医学模式的转变

从古至今,医学模式经历了许多不同内容的变化,如古代的神灵主义医学模式、自然哲学医学模式以及现代的生物医学模式,即生物-心理-社会医学模式。后者为最新的医学模式,是1977年美国医生 G.L.Engle 首先提出的,是基于人们对解剖学、生理学、生化以及微生物学等器官、组织、细胞乃至基因等的认识和改变的基础上,认识到仅靠这些来改变疾病、防治疾病已远远不够,必须把人作为一个整体,从生物、心理、社会的水平来综合考虑人类的健康和疾病,并采取综合性措施来防治疾病的重要性,由此,导致了新的医学模式——生物-心理-社会医学模式应运而生。

(四)医疗费用过高与医疗资源的不合理分配

人口老龄化的加重,老年性疾病逐渐增多,医疗费用逐年增长。随着医学科技的快速增长,高科技医疗设备和材料的投入使用,必然增加了医疗费用的支出,高科技的生物治疗使医疗费用无限增长。欧美许多国家开始逐渐重视基层医疗和全科医生的作用,将全科医生定义为居民健康的"守门人"。"守门人"的使命是要守住民众健康之门,实现全民最大的健康目标;同时守住医疗保险之门,实现卫生资源的最大效益,使其合理化分配使用,以求用较低的费用、较少的卫生资源获得较理想的健康状况。

二、全科医学、全科医疗和全科医生

(一)全科医学

全科医学是社会发展的产物,它为人们提供全面的医疗保健服务,也在医疗服务上满足了综合重组的需要。全科医学又称家庭医学,诞生于20世纪60年代的美国,并于20世纪80年代后期传入中国大陆。

我国学者普遍认同的全科医学定义是"全科医学是一个面向个人、社区与家庭,整合临床医学、预防医学、康复医学以及人文社会学科等相关内容于一体的综合性临床二级专业学科;其范围涵盖了各种年龄、性别、各个器官系统以及各类健康问题或疾病。其主旨是强调以人为中心、以家庭为单位、以整体健康的维护与促进为方向的长期负责式照顾,并将个体与群体健康照顾、防和治有机地融为一体"。

全科医学主要研究各种类型社区中的常见健康问题以及综合性地解决这些健康问题所需要的理论、方法和技术。它的主要内容包括三个方面:一是通过长期的全科医疗实践而积累起来的实践经验;二是从其他医学学科中整合而来的知识与能力;三是通过全科医学专业研究发展起来的特有的理论、态度、知识和技能。全科医学以生物-心理-社会医学模式为理论基础,秉承整体观和系统论的医学思维,具有鲜明的学科特点。

1. 一门综合性的临床医学学科　从医疗服务角度来说,全科医学是一门综合性的临床专科。与其他临床专科明显不同的是,其他临床专科都是在一定领域范围内不断地朝纵深方向发展,向病人提供独特且范围较窄的专科服务;而全科医学则是在一定程度上朝横向发展,并根据服务对象的健康需求,将相关知识、技能有机地整合为一体,向病人提供全面的综合性服务,因而充分体现了现代医学服务模式的优势。

2. 具有地域和民族特点的现代服务模式　全科医疗服务最充分地体现了现代医学模式和医学目标转变的要求,采取了以人为中心的全人照顾模式。它重视发展与病人间长期稳定的合作伙伴关系,强调要对病人及其家庭、社区的健康长期负责;对疾病预防、治疗及康复、医疗服务满意度、卫生资源的有效利用和医疗伦理学问题等全面关注。全科医学的服务领域主要定位于基层医疗卫生,主动地为社区居民提供连续性、综合性、个体化的医疗卫生服务，同时通过适宜和有效的干预，积极维护、促进社区居民的健康。

3. 强调整体性的临床思维方法　全科医学用系统论和整体论的方法来理解和解决人群和个体的健康问题，把病人及其健康看成一个整体，注重病人及其健康问题的背景和关系，采取整体性的"生物 - 心理 - 社会医学"模式为病人、家庭和社区提供整体服务。全科医学把医学照顾看成为一个整体，为满足病人及其家庭和社区的需要，经常要协调提供整体性的多学科服务。

4. 高度重视服务艺术　全科医学在强调医学科学的同时，还十分关注服务艺术。"高情感"的全科医学表现为：以维护个体长远的总体健康为己任，注重人胜于疾病，注重伦理胜于病理，注重满足病人的需求胜于疾病的诊疗。它在强调技术水平的同时，十分注重将其与服务艺术有机地结合成为一个整体，使医学成为真正地服务于人的科学。

（二）全科医疗

全科医疗是将全科／家庭医学理论应用于病人、家庭和社区照顾的一种基层医疗专业服务，是社区卫生服务中的主要医疗服务形式。它是一种集合了其他许多学科领域内容的一体化的临床专业；除了利用其他医学专业的内容外，还强调运用家庭动力学、人际关系、咨询以及心理治疗等方面的知识技能提供服务。

全科医疗的特点包括：强调连续性、综合性、个体化的照顾；强调早期发现并处理病患；强调预防疾病和维持促进健康；强调在社区场所为病人提供服务，并在必要时协调利用社区内外的其他资源。其最大特点是强调对当事人的"长期负责式照顾"，这意味着其关注的中心是把服务对象作为整体的人，并对其长期负有管理责任。只要全科医生与服务对象建立了某种契约关系，就应随时关注他们的身心健康，对其主观和客观地、即刻与长期的各种卫生需求做出及时的评价和反应，而且无论何时何地都不能放弃这种责任。由于医生对医学知识的把握胜于病人，因此也可以说，这是一种由医生发起的以人为本、以健康为中心、以需要为基础、需求为导向的主动服务，确保病人在适宜的地点和时间接受最恰当的医疗照顾，因而有别于其他专科医疗为病人提供的服务（表 15-1）

表 15-1　全科医疗与专科医疗的区别

全科医疗	专科医疗
大多数就医活动是由病人寻求的	大多数就医活动是由医生安排的
医生为病人协调医疗保健的所有方面（预防、诊断、治疗和康复）	医生的责任仅限于病人医疗保健的某些方面（以诊断治疗为主）
有机会做一级、二级、三级预防	有机会做二级、三级预防
治疗计划通常与病人一起制订	通常仅由医生做出治疗决定
医患关系可以延伸许多年，涉及不同类型的疾病	医患关系通常仅限于一定类型疾病的一段时期
病人及其家庭可能很了解医生	病人及其家庭很少了解医生
心身疾患很多	心身疾患较少
大多数疾病是自限性的	许多疾病有潜在的严重后果
疾病处于早期未分化阶段，时间可作为诊断工具	疾病处于进展阶段，已高度分化
疾病的早期筛查，大多数做简单的无创性检查	为了明确诊断，需做更多昂贵的有创性检查
研究较少，有逐渐增多的趋势	已做大量的研究

（三）全科医生

全科医生又称家庭医生（family doctor），是全科医疗服务的提供者。全科医生是对个人、家庭和社区提供优质、方便、经济有效的、一体化的基本医疗卫生服务,进行生命、健康与疾病的全过程、全方位负责式管理的医生。全科医生的服务涵盖不同性别、年龄的对象及其所涉及的生理、心理、社会各层面的健康问题。世界家庭医生学会对全科医生的定义是:"全科医生的基本职责是为每一个寻找医疗保健的人提供综合性的医疗保健服务,必要时也安排其他卫生专业人员为其提供有关服务"。

全科医生是接受过全科医学专门训练的新型医生,为个人、家庭和社区提供包括预防、治疗在内的多种卫生保健服务,与专科医生有着明显的不同(表 15-2)。

表 15-2　全科医生与专科医生的区别

全科医生	专科医生
接受立足社区的全科医学专门训练	接受以医院为导向的病房教学训练
以生物—心理—社会医学模式为基础	以生物医学模式为基础
采用以病人为中心的服务模式	采用以疾病为中心的诊疗模式
注重于人、伦理、生命的质量和病人的需要	注重于疾病、病理、诊断和治疗
不仅为就诊的病人服务,也为未就诊的病人或健康的人服务	只为就诊病人服务
主动为社区全体居民服务	在医院里坐等病人
提供个体化、人性化的服务	提供机械的、教条式的服务
注重预防、治疗、保健、康复、健康教育、计划生育等一体化服务,为健康的全过程负责	注重疾病的治疗,只对医疗的某些方面、过程负责
提供连续的、整体性的服务	仅提供片段的、暂时的专科化服务
兼顾个人、家庭、社区	只为个人服务
医患关系密切	医患关系疏远
以处理早期未分化的健康问题为主	以处理高度分化的疾病为主
善于处理心理、社会方面的问题	不善于处理心理、社会方面的问题
以物理学检查为主以满足病人的需要为目标,以维护病人的最佳利益为准则	依赖高级的仪器设备以诊断和治疗疾病为目标,注重个人的研究兴趣

全科医生作为服务协调者,能将初级、二级、三级卫生保健服务结合起来。作为负责人、管理者和监督员,能提高团队工作的质量和效率。全科医生与初级保健团队成员共同工作,整合卫生系统中常见的各个部门各自为政所造成的条块分割的服务,因而在不同层面全科医生担任着不同角色:如在个人和家庭层面是医生、健康监护人、咨询者、教育者、卫生服务协调者;在医疗保健和保险体系层面是"守门人"、团队管理和教育者;在社会层面是社区健康的组织与监测者。为满足角色任务的要求,全科医生应具备的能力包括以下内容。

1. 处理常见健康和疾病问题的能力　能熟练应用全科医学的原则和方法处理社区中常见健康问题;鉴别病人的患病状况,能及时对急症病人进行必要的处理,准确把握转诊时机;能在社区医疗实践中整合其他专科的知识和技能,整合健康教育、心理咨询、心理治疗等技术,适当运用中西医结合的治疗方法,在日常工作中提供以基本医疗为主,预防、诊疗、保健、康复及健康管理一体化服务。

2. 评价个人心理、行为问题的能力　能熟练评价和处理各种行为问题,包括生活事件与应激反应、性格问题、性问题、饮食与营养问题、吸烟、酗酒、药物成瘾问题、儿童、妇女、老年人的特殊问题,熟悉心身疾病产生的机制,掌握心理诊断、心理治疗和心理咨询的基本技能。

3. 家庭评估、家庭访视的能力　能熟练评价家庭的结构、功能、家庭生活周期和家庭资源状况;

善于鉴别有问题的家庭及其患病成员,能准确评价家庭功能障碍与个别患病成员之间的互动关系,充分利用家庭资源,为病人提供以家庭为单位的服务;为个人及家庭提供预防性咨询服务;帮助家庭解决存在的问题。

4. 服务社区的能力　具有较强的社会工作能力,能顺利协调和利用社区内外的医疗和非医疗资源,组织必要的社区调查,运用卫生统计和流行病学的方法全面评价社区健康状况,制订和实施社区卫生计划;能对流行病、传染病、职业病、地方病和慢性病进行有效的监测和控制;能胜任初级卫生保健的组织与实施工作,并为社区中的不同人群提供综合性的预防保健服务。

5. 处理医疗相关问题的能力　能妥善处理在医疗过程中可能会遇到的社会与伦理问题,如为病人保守秘密、尊重病人的隐私权、科学理解死亡的定义、熟悉临床药物试验的有关规定、正确对待安乐死等问题,熟悉有关的法规,在维护病人及其家庭最佳利益的前提下,尽量避免医疗纠纷的发生。

6. 自我完善与发展的能力　有较强的医疗管理能力,善于把握卫生事业改革与发展的规律与方向,利用各种机会学习新的知识和技能,不断取得进步;能熟练查阅文献资料,在专家的指导下开展科研和教学工作,并善于应对各种各样的困境和挑战。

（崔丽萍　孟高克）

第二节　全科医学的基本原则和人文精神

全科医学作为一门独立的临床医学二级专业学科,除了具备临床医学学科的所有特点和服务原则之外,还有其自己学科特点的、用以指导全科医生从事临床服务的基本原则和特征。用这些原则指导的全科医疗实践,能够具体体现出全科医学与其他临床学科所提供服务的不同,更能体现出全科医生的专业特点。本节主要从全科医学的基本原则、全科医疗实践中的人文精神两方面进行阐述。

一、全科医学的基本原则

全科医学具有独特的理论、知识和技能体系,在其临床服务中始终贯彻执行全科医学学科的基本原则,这些原则在各国的表述描述各有不同,但是其核心思想一致。

（一）以人为中心的照顾

全科医学重视人胜于重视疾病,将病人看作有个性、有感情的人,而不仅是疾病的载体;其照顾目标不仅是要寻找有病的器官,更重要的是维护服务对象的整体健康;在全科医疗服务中,医生必须视服务对象为重要合作伙伴,从"整体人"生活质量的角度全面考虑其生理、心理、社会需求并加以解决;以人性化的服务调动病人的主动性,使之积极参与健康维护和疾病控制的过程,从而达到良好的服务效果。以人为中心的健康照顾是全科医学的基本原则之一。

（二）综合性照顾

综合性的照顾是全科医学的"全方位"或"立体性"的体现,其服务对象不分年龄、性别、健康状况与疾病类型;其服务内容包括预防、医疗、保健、康复和健康管理于一体;其服务层面包括生理、心理和社会文化各个方面;其服务范围涉及个人、家庭和社区,提供以个人为中心,家庭为单位,社区为基础的全方位服务,其服务手段可利用一切对服务对象有利的方式与工具,包括现代医学、传统医学或替代医学,因此又被称为一体化服务。

（三）连续性照顾

全科医疗是从生到死(简而言之,是从生前到死后)的全过程服务,其持续性可包括以下几个方面:①人生的各个阶段,从婚育咨询开始,经过孕期、产期、新生儿期、婴幼儿期、少儿期、青春期、中年期、老年期直至濒死期,都可覆盖在全科医疗服务之下。当病人去世后,全科医生还要考虑其家属居丧期的健康,乃至某些遗传危险因素和疾病的持续性监测问题。②健康-疾病-康复的各个阶段,全科医疗对其服务对象负有一、二、三级预防的责任,从健康促进、危险因素的监控,到疾病的早、中、晚各期的长期管理。③任何时间地点,无论何时何地,包括服务对象出差或旅游期间,甚至住院或会诊期间,全科医生对其都负有持续性责任,要根据病人的需要,事先或随时提供服务。这种持续性照顾使全科医生可以利用时间作为诊断工具,以鉴别严重疾病和一般问题;同时由于其诊断和治疗能获得持续的反馈,使全科医生可以谨慎地、批判性地应用现代医学的成果。

（四）可及性照顾

全科医疗是可及的、方便的基层医疗照顾,体现出地理上的接近、使用上的方便、关系上的亲切、结果上的有效,以及价格上的便宜(合理)等一系列使人易于利用的特点,从而实现预防疾病和杜绝浪费的目标。在建立全科医疗服务机构时,应在地点上、服务内容上、服务时间上、服务质量上以及服务价格与收费方式等方面考虑当地民众的可及性,使绝大多数民众,特别是基层百姓感受到这种服务是属于自身,可以并值得充分利用的服务。

（五）协调性照顾

全科医生不仅是医疗保健系统的协调者及责任人,也是病人及其家庭需要的各种医疗服务的医疗管家,全科医生通过统一协调医疗资源,为病人提供全过程"无缝式"服务。除医疗资源外,协调性服务还包括调动家庭、社区及社会的各有关资源来帮助病人,全科医生应了解社区的健康资源,如社区管理人员、健康促进协会、病人小组、志愿者队伍、托幼托老机构、营养食堂、护工队伍等,必要时可为病人联系有效的社区支持。这些健康资源的协调和利用使全科医生可以胜任其服务对象的"健康代理人"角色。

（六）个体-群体一体化照顾

1. 以家庭为单位的照顾　家庭是全科医生的服务对象,又是其诊疗工作的重要场所和可利用的有效资源。全科医学把以家庭为单位的健康照顾作为基本原则,不仅明显有别于其他临床学科,更重要的是将健康照顾的内容与资源利用扩大到社会的每个"细胞"——家庭。以家庭为单位的照顾主要涉及三方面的内容。①家庭个体成员之间存在着相互作用,家庭的结构与功能会直接或间接影响家庭成员的健康,亦可受家庭成员健康或疾病状况的影响。不了解家庭对个人健康的影响,就有可能无法找到真正的原因、真正的问题和真正的病人。②家庭生活周期理论是家庭医学观念最基本的构架,家庭生活周期的不同阶段存在不同的重要事件和压力,若处理不当而产生危机,可能在家庭成员中产生相应的特定健康问题,对家庭成员造成健康损害。因此,全科医生要善于了解并评价家庭结构、功能与周期,发现其中可能影响家庭成员健康的潜在威胁,并通过适当的咨询干预使之及时化解,改善其家庭功能。还要善于动员家庭资源,协助对疾病的诊断、治疗、康复与长期管理。③以家庭为单位的照顾原则为全科医生提供了有力的武器。通过家庭调查,既有助于发现病人有意义的病史和真正的病因,又可以改善病人的遵医嘱行为,有时还能发现就诊者以外真正的病人——往往真正的病人并非前来就诊者,而是家庭其他成员甚至整个家庭。

2. 以社区为范围的照顾　全科医疗是立足于社区的基层医疗服务。在社区人群健康状况的大背景下,全科医生以病人个体化诊疗为主的同时关注社区人群的整体健康。全科医生遵循以社区为范围的原则具有以下好处:①有利于消除健康隐患,营造良好的社区健康环境。人与生存环境密不可分,机体随时进行空气、物质、能量、信息的交换。社区是以人、社会群体为细胞单元的有机体,与人一样,同样会有健康问题,因此,以社区为范围的健康照顾,通过对影响人群健康的社区因素进行分析、诊断、管理,将有助于提升社区的整体保健和健康水平。②有利于充分利用社区资源,为社区居民提供综合性服务。社区的概念体现于地域和人群,全科医生立足于社区,对社区的形成、发展变化了然于胸;对社区居民的生活方式、行为习惯、需要/需求、社区疾病的流行状况及可利用资源了如指掌；对调整各类关系，整合力量十分有利，便于为社区居民提供满意服务。③有利于提高基本医疗的针对性和全科医疗的整体水平。

（七）以生物 - 心理 - 社会模式为诊治理论基础

生物 - 心理 - 社会医学模式的主要思想是把人理解为生物的、心理的、社会的三种属性的统一体，人的健康和疾病不仅是生物学过程，而且有心理和社会的因素，要从生物、心理、社会相统一的整体水平来理解和防治疾病。它主张在已有生物医学的基础上，加强心理和社会因素的研究和调控。生物 - 心理 - 社会医学模式在更高层次上实现了对人的尊重。不仅重视人的生物生存状态，而且更加重视人的社会生存状态。从生物和社会结合上理解人的生命，理解人的健康和疾病，寻找疾病现象的机理和诊断治疗方法。医生不仅要关心病人的躯体，而且要关心病人的心理；不仅要关心病人个体，而且要关心病人的家属、关心社会。

（八）以预防为导向

预防性服务在全科医疗中占有相当大的比重，这不仅表现为许多就诊病人是专为免疫注射、健康咨询和健康检查而来，更表现为医生应诊时的做法。全科医生对由于不同原因来就诊的病人，应主动评价其各种健康危险因素并加以处置，将预防措施看作日常诊疗中应执行的程序，即所谓"预防性照顾"（预期护理）。它意味着全科医生利用每次与病人接触的机会，不论其就医目的是什么，都应同时考虑这些人可能还有什么健康问题需要预防。例如对看感冒的老人可同时注意其是否患有高血压，对因患高血压而就诊的出租汽车司机可顺便询问其有无胃痛等。要进行这类服务，家庭医生必须熟悉本社区的主要健康问题、各种疾病高危人群的监测和干预；同时也需要依靠完整准确的健康档案。

（九）团队合作的工作方式

全科医生个人的能力是有限的，不可能解决所有的健康问题，因此需要以团队合作的方式来完成。全科医学团队服务是由全科医生、社区护士、社区公共卫生人员和其他专业人员合作承担社区卫生服务组织形式，是综合性服务、主动性服务、连续性服务和人性化服务特征的重要实现方式。

二、全科医学的人文精神

（一）人文精神

人文精神就是人之所以为人的一种理性觉识、理论阐释和实践规范，包括对人的立身处世的现实规范、对人的精神和价值追求的理论提升，是人类以文明之道化成天下的生命大智慧，是文明社会中人的理性精神的基石，也是高科技时代的精神支柱。从历史性上说，人文精神应该是对人类的文明传统和文化教养的认同和珍视，是对人的现实存在的思考、对人的价值、生存意义和生活质量的关注，对他人、对社会、对人类进步事业的投入与奉献；是对人类未来命运与归宿、痛苦与解脱、幸福与追求的思考与探索，是对个人发展和人类走势的殷切关注，是在历史的逻辑与生命的逻辑相一致的广大视野中，用健全而又深邃的理性之光去烛照人的终极价值的人生态度。从共时性上说，人文精神是在科技 - 人 - 社会 - 自然这个大系统中体现出来的人之为人的素质和品格，表现为对于真、善、美的自觉体认和永恒追求，对社会境况的世俗关怀和德化天下的人文关怀，注意人与自然的协调与共处，反对技术主义对自然资源和自然环境的戕害，创造人类的生态文明，保护人类的生存家园，为健全的精神奠定良好的自然基础。

人文精神的内涵是尊重人的价值和人格，实现人性解放与人生价值的体现，充分调动人的内在潜能与积极性。人文精神的本质是以人为中心，以人自身的全面发展为终极目标。它提倡把人的地位、尊严、价值、权利及自由与发展放在首位加以关怀；提倡对人的理解和关心，保护个人权益和以人为中心的道德观和价值观；人文精神更注重人与人、人与自然、人与社会多种关系的协调，尊重人生命的完整性。

（二）医学人文精神

医学人文精神是医务人员的一种职业理性知觉，它不仅包括对医务人员的立身从业的现实规范，也包括医务人员对自身医学精神和医学价值追求的理性提升。医学人文精神的基本内涵是对人的生命质量、生命价值和健康与幸福的关注，是对人的身心健康与自然、社会之间的和谐互动和可持续性发展的关注。关爱生命是医学人文精神的核心。

现代医学人文精神是现代条件下医务人员从事医疗事业的精神支柱。从医学高技术与人的角度来看，现代医学人文精神表现为医疗技术对于真善美的自觉认识和永恒追求。我们不但要重视医学技术对社会境况的世俗关怀，更要关注其德化天下的人文关怀。现代医学人文精神还是医务人员对人的现实存在的思考和未来命运的殷切关注，在对事关人类未来命运与归宿问题上，应该采取科学的、理性的态度。现代医学技术的发展需要现代医学人文精神的重塑，需要坚持医学技术进步与医务人员道德健全相一致的原则，在解除病人身体疾病痛苦的同时，也关心他们心理感受，以人为本，满足病人心理需求，促进其全面健康。

（杨立森）

第十六章　全科医学的临床特点

全科医学是社会发展的产物,它为人们提供全面的基本医疗保健服务,也在医疗服务上满足了综合重组的需要。全科医学具有独特的医学观和方法论以及系统的学科理论,其技术方法更适合于基层医疗卫生服务。全科医学以生物-心理-社会医学模式为理论基础,秉承整体观和系统论的医学思维,建立了一系列独特的基本原则,以此来指导全科医生利用社区内外有限的卫生资源,为社区中的个体及其家庭提供连续性、综合性、协调性、个体化的疗保健服务,并最大限度地满足社区居民追求健康生活的需求。

第一节　以人为中心的健康照顾

自 19 世纪以来,随着预防医学、流行病学、心理学、医学哲学和医学社会学等研究领域的发展,导致了新的医学模式——生物-心理-社会医学模式应运而生。

一、病人的宏观世界与微观世界

生物-心理-社会医学模式基于病人的生物属性和社会属性,人首先具有生物特性,由自然物质如蛋白质、脂肪、碳水化合物、矿物质等分子组成的细胞、组织、器官和系统等构成,最终又被分解成这些物质回归自然。这些自然物质构成了人的微观世界,是生物医学如解剖学、微生物学、生理学等可以采用自然科学的方法加以研究、量化和精确测定的;其次,人有社会性,即作为社会存在的人具有特定的背景,包括个人背景、家庭背景、社会背景等,每个人还有特定的社会关系,包括人与人、人与家庭、社区、社会、国家,人与生态环境等诸多关系,人的社会性受法律、道德、文化、宗教、经济等诸多因素影响。人的特定背景和各种关系构成了人的宏观世界,是属于心理学、社会学、人类学等诸多社会科学的研究范畴,是一个复杂的、多元的、难以量化的世界。人存在于自然和社会所组成的生态系统中,处于宏观世界和微观世界的焦点。由于人所处的宏观世界和微观世界是相互联系、相互作用的,任何世界中的变化都会对健康产生重大的影响。医学的目的是维护人类健康,提高人类生命质量。因此,医学除了要关注疾病这一生命科学领域所研究的微观世界,还要关注人文社会科学领域所研究的人的宏观世界。病人是既具有疾病特征(微观世界),又具有社会文化背景(宏观世界)的个体的人,因此,医学和作为医学研究者、实施者的医生自然而然应为病人提供以人为中心的健康照顾。

二、以人为中心健康照顾的基本点——进入病人的世界,了解人的个性

以疾病为中心是一种集中思维,相当于用显微镜去观察物体;而以病人为中心却是一种发散思维,相当于用望远镜去观察物体,前者更注重实质,后者更注重背景和关系。一个人不可能用一只眼看显微镜,用另一只眼看望远镜,只能两个人配合,或先用望远镜,再用显微镜。实际上,专科医生与全科医生之间非常需要进行合作,在专科医生对疾病进行深入、细致的分析之后,就需要全科医生对各种问题进行全面、系统的整合。当面对一个病人时,专科医生首先想到的是这个病人得了什么疾

病,而全科医生首先想到的是这个病人是一个怎样的人,因此先要看人、了解病人。

在生物医学模式中,病人是待修理的机器,疾病是机器上损坏的零件,医生是负责修理各种零部件的工程师。生物-心理-社会医学模式是以人的整体健康为最终目标,疾病是病人的一部分而并非全部,病人的需求和期望与生理疾病同等重要。全科医生在向病人提供以人为中心的健康照顾时就需要进入病人的世界中去,了解病人的宏观和微观世界,同时了解病人的个性。

为什么要进入病人的世界?首先,病人是一个身心统一的整体,是具有生理功能和心理活动的生物体,精神和躯体是不可分割的,是生命活动中相互依赖、相互影响的两个方面,共同作用于机体的健康,因此全科医生不仅需要了解病人的病理生理过程,还需要了解病人的心理过程。其次,具有独特个性的病人有完整的社会背景,这些也将对人的健康产生影响因此,不了解病人的个性、背景和关系就不可能完整地认识病人,也就无法全面了解和理解病人的健康问题。

总之,全科医生要了解病人所患的疾病,更要了解所患疾病的病人。在健康服务的过程中,全科医生不是作为旁观者和指挥者,而是作为与病人处于平等地位的医患互动公式的一部分而发挥作用,是维护人的整体健康和提高人的生命质量的艺术家。

三、全科医生的"病人"范畴

(一)"疾病""病患""患病"不同概念

英语中与疾病有关的词汇很多,其中"disease""illness"和"sickness"最为常用。"disease"译为"疾病",指生物学异常;"illness"译为"病患",指有病了的自我感觉和判断;"sickness"译为"患病",指一种社会认可。一个人可能有明显的"病患",如胸闷、心悸,但却查不出什么"疾病",他如果因此就医或告诉他人,就被认为是"患病"了。被别人视为"病人"。而一个人可以有严重的"疾病",但由于是早期,没觉得有什么不舒服,也就是没有"病患",所以没看医生,没人知情,因此也就没有人知道他"患病",当然也不会被视为"病人",一旦癌症进展,出现症状而就医,确诊之后,他就"患病"了。由此可见,这三种情况可以单独、同时或者交替存在。国外很多名医都认为,医生应具备3种眼光:用显微镜检查病人的器官;用肉眼审视面前的病人;还要用望远镜观察病人的身后,了解其社会背景情况。这样就把全科医生的"全方位"或"立体性"思维方式表达出来了。

(二)全科医生的责任和面临的挑战

全科医生的责任在于维护其服务的人群的健康,这就要求全科医生有群体的观念,其实践应着眼于人群,而不仅仅是病人个体,例如,全科医生不仅要关注前来治疗高血压的病人,而且要关注未做过血压检查的人。在基层工作的全科医生所接纳的所有的服务对象包括病人、亚健康和健康人群,不同的人群有不同的医疗保健需要,全科医生要根据服务对象的不同需要提供预防、保健、医疗和康复等服务。

1. 病人无疾病时　提供预防保健,包括特异性疾病预防措施和非特异性的健康促进如健康咨询、生活方式指导、关系协调等等整体性照顾,防止疾病的发生(一级预防)。

2. 疾病未分化,有早期症状时　医生应能识别问题,提供预防性干预,使"健康→疾病"发展的进程逆转(二级预防)。

3. 疾病(慢性病)确诊时　医生应充分了解病人的病患/患病体验以及病人的生活态度与价值观,通过教育使病人了解不可治愈的病情,经过医患互动,双方商定其带病健康生存的最佳平衡状态,并制订长期管理计划,在实施计划过程不断提高遵医嘱性(三级预防)。

四、全科医生的接诊模式

1983年Berlin和Fowkes共同提出LEARN模式,目的在于避免因不同文化背景及社会地位医生与病人对于疾病及其症状的解释模式存在差异而无法建立良好的医患沟通,进而影响疾病的诊断、治疗效果及依从性,或引发医疗纠纷等。此模式更加尊重病人本身对疾病的认知与理解,重视病人的表达与对疾病处置的看法,应用于全科医疗的接诊过程中更能体现以病人为中心的诊疗思维。

所谓 LEARN 模式,就是整个接诊过程需经过 5 个步骤:①全科医生要先站在病人的角度倾听(listen),收集病人所有的健康问题及其对健康问题的认知或理解;②详细收集所有可供疾病诊治的资料后,医生需向病人及其家属解释(explain)对上述健康问题的诊断或看法;③在说明病情后,要容许(acknowledge)病人有机会参与讨论,沟通彼此对病情的看法,使医患双方对健康问题的看法趋向一致;④医生按所达成的共识提出对病人最佳或最合适的健康教育、检查及治疗建议(recommend);⑤如病人对检查及治疗建议存在疑惑,需要与病人进一步协商(negotiate),最后确定医患双方皆可接受的方案。LEARN 模式具体内容见表 16-1。

表 16-1 LEARN 接诊模式

英文字头	英文字义	中文字义	定义与内容
L	listen	倾听	倾听不仅是传统意义上所指的专心听、用心听、不插话及与病人要有目光接触等,最重要的是以开放式的问句形式询问病史,让病人有机会表达疾病发生的始末,从而收集到病人未说清楚或一时忘记的症状,并发现症状背后的问题所在
			要"会问问题",有好的问题引导,病人才能提供医生所需的病情资料,表述自身对所患疾病的症状、原因、过程及预后的看法;医生也才能收集到有助于正确诊断与治疗的完整信息
			若病人有相关就诊经历时,还要询问就医的经验、就医的动机和过程,以及曾接受过的检查、治疗方法与疗效,作为本次诊断及治疗的参考
			从广义角度来说,体格检查的发现、病人的初步检验结果与病人既往的病史记录等信息资料都是诊断病情所需要的,均可归为倾听的范围
E	explain	解释	收集到完整的病史资料后,医生应遵循生物 - 心理 - 社会医学模式,采用病人可以接受的平易、通俗用语,解释说明疾病可能的诊断及病因
A	acknowledge	容许	医生解释病情后,应询问病人有无疑问,以了解彼此对病情的看法是否存在差异
			当医患双方的看法有不同时,须进行必要的处理或解释说明,消除彼此间的认知差距;如病人有误解时,应进一步寻找例证,说服其接受医生的看法;若病人的看法无伤大雅,就应尽量尊重病人的想法处理问题
R	recommend	建议	在了解彼此对疾病的认知后,医生应兼顾病人的主观看法及疾病医疗的合理性,提出具体的检查及治疗计划并详细告知病人;让病人参与治疗计划是疾病处理中非常重要的一环,可增加病人对治疗计划的依从性
N	negotiate	协商	最后需询问病人对医生建议的检查及治疗计划有无疑问,以便医患双方进一步协商,让病人充分理解并接受疾病的诊疗过程

五、全科医疗的问诊方式

我国社区卫生服务中心的任务是集医疗、预防、保健、康复、健康教育及计划生育为一体的,而作为团队的核心——全科医生的工作十分繁忙,不同的病人又有其特殊的心理和社会背景,全科医生需要一个简明且系统的问诊方式,以便迅速达到病人心理、社会问题的核心。BATHE 问诊方法简明扼要,医患易于沟通,主要有以下内容。

B(background): 背景, 了解病人可能的心理和社会因素, 通过询问其工作, 配偶, 子女相关情况了解。

A(affect): 情感, 了解病人的情绪状态, 工作, 生活是否有不如意, 病人是否担心。

T(trouble): 烦恼, 了解问题对病人的影响程度, 最担心的问题是什么。

H(handling): 处理, 了解病人的自我管理能力, 打算怎么办?

E(empathy): 移情, 对病人的不幸表示理解和同情, 从而是他感受到医生对他的支持。在谈话的过程中穿插换位思考, 表现出对其理解和支持的态度。

六、全科医生应诊中的四项任务

Stott 和 Davis(1979 年)把医生的应诊中的主要任务归纳为 4 个方面: ①确认并处理现存问题; ②对连续性问题进行管理; ③提供预防性照顾; ④改善病人的就医遵医行为。

1. 确认并处理现存问题　这一环节作为应诊的中心任务。全科医生使用的模式有别于生物医学模式之处在于他不仅追求生物学问题的诊断, 还要回答另外一种问题, 即病人为什么要来看病。以生物 - 心理 - 社会的医学模式来确认现存问题。例如一位病人因口干、体重减轻而来就医, 全科医生首先要能够通过血糖检测确认病人目前的状况是由于血糖恶化所造成, 并对此给予及时准确的处理, 除此之外, 还要探索血糖升高的背后潜藏着其他的原因, 如有什么其他诱因导致血糖升高? 有无生活压力? 情绪如何? 是否坚持服药? 该疾病对他的生活有多少影响? 有无顾虑? 希望医生给他什么样的帮助等, 即从心理层面、社会层面分析。

2. 对连续性问题的管理　全科医生对病人的健康长期、全面地负责, 因此应诊的任务要把照顾范围扩大到病人那些已知的长期问题上。例如指导病人改变生活方式, 定期随访血糖、血压, 定期做糖尿病并发症和高血压靶器官损害的筛查等等。

3. 提供预防性照顾　无论病人以何种原因就诊, 医生要针对其具体情况进行个别的、适当的预防照顾。即在病人尚未意识到不健康的生活方式对健康的影响时给予解说和科学指导。在治疗过程中遇到挫折时, 给予支持; 取得进步和成绩时给予鼓励。这种预防性照顾包括从计划免疫和健康促进到发病前期乃至发病期的诊断和治疗。

4. 改善病人的就医遵医行为　医疗服务可分为 4 个层次: ①自我服务; ②亲友帮助; ③基层保健医生处理; ④专科医生处理。实际上 2/3 的健康问题都是在前两个层次上解决的, 既包括初次出现的问题, 也包括慢性病程中的某些小波折。就医过多反映了病人的依赖心理和过于敏感、紧张的情绪, 这显然对保持个人的身心健康无益; 就医过少表现了个人健康信念和价值观方面的一些不正确因素, 容易使其疾病被延误诊治。因此临床医生的重要任务之一就是启发病人: 什么情况下应该就医? 什么情况下不应该就医? 什么情况下应该利用哪一个层次及类型的医生和医疗机构? 使其对自身的保健能力和需求有一个正确的理解, 从而能主动与医生配合, 使医疗服务达到最佳效果。

（杨立森）

第二节　以家庭为单位的健康照顾

社会文化的不断变迁, 家庭与健康及疾病的关系日益引起人们的关注, 尤其留守儿童、巢居老人、松散家庭结构更为社会各界所瞩目。以家庭理念为指导的医疗方式和态度, 以家庭为单位开展健康照顾, 这是全科医学有别于其他专科医学的特征, 在考虑和处理健康问题的全过程中, 始终考虑健康问题与家庭因素间的相互作用关系及结果, 积极动用和有效利用家庭资源作为健康照顾。

一、家庭的结构和功能

（一）家庭的定义

家庭是通过情感关系、法律关系和生物学关系连接在一起的社会团体。

（二）家庭的结构

家庭结构（family structure）是指家庭的外在结构与内在结构。外在结构即家庭的类型，内在结构包括家庭的角色、权利结构、沟通形式（相互作用模式）和家庭的价值观。

1. 家庭的类型

（1）核心家庭（nuclear family）：由父母及其未婚子女组成的家庭，也包括无子女夫妇家庭和养父母及其养子女组成的家庭。现代社会中，核心家庭逐渐成为主要类型。其特点是规模小、人数少、结构简单、关系单纯，家庭内部只有一个权力中心，其利益及资源易于安排；但可利用的社会资源也少。家庭关系具有亲密和脆弱两重性，出现危机时，会因较少得到家庭内外的支持而导致家庭解离。

（2）扩展家庭（extended family）：指由两对或两对以上夫妇与其未婚子女组成的家庭。根据家庭成员结构不同，扩展家庭又可分为主干家庭和联合家庭。

1）主干家庭：也称为直系家庭，由一对已婚子女同其父母、未婚子女或未婚兄弟姐妹构成的家庭。

2）联合家庭：又称复式家庭，同代家庭成员中至少有两对或两对以上已婚夫妇及其他家庭成员组成的家庭。其特点是人数多、结构相对松散、不稳定，多种关系和利益交织，决策过程复杂，家庭功能受多重相互关系的影响；但家庭内外资源多，可用性增大，家庭遇到危机时，有利于提高适应度，克服危机。其他家庭类型：包括单亲家庭、同居家庭、群居体及同性恋家庭、丁克家庭等。这些非传统的家庭形态有其特殊的心理行为及健康问题，研究和照顾这些特殊家庭也是全科医学的范畴。

2. 家庭的内在结构　指家庭内部的构成和运作机制，反映了家庭成员之间的相互作用及关系。包括家庭的权力结构、家庭角色、家庭成员的沟通方式和家庭的价值观以及权力结构，反映了谁是家庭的决策者以及做出决定时家庭成员之间的相互作用方式。

（1）家庭权力结构：分为以下几种。

1）传统权威型：以社会传统确认家庭的权威，如父亲、长子。

2）工具权威型：供养家庭的主角，掌管经济大权。

3）感情权威型：在家庭感情生活中起决定作用的人主宰大权，如母亲、妻子。

4）分享权威型：家庭成员均可分享权利，共同决策，共同承担家庭义务

（2）家庭角色：指其成员在家庭中的特定身份、相对位置和相互关系。

（3）家庭沟通方式：沟通是家庭成员相互交换信息、沟通感情、调控行为和维持家庭系统稳定的有效手段，也是评价家庭功能状态的重要指标。家庭沟通通过发送者（S）、信息（M）和接受者（R）完成，即 S-M-R 传递轴。

（4）家庭的价值观：家庭判断是非的标准，以及对某件事情的价值所持的态度。其形成深受传统、宗教、社会文化环境等因素的影响，在相同社会环境中极不易改变。

（三）家庭的功能

1. 感情需求　满足人的爱与被爱的需要；成员之间以血缘和姻缘关系维系与加固彼此间的情感纽带。

2. 性和生殖需要　生育子女，传宗接代，延续种族；此外还满足人的性需要，调节控制性行为。

3. 抚养和赡养　抚养孩子、赡养老人是家庭不可推卸的责任和义务。通过供给成员饮食、衣服、住所、温暖、保护、休息等，满足成员最基本的生理需要。

4. 社会化功能　将成员培养成合格的社会成员。家庭传授给成员社会技巧和知识，发展建立人

际关系的能力,学会与人相处,胜任社会角色。

5. 经济功能　家庭是一个经济联合体,是社会经济分配与消费的最基本单位。家庭首先满足家庭成员养家糊口的基本需求,家庭只有具备充分的经济资源,才能满足家庭成员各种需要,包括医疗保健、健康促进的需要。

6. 赋予成员地位　父母的合法而健全的婚姻能够给予子女合法地位;此外还为成员提供社会、经济、教育、职业等方面的地位。

(四)家庭生活周期

家庭生活周期(family life cycle)是指家庭遵循社会与自然的规律所经历的产生、发展与消亡的过程。可分为8个周期,即新婚期、第一个孩子出生、学龄前儿童、学龄儿童、青少年、孩子离家创业、空巢期和退休期(表16-2)。

表16-2　家庭生活周期

阶段	面临问题	保健服务重点
新婚期	双方适应、性生活协调和计划生育	沟通与咨询、性生活与生育指导
孩子出世	父母角色适应	孕期检查、哺乳、预防接种等
学龄前儿童	身心发育,安全	发育与成长咨询,安全预防教育
学龄儿童	学习问题,性早熟	心理辅导,健康与疾病预防
青少年	性教育,异性交往	心理咨询,青春期及性教育
孩子离家创业	孤独感、更年期	心理咨询,个人爱好,体检
空巢期	心理问题、慢性病多发、经济与保	健康与疾病管理,自我保健
退休期	疾病与残障、安全与治疗问题、丧偶与死亡	家庭病床与慢病管理,临终关怀

实际上,并非每个家庭都需要经历上述8个周期,家庭可以在任何一个阶段开始或结束。全科医生在为病人提供健康照顾时,除掌握人体正常的发育过程外,还要了解病人所在家庭的发展过程和生活周期。可以根据家庭的不同发展阶段,预测和识别家庭在特定阶段可能或已经出现的问题,及时地提供咨询和健康教育,采取必要的预防和干预措施。

二、家庭资源与家庭危机

(一)家庭资源

家庭资源是开展家庭评估的首要方面。家庭资源是指家庭维持基本功能、应对紧张事件或危机状态所必需的物质和精神方面的支持。家庭资源状况在改善家庭适应能力方面起到重要作用,家庭资源可分为家庭内资源(FAMLIS)和家庭外资源(SCREEEM)。其中家庭内资源包括:①经济支持:对成员提供的金钱与财务的支持;②维持支持:名誉、地位、权利和健康的维护与支持;③医疗处理:为病人提供和安排医疗照顾的能力;④情感支持:对成员的关爱及精神支持;⑤信息和教育:为家人提供医疗信息及建议,家庭内部的健康教育;⑥结构支持:家庭住所或设施的改变,以适应患病成员的需求。家庭外资源包括:①社会资源:亲朋好友及社会团体的关怀支持;②文化资源:文化、传统、习俗等方面的支持;③宗教资源:来自宗教信仰及团体的支持;④经济资源:家庭之外的收入、保险、福利等;⑤教育资源:教育制度、方式、水平、机会等;⑥环境资源:所属社区的医疗设施、居家环境、公共卫生等;⑦医疗资源:医疗保健机构、卫生保健制度及卫生服务的可及性、可用性。

(二)家庭危机

家庭危机(family crisis)能否发生取决于生活事件的性质、大小、资源的多寡,决定因素则是事件的性质。引发家庭危机的常见原因有些是正常生活事件，有些则是异常生活事件。家庭危机出现后，通过一定的病态调适，会暂时处于一种病态的平衡状态，当一些慢性的压力事件逐渐累积到超过个人和家庭的承受限度时，家庭便会出现耗竭性危机，家庭功能将会进入彻底的失衡状态。引起家庭危机常见的原因主要有：家庭成员增加、减少，不道德事件和社会地位改变。

三、家庭评估

家庭评估是完整家庭照顾的重要组成部分，其目的是了解家庭的结构、家庭所处的家庭生活周期阶段、家庭资源和家庭功能等，进一步分析家庭存在的健康问题/疾病，以及在照顾病人健康问题/疾病过程中可以利用的家庭资源。全科医疗中广泛应用的家庭评估方法有：家庭基本资料的收集、家系图、家庭圈、家庭功能 APGAR 量表、生态图、家庭凝聚度和适应度等。

（一）家庭基本资料

家庭基本资料包括：家庭环境、家庭各成员的基本情况（姓名、性别、年龄、家庭角色、职业、教育、文化、婚姻及主要健康问题等）、家庭经济状况（经济来源、年均收入、人均收入、消费观念等）、家庭健康生活（家庭生活周期、家庭生活事件、生活方式、健康信念等）等。这是全科医生做家庭评估最常用、最简便的方法。

（二）家系图

家系图是用绘图的方式来表示家庭结构以及家庭各成员之间的关系，如图 16-1，家庭成员间的关系属性、亲密程度，健康状况以及社会属性也可以表现。

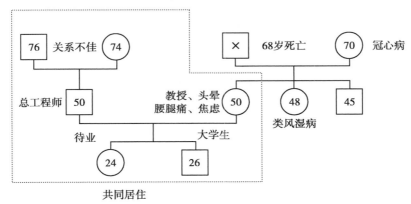

图 16-1　家系图

（三）家庭圈

家庭圈是以病人的观点看待家庭成员与自己的关系，自绘，是一种病人主观评价的方法。有利于医生探讨家庭的互动关系及家庭的动态表征，如图 16-2。

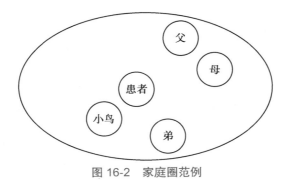

图 16-2　家庭圈范例

（四）ECO-MAP 圈

是评估家庭外资源的方法。该图以社会的观点进行家庭评估，如图 16-3。

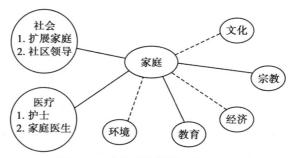

图 16-3　家庭外在资源 ECO-MAP

（五）家庭功能评估

家庭功能是否良好，是家庭评估中很重要的一项。APGAR 家庭评估问题表，主要是用来测量家庭成员对家庭功能的主观满意度（表 16-3）。

表 16-3　APGAR 家庭评估

名称	含义
适应度（adaptation）	家庭遭遇危机时，利用家庭内部资源解决问题的能力
合作度（partnership）	家庭成员分担责任和共同做出决定的程度
成长度（growth）	家庭成员通过互相支持所达到的身心成熟程度和自我实现的程度
情感度（affection）	家庭成员间相爱的程度
亲密度（resolve）	家庭成员间共享相聚时光、金钱和空间的程度

四、家庭照顾

（一）家庭照顾中的三级预防

家庭是重要的压力来源，也是重要的资源。同时全科医生也应认识到家庭还是预防疾病的重要资源，是实施预防措施的良好场所。对家庭的照顾，始终贯穿三级预防（表 16-4），并在家庭的参与下实施。

表 16-4　家庭三级预防的实施

预防等级	内容
第一级预防	①生活方式相关问题指导；②健康维护；③家庭生活教育
第二级预防	①医患共同监测健康，心理咨询；②鼓励及时就医、早发现、早治疗；③监督遵医性，治疗及管理
第三级预防	①对慢性病成员持续性管理，督促遵医性，指导适当的活动能力；②对慢性病人带给家属的变化，指导全体成员参与并做出相应调整对重病或临终家庭，提供团队合作家庭照顾和临终关怀

（二）家庭访视

家庭访视是全科医生日常工作的重要组成部分，应根据病人与家庭及病情的需要安排适当的家庭访视。家庭访视按访视目的可分为评估性家访、连续性家访、急诊性家访、随机性随访等。家庭访视的适应范围包括：某些急诊病人行动不便者、有心理社会问题的病人、不明原因不遵医嘱的病人、初次接诊的新病人、患多种慢性病的老人、临终病人及家庭、有新生儿的家庭、需要做家庭结构和功能评价者、需要实施家庭咨询和治疗者。

（三）临终关怀

临终关怀以综合、人性化、居家式的服务及提高生命质量为宗旨，提供身心一体的照顾，使临终者安然度过最后的时光。

1. 总疼痛　是指多种躯体疼痛（骨浸润痛、呼吸困难、便秘等）、心理疼痛（死亡恐惧、再见不到亲人等）、社会疼痛（离婚、失业、亲人早逝等）、灵魂疼痛（自责、内疚、悔过等）和经济疼痛（谁来养活孩子、偿还债务等）等多种疼痛的总体感受。

2. 联合止痛　指实施治疗、心理看护、社会支持的综合措施，包括止痛药物、神经封闭、麻醉、医护呵护、居家团队合作及支持。

（1）止痛（WHO 止痛三阶梯治疗）：一阶梯是非阿片类药，治疗轻度到中度疼痛，如阿司匹林肠溶片、对乙酰氨基酚、非类固醇类抗炎药等；二阶梯是阿片类药，治疗持续性或加重性疼痛，如吗啡、可待因、哌替啶等；三阶梯是疼痛升级，在辅助止痛药的基础上，增加阿片类药物的剂量或效力，如抗抑郁药、抗惊厥药、局麻药、皮质类固醇、神经安定药等辅助止痛。

（2）心理社会支持：临终关怀服务应该做到耐心倾听、彻底实施、尊重病人的权利、尊重生命质量胜于数量。

3. 帮助临终病人的家庭　临终关怀除围绕临终者的服务外，还包括对其家属的照顾。

（1）团队人员为家庭提供支持，如对家人的治疗、帮助和指导。

（2）了解谁是最悲痛者、谁是竭力照顾者，他们是否也有健康问题，为其提供帮助，尤其是丧偶、丧子者。

（3）提醒家庭应为病人做些什么，比如满足最后遗愿，选择最后度过地点，安排居丧等。

（4）鼓励家人发泄，在长期的压抑下哭出内心的伤痛。

（5）安排邻居、亲友中有相同体验的人与难以解脱的成员进行交流。

（6）暂时脱离原来的环境，避免睹物思人。

第三节　以社区为范围的健康照顾

人体与环境息息相通，机体随时与外界进行空气、物质、信息的交换。因生活的需要使人群居住在一定的地域，形成了活动的范围——社区。为了保护生存的环境不受疫疠肆虐，由此产生了社区医学。其理念为社区也像人一样，会有这样那样的健康问题，需要像对病人一样也进行分析、诊断和治疗，以消除影响人群健康的隐患。营造良好的社区环境，使人们在这里心情舒畅、免受伤害、享有保健和健康，社区成为友谊和温暖的大家庭。

一、社区医学

（一）社区

1977 年第 30 届世界卫生大会提出了"人人享有卫生保健"的目标，1978 年阿拉木图宣言确定了推进初级卫生保健是其实现的唯一途径，使得社区医学得以发展。

1. 社区的定义　社区（community）是伴随着人类的出现而产生，在上古氏族社会就有了社区的雏形,人群是构成社区的重要元素。社区是德国社会学家腾尼斯(F.Tonnies)1881 年首次提出,定义社区是"以家庭为基础的历史共同体,是血缘共同体和地缘共同体的结合"。"社区"一词是由社会学家费孝通等于 1933 年引入我国。我国社会学家费孝通定义社区为,"若干社会群体(家庭、氏族)或社会组织(机关、团体),聚集在某一地域里所形成的一个生活上相互关联的大集体"。世界卫生组织认为,一个具有代表性的社区,人口约为 10 万 ~30 万,面积 5 000~50 000km^2。社区可以大到一个国家,小到一个街道。社区有共同的利益需求、共同的服务,如交通、学校、经济交往等,同时面临共同的问题,如环境卫生、教育、医疗设施等。长居社区的人群,产生共同的习俗及生活方式,为了达到共同的目标,社区必须组织起来相互合作、集体行动,共同发展。不同的社区,具有特征性的文化背景、生活制度和管理机制,形成了人们的健康观念和行为模式。

2. 社区的类型　分为地域型社区和功能型社区。地域型社区以一定的地理范围为基础,生活在此范围的居民享受共同的基础设施服务,由区域内的机构和制度所管理。功能型社区以共同的特征为基础,例如有共同的兴趣、爱好,价值观等,由此而聚集在一起,形成有相互联系的机构或组织。

3. 社区的要素

(1)一定的人口构成:人口约为 10 万 ~30 万。

(2)一定的地域空间:面积 5 000~50 000km^2。

(3)区域内的各种服务设施:分为面向全体居民的服务和面向特殊群体的服务。面向全体居民的服务包括医疗卫生服务、家居生活服务、综合环境治理服务等;面向特殊群体的服务包括老年人服务、残疾人服务等。

(4)心理认同感、归属感:共同的文化背景、生活方式和认同的意识。

(5)相应的管理机构和制度:街道委员会、居民委员会、业务委员会、居民自治性组织等。

(二)社区医学

1. 社区医学概念　20 世纪 60 年代不少学者提出,社区医学(community medicine)是确认和解决有关社区群众健康照顾问题的一门科学。通常采用流行病学、医学统计学方法进行社区调查,作出社区诊断(community diagnosis),确定社区群众健康问题及其医疗保健照顾的需求,并拟订出社区健康计划,动用社区资源,改善群体的健康问题,且对实施的健康计划进行评估,以达到预防疾病促进健康的目的。社区医学是一门充分发掘利用社区资源,满足社区卫生需求,富有卫生政策和管理机制的宏观公共医学。社区医学的特点是把人群中个体的普遍卫生问题,归纳到群体的机制,并与他们的家庭、社区和社会联系起来去认识、分析和处理卫生问题。

2. 社区医学教育　20 世纪 70 年代中期,社区医学教育(community medical education)在国外形成了完整的教学体系,为社区培养新型医生。社区医学教育是根据社区卫生保健的需求和可利用的资源,以个人、家庭和人群的健康促进、疾病预防、治疗和康复为重点,培养从事社区卫生人才为目标的教育活动。

(1)社区医学教育围绕社区卫生保健需求设计培养目标。

(2)选择与社区卫生有关的预防医学、流行病学、卫生统计学、妇幼保健、计划生育、卫生宣教、卫生政策等方面的基本理论知识和技能,作为必修课程。

(3)深入社区实习基地,体验熟悉社区情况,包括人口结构、地理、社会环境、文化、民俗等。

(4)训练社区调查、社区诊断,提出干预措施,有处理实际问题的能力。

(5)掌握社区常见病、多发病的诊断治疗技能。

(三)以社区为导向的基层医疗

1. 以社区为导向的基础医疗的定义　以社区为导向的基础医疗(community oriented primary care,COPC),COPC 是对社区医学和家庭医学在社区实践中的优化组合,以社区医学为指导,基础医疗为基地,以家庭 / 全科医疗的形式实施照顾。COPC 关注社区,通过社区诊断发现问题,分析社区内影响健康的因素,动员基层医疗和社区的力量,实现以社区为范围的健康目标。

2. COPC 的基本要素 COPC 超越了医疗为病人的模式,以积极的健康观防治为一体的过程,提供社区导向的连续性综合医疗。其 3 个要素为:基层医疗、社区人群、解决问题的过程。

3. COPC 的基本特征

(1)将社区医学的基本理论与临床医学的实践相结合。

(2)通过社区诊断确定社区的主要健康问题及危害健康的因素。

(3)制订可行的解决问题的干预方案

(4)合理配置社区内的人力、物力、财力、组织等资源,实施健康项目,提供保障措施并进行效果评价。

(5)提供连续性、可及性的医疗卫生服务。

4. 以社区为导向的意义

(1)通过以社区为范围的服务,了解人群健康问题的缘由。仅从医院、诊所的疾病去研究健康无法获得健康问题的完整因素。因此,维护个人、家庭的健康必须以社区为导向。

(2)社区是健康隐患的重要背景。以社区背景观察健康问题,以系统论将健康问题还原于原位,暴露涉及的全部因素。

(3)以社区为范围,医生关心健康人群、求助者和病人,这样方能完整地维护居民健康,将预防、病患、传播方式包含其中,社区预防相比个体诊治对人群更具意义。

(4)以社区为范围的服务,能合理利用有限的卫生资源,动员群防群治,最大限度满足居民的健康需求。维护社区人群健康,是整个社区及社会的责任,社区积极参与可弥补卫生资源的不足,使维护健康的活动在政治、制度、行政干预下,成为全体居民参与的群众行为,摆脱以纯粹医疗无法取得的效果。

(5)以社区为范围的服务,有效地控制疾病在社区的流行。

(6)以社区为主体的基层医疗,是"人人享有卫生保健"的途径。

5. COPC 分级

0 级:以传统的医疗模式,只对就诊者提供非连续性的医疗,没有社区的概念,不关注社区的健康问题。

1 级:对所在社区的健康资料有所了解,缺乏第一手资料,以医生的主观印象推断解决健康问题的方案。

2 级:对所在社区的健康问题有一定了解,有间接的二手资料,有计划和评价的能力。

3 级:通过社区调查或社区健康档案资料掌握 90% 以上居民的健康状况,针对健康问题采取解决方案,但缺乏有效的预防措施。

4 级:建立了社区居民的健康档案,掌握所有健康问题,具有有效预防和治疗的措施,建立了社区健康问题资料收集和评价系统,具有解决问题和管理社区资源的能力。

二、社区诊断

(一)社区诊断

1. 社区诊断的概念 社区诊断(community diagnosis)名词最早出现于 1950 年,由于它将疾病的诊断从个体扩展到群体(表 16-5),因此具有革命性的意义。社区诊断以流行病学为基础,追究与社区人群相关的发病因素、死亡原因和环境因素对健康的影响,目的为探明群体的发病机制。因此社区诊断是围绕社区疾病和疾病隐患而服务于临床,其基本目标与传统的公共卫生相似,即预防、控制和消除疾病。

表 16-5　社区诊断与临床诊断比较

项目	社区诊断	临床诊断
对象	群体	个体
症状	患病率、死亡率、十大死因、环境污染	头痛、发热、腹泻、出疹
检查	社区资料、社区调查	病史、查体、实验室检查
诊断	以健康问题订出社区卫生计划	病名 1、2、3……罗列
治疗	计划干预、评估效果	治疗计划

2. 社区诊断目的

（1）发现社区的健康问题，辨明社区的需要和需求。

（2）判断造成社区健康问题的原因，了解解决问题的程度和能力。

（3）提供符合社区需求的卫生计划资料。

3. 收集有关的社区资料

（1）社区人群健康状况。

（2）社区环境状况。

4. 社区诊断的步骤

（1）收集整理资料：是第一步工作。收集原有的相关统计资料、社区调查资料、健康筛查资料，有关报刊文件索取的资料，社区访谈资料，常规上报的数据等。

（2）确定社区主要健康问题及优先解决问题的顺序：依据以上收集调查的结果，根据本社区当前的需求，社区资源状况的可行性，设定卫生计划及目标。以急需、可行及易行的具体情况，作出先后次序的安排，制订实施的社区干预计划。

（3）实施社区计划：一旦计划确定，应制订切实可行的实施措施，并付诸行动。在实际操作中，要准备好实施中使用的表格及详细的记录，以便后续统计。

（4）计划效果评估：将在人群中实施的真实记录（表格），经过系统的整理及统计分析，得出本次行动的效果，并进行效果评估。

（二）社区调查

社区调查的步骤如下。

1. 调查设计　社区调查之前，首先进行调查设计，即制订调查计划，明确调查目的、调查对象和调查方法，及如何组织开展调查和分析收集到的资料等。调查设计是调查研究过程的全面设想，保证调查研究有的放矢，以较少的人力物力取得较大的效果。

2. 实施　实施阶段包括调查员的培训，调查表的准备，资料的收集等。人员的培训，包括调查的内容、人员的业务知识及沟通技巧。调查表格，应按不同需求设计调查表、统计整理表、综合分析表等，以便系统地总结和分析。

3. 总结　总结阶段主要是对收集到的资料进行整理分析，并结合专业知识统计推断，揭示社区人群健康状况的规律及隐患。最后写出调查报告，总结通过本次调查得到了哪些资料，发现了什么问题，说明了什么问题，以及调查过程中存在什么问题、应如何改进等。

（三）社区诊断的实际意义

1. 适宜于社区　社区居民如有不良生活方式和生活习惯，社区医生能够及时纠正、随时处理。

2. 便捷经济、适宜技术　社区诊断操作，不需要先进设备及高级技术，适合于基层的卫生服务。

3. 公共卫生管理　社区中，与疾病和健康相关的公共卫生问题是经常发生的，其产生于人群与生活之中，走进人群、辨明群体的发病机制，是社区医学的创意和有效的公共卫生管理。

4. 适宜于慢性病　当今人类已进入慢性病时代，疾病的发生，源自于日常的生活行为与危险因素。因此，常抓不懈的社区诊断将是今后早期预防、唯一不患病的途径。

5. 辨明社区表征　在社区诊断的实施过程中，逐渐查出社区的主要疾病及死因，即社区的"表征"，而以其表征寻求本社区的预防目标，制订行动计划和防治重心，成为科学有序的社区卫生管理机制。

6. 提升健康水平　不断地发现隐患，持续的健康管理，周而复始的社区诊断，最终必然促进了整体人群健康水平的提升。

社区诊断是医生管理疾病的一种医疗行为和手段，它依然是围绕社区医疗工作。社区诊断有明确的目的性，比如像一个社区高血压发病率为什么比其他社区高，经社区诊断调查后，发现这一社区人们习惯于腌咸菜，得出群体的发病机制"摄盐过多"，通过健康教育、改善旧的生活习惯，使疾病得以控制。因此，之所以称其为社区诊断，它强调了不同的社区、有不同的特征及卫生问题，也是前面谈到的"强调不同社区的不同需求及自主性"。执行社区诊断，应考虑社区医疗的范围及能力，且与行政及流行病调查相区别，以免导致偏离了卫生服务的中心工作，且耗力耗财、不切实际。

当今世界各国，因为社区医疗发挥了真正的作用，因此专科医院的平均住院日大为缩短，医疗费用明显下降。人们在自己的社区可得到便捷有效的医疗服务，守护着他们的健康。全世界全科医生为了共同的追求而努力构建一个友谊温暖的大家庭——社区，这也是加拿大麦克马斯特医学院当初成立所倡导的初衷。

第四节　以预防为先导的健康照顾

预防医学是现代医学的重要组成部分，疾病预防控制已经成为全科医生提供连续性、协调性和综合性卫生服务的基本要求。社区卫生服务只有强化预防医学观念，坚持预防为主的原则，采取疾病控制和临床预防医学相结合的方法和策略，走群体预防和个体保健相结合的路线，才能真正成为居民健康的"守门人"。

一、概述

（一）全科医生提供预防服务的优势
在以病人为中心的医学服务模式下，全科医生提供预防服务具有明显优势：利用地域优势、连续性服务、相对固定人群、全科医学独特的教育理念加上全科医生的特殊角色及全科医生的协调能力来提供预防服务。

（二）全科医生提供预防服务的策略
由于预防医学与临床医学的相互促进和渗透，现代预防医学的概念已经扩大，渗透到健康、疾病发生、发展和转归的全过程。预防医学是公共卫生措施的理论和实践基础。公共卫生措施则通过不同级别的预防在全体居民中实施，称为三级预防。三级预防就是对个体或群体在疾病前后各个阶段的全方位的预防。

第一级预防（primary prevention）也称病因预防、发病前期预防，即采取各种措施以控制或消除健康危险因素，是最积极的预防。社区卫生服务中的第一级预防必须个体预防与社区预防并重。个体性措施——采取增进健康及自我保健措施：改变不良行为和生活方式、保持良好的社会心理状态、合理营养与平衡膳食、进行适量体育运动、创造良好的劳动条件和生活环境等。社区性措施——采取特殊预防措施：健康教育、预防接种和计划免疫、妇女儿童保健、高危人群保护、环境保护与环境污染治理、婚前卫生检查、执行国家职业卫生标准与做好职业人群健康监护、执行生活环境标准与保护居民健康等。

第二级预防(secondary prevention)也称临床前期预防、发病期预防,主要是在疾病的临床前期做好早期发现、早期诊断、早期治疗的"三早"预防工作,从而使疾病能够得到早治愈而不会加重和发展。尤其针对慢性非传染性疾病,其发病多是致病因素长期作用的结果,如能早期发现,可制止或延缓其向临床期发展。早期发现包括:筛检试验、定期健康检查、高危人群重点健康项目检查、专门门诊、群众自我检查等;及时治疗包括:心理治疗、合理用药和社区康复。

第三级预防(tertiary prevention)也称临床期预防、发病后期预防,对已患病者,及时治疗,防止疾病恶化,预防并发症和病残。对丧失劳动力和残疾者,通过家庭护理指导、社会关爱、功能性康复、调整型康复和心理康复,尽可能地保护和恢复机体的功能,提高生活质量延长寿命。

二、临床预防医学服务的内容与方法

临床预防是全科医生的主要工作任务之一,实施临床预防服务第一步是评估病人的健康状况和疾病风险状况,然后为病人提供健康咨询,在充分了解临床预防服务利弊的基础上,与病人共同协商制订个体化的临床预防方案,病人和家属有知情选择权,主要包括:健康咨询、筛检试验、免疫预防、化学预防等。

(一)健康咨询

对咨询对象就健康和疾病相关的问题提供的医学服务指导。医生与咨询对象之间所进行的交流,通过开展有针对性的健康教育,改变咨询对象的不良行为和生活方式,来降低疾病和损伤的危险因素,阻止疾病的发生和发展。

1. 咨询的原则与方法

(1)根据咨询对象的健康观念和态度确定咨询的内容和方式。
(2)充分告知干预措施的目的、预期效果以及产生效果的时间。
(3)有限目标,逐步推进。
(4)行动方案的具体化。
(5)形成新的健康行为。
(6)营造建立健康行为的环境。
(7)恰当运用医生的权威。
(8)获得咨询对象明确的承诺。
(9)体现人性化的咨询方案。
(10)团队协作的工作方式。
(11)随访与检测。

2. 健康咨询的内容　针对咨询内容,咨询者应重点关注如何建立健康的行为与生活方式,识别各种疾病的症状,预防可控制常见传染病、意外伤害以及心血管病、恶性肿瘤、呼吸系统疾病、糖尿病等慢性非传染性疾病,预防常见慢性非传染性疾病的咨询内容见表16-6。

表16-6　社区常见慢性非传染性疾病健康指导

项目	预防咨询内容
超重肥胖	合理饮食;适量运动;经常测量体重、腰围;预防妇女产后肥胖;老年人预防体重持续增长等
高血压	合理饮食,特别是低盐饮食;坚持适量运动;戒烟限酒;减轻体重;定期监测血压;避免情绪过于激动等
糖尿病	帮助病人判断是否是糖尿病高危人群;监测血糖;合理饮食;适量运动;保持健康体重;BMI控制在24kg/m² 以下等

续表

项目	预防咨询内容
心血管疾病	预防和控制高血压;预防和控制高血糖;合理饮食;戒烟限酒;适度运动,避免过度劳累;注意气温变化与身体保暖;避免情绪过于激动;定期健康维护;识别突发症状,及时就医等
脑卒中	预防和控制高血压;预防和治疗各种心血管病;预防和治疗糖尿病;预防和控制血脂异常;戒烟限酒;控制体重;定期健康维护;识别突发症状,及时就医等
癌症	健康的饮食;戒烟限酒;适量运动;保持正常体重;改善居室通风条件;预防和治疗人乳头瘤病毒、乙肝病毒、丙肝病毒、幽门螺杆菌等有关病毒和细菌感染;职业防护;避免长时间强烈阳光照射;保持周围环境卫生;识别可疑症状、及时就医;采取针对性预防措施等

(二)筛检试验

运用快速简便的试验检查,将人群中外表健康而实际可能患病或有缺陷者识别出来。筛检试验不是诊断试验,对筛检试验阳性或可疑阳性者必须进一步确诊。

1. 筛检试验的原则

(1)慎重考虑拟筛检疾病的严重性和发病率。选择发病率高、死亡率高、致残率高、疾病负担严重的疾病。

(2)拟筛检疾病的自然史是明确的。选择有足够长的易感期、发病前期或潜伏期,以达到早发现、早诊断、早治疗的目的。

(3)要有适宜的筛检技术。要有安全、经济、方便、有效的筛检方法,同时要有较高的敏感度、特异度和阳性预测值。

(4)要有明确的筛检效益。要有确切的治疗和预防方法来阻止或延缓疾病的发生、发展。

2. 常见慢性非传染性疾病的筛检　社区常见慢性非传染性疾病包括高血压、2型糖尿病、血脂异常、骨质疏松症、乳腺癌、宫颈癌、结直肠癌、前列腺癌等。针对这些疾病进行早期筛查并给予健康指导,对于改善预后、提高生命质量和寿命有重要的意义。

3. 筛检途径

(1)周期性健康检查:一般以无症状的个体为对象,以早期发现病患及危险因素,达到早发现、早诊断和早治疗。

(2)病例发现:对就诊病人实施的一种检查、测试或问卷形式的调查,目的是发现病人除就诊原因以外的其他疾病。

(三)免疫预防

儿童免疫预防:乙肝疫苗、卡介苗、脊髓灰质炎疫苗、百白破疫苗、白破疫苗、麻风疫苗、麻腮风疫苗、乙脑疫苗、A群流脑疫苗、A+C群流脑疫苗、甲肝疫苗。

成人免疫预防:在儿童计划免疫程序基础上,根据疫病流行增加相应的预防接种如:水痘疫苗、B型流感嗜血杆菌疫苗、肺炎疫苗、流感疫苗、狂犬病疫苗。

(四)化学预防

是指对无症状的人使用药物、营养素(包括矿物质)、生物制剂或其他天然物质作为第一级预防措施,提高人群抵抗疾病的能力,以防止某些疾病。已出现症状的病人服用上述物质来治疗疾病不在化学预防之列。包括阿司匹林预防心血管疾病,癌症的化学预防。

(赵月霞　孟媛媛)

第五篇 康复医学相关基础

第十七章 康复医学概述

康复是一种理念,需要渗透到整个医疗系统,包括预防、早期识别、门诊、住院和出院后病人的医疗计划。医务人员需要具有三维的思维方式,治病救命并注重功能的改善。这一观点应根植于所有医疗人员心中,并付之于行动,使病人受益,社会受益。

第一节 康复与康复医学

一、康复概念

康复(rehabilitation)是通过综合、协调地应用各种措施,消除或减轻病、伤、残者身心、社会功能障碍,达到或保持最佳功能水平,增强自立能力,使其重返社会,提高生存质量。尽管有的病理变化无法消除,但经过康复,仍然可以使个体达到其最佳的生存状态。

二、康复的内涵

(一)康复的范畴
康复所采用的各种措施包括:医疗康复、康复工程、教育康复、社会康复、职业康复,从而构成全面康复。

(二)康复的目的
康复以整体的人为对象,针对病、伤、残者的功能障碍,以提高局部与整体功能水平为主线,以提高病、伤、残者生存质量,最终融入社会为目标。有些康复对象也许局部或系统功能无法恢复,但通过积极的康复仍然可以使其带着某些功能障碍而过着有意义的生活。

三、康复服务方式

世界卫生组织提出的康复服务方式有以下3种。

(一)机构康复
机构康复(institution-based rehabilitation, IBR)包括综合医院各临床相关学科、康复医学科、康复医院(中心)以及特殊的康复机构等。其特点是有较完整的康复设备,有经过正规培训的各类康复专业人员(如康复医生、康复治疗师、康复护士等)专业康复人员。

(二)上门康复服务
上门康复服务(out-reaching rehabilitation service, ORS)特点是具有一定水平的康复人员,走出康复机构,到病、伤、残者的家庭或社区进行康复服务。其不足是服务数量和内容均有一定限制。

(三)社区康复

社区康复(community-based rehabilitation,CBR)依靠社区资源(人、财、物、技术)为本社区的病、伤、残者就地服务。发动社区、家庭和病人参与,以医疗、教育、社会、职业等全面康复为目标,但应建立固定的转诊(送)系统,解决社区无法解决的各类康复问题。

以上 3 种康复服务方式相辅相成,并互不排斥。没有良好的机构康复就难有良好的社区康复,没有良好的社区康复,机构康复也无法解决占总人口 10%~15% 残疾者的所有康复问题。

四、康复医学概念

康复医学是临床医学的延续和重要分支。虽然临床上常常将康复医学简称为康复,但两者不能等同。从学术角度来看,康复是一个事业,而康复医学是一个具体的专业或专科,具有自己的学科特点。简言之,康复医学是以研究病、伤、残者功能障碍的预防、评定和治疗为主要任务,以改善躯体功能、提高生活自理能力、改善生存质量为目的的一个医学专科。

五、康复医学对象与范围

全国第二次残疾人抽样调查结果显示,我国残疾人总数为 8 296 万,占人口总数的 6.34%,涉及至少 2.6 亿家庭人口。其中近 6 000 万残疾人需要康复,占残疾人总数的 72.28%。由此可见,康复对象人数众多。康复医学的对象涉及临床各学科,包括以下人群。

(一)各种原因引起的功能障碍者

由于康复医学是以研究功能障碍的预防和治疗为导向的医学专科,因此康复医学的对象包括不能正常发挥身体、心理和社会功能的人群,如有躯体、器官、精神、心理等功能障碍者。引起功能障碍的原因是多方面的,可以是现存的或潜在的,先天性的或后天性的,可逆的或不可逆的,部分的或完全的。功能障碍可以与疾病并存,也可以是疾病的后遗症。这些功能障碍往往难以由临床医学全部解决。

(二)老年人群

人口老龄化是国际性问题。身体障碍与年龄老化一般成正比,年龄越大,各种疾病或功能障碍的发生率越高。据国家卫健委的预测,到 2035 年,我国 60 岁及以上的老年人将达到 4 亿,占全国人口总数的近 30%。据推算,我国老年人中长期卧床、生活不能自理者约有 2 700 万,半身不遂者约有 70 万;82 万老年痴呆病人中约有 24 万长期卧床。因此,老年人群将成为康复医学的主要对象之一。

(三)亚健康人群

亚健康的表现形式主要有慢性疲劳综合征、信息过剩综合征、神经衰弱、肥胖症等若干种。以慢性疲劳为主要症状的亚健康问题是 21 世纪威胁人类健康的重大问题,发生率呈逐年增加的趋势。康复治疗亦是预防和治疗亚健康的重要措施。

第二节 康复医学的组成

康复医学包括康复预防、康复评定和康复治疗。

一、康复预防

康复预防是指通过下列有效手段预防各类残疾的发生,延缓残疾的发展。

（一）一级预防

预防各类疾病伤残造成的身体结构损伤的发生是最为有效的预防,可降低70%的残疾发生率。可采取的措施很多,包括宣传优生优育,加强遗传咨询、产前检查孕期及围产期保健;预防接种,积极防治老年病慢性病;合理饮食、合理用药;防止意外事故;加强卫生宣教,注意精神卫生。

（二）二级预防

限制或逆转由身体结构损伤造成的活动受限或残疾可降低10%~20%的残疾发生率。可采取的措施包括早期发现病伤残,早期治疗病伤残。通过采取适当的药物治疗,如治疗结核高血压病等;或采取基本的手术治疗,如创伤、骨折、白内障手术等。

（三）三级预防

防止活动受限或残疾转化为参与受限或残障,减少残疾、残障给个人、家庭和社会造成的影响。可采取的措施包括康复医疗,如运动疗法、作业治疗、心理治疗、言语治疗以及应用假肢、支具、辅助器具等;教育康复,职业康复,社会康复。

二、康复评定

康复评定是康复治疗的基础,没有评定就无法规划治疗、评价疗效。评定不同于诊断,远比诊断细致而详尽。由于康复医学的对象是有功能障碍的病人,治疗的目的是最大限度地改善、代偿或重建其功能,因此,康复评定的重点不是寻找疾病的病因和做出诊断,而是客观地、准确地评定功能障碍的原因、性质、部位范围、严重程度、发展趋势、预后和转归,为制订有效的康复治疗计划打下牢固的科学基础。康复评定至少应在治疗的前、中、后各进行一次,根据评定结果,制订或修改治疗计划,并对康复治疗效果和预后做出客观的评价。

三、康复治疗

康复治疗是指通过各种有效的专科治疗手段,最大限度地改善病、伤、残者的功能障碍。康复治疗的原则是早期介入、综合实施、循序渐进、主动参与。常用的康复治疗手段如下。

（一）物理治疗

通过功能训练,物理因子和手法治疗的手段,重点改善肢体功能。物理治疗（physiotherapy,PT）分为三大类:①以功能训练为主要手段,又称为运动治疗或运动疗法,包括肢体主被动活动,体位转移训练,平衡训练,行走训练等;②以各种物理因子如电、光、声、磁、冷、热、水等为主要手段,又称为理疗;③以手法为主要手段,包括按摩（massage）、关节松动（joint mobilization）、推拿（manipulation）等。

（二）作业治疗

作业治疗（occupational therapy,OT）针对病人的功能障碍,制订个体化的作业活动,重点是改善上肢功能和日常生活能力。包括上肢的主、被动活动,手功能训练,日常生活能力训练（如穿衣、洗漱、进餐、如厕、家务活动等）,助行器（如手杖）足托、生活辅助工具的制作及使用等。

（三）言语吞咽治疗

言语吞咽治疗（speech therapy,ST）重点是改善交流能力（包括听、说、读、写能力）和吞咽功能。

（四）心理咨询

心理咨询（psychologicalcounseling,PsC）通过心理疏导和宣泄,调节心理状态,改善心理功能。

（五）文体治疗

文体治疗（recreation therapy,RT）借助文娱活动（如唱歌、跳舞、书法、绘画等）,调节精神心理活动,改善躯体功能。

（六）中国传统医学治疗

中国传统医学治疗（traditional Chinese medicine, TCM）借助中药、针灸、中医手法、传统锻炼方法（如太极拳、八段锦）等,达到改善功能的目的。

（七）康复工程

康复工程（rehabilitation engineering, RE）借助现代科技为伤残人士服务,主要是安装和使用假肢、利用机器人辅助训练等,改善病人功能。

（八）康复护理

康复护理（rehabilitation nursing, RN）主要是预防各种疾病并发症和健康教育,包括床上良肢位摆放,肺部护理,预防压疮和下肢深静脉血栓,病人及其家属的健康教育等。

（九）社会服务

社会服务（social service, SS）主要是对病、伤残者提供社会康复方面的指导,如职业培训、指导再就业等。

四、康复医学工作方式

（一）康复治疗团队

康复医学需要多种专业服务,采用多专业联合作战的方式,共同组成康复团队,领队是康复医生,成员包括物理治疗师,作业治疗师,言语治疗师,心理治疗师,假肢矫形器师,文体治疗师,康复护士、社会工作者等。

（二）康复医学的早期介入

康复医疗工作必须在伤病的早期进行,直至病人回归社会或家庭。急性期的康复一般1~2周,其后需要经过相对长时间的康复治疗,时间可能为数周至数月,使病人达到生活、行动自理,继而回归家庭或社区,最终恢复工作。而在回归家庭或社区之前,往往还需要一个过渡阶段。

（三）康复医学的全程服务

有些病伤者可能只经历某一阶段,即可恢复工作,而有些病、伤、残者虽经努力,仍不能生活自理,终生需要他人帮助。所以各种机构在整个流程中,均应设置良好的康复服务设施,以满足病伤者的需要。医疗机构需要有急性病医院（综合医院）、慢性病医院（康复医院）、日间医院或护理中心、社区医疗站等,形成对康复对象提供分阶段康复、全程服务及各级医院之间双向转诊的网络体系,对病人、家庭、社会都十分有利。

五、康复的成效

（一）康复的目标

基本目标是改善身心、社会、职业功能,使残疾人能在某种意义上像正常人一样生活。在可能的情况下,使残疾人能够生活自理,回归社会,劳动就业,经济自主。在残疾严重、残疾人高龄等不能达到上述目标的情况下,增进残疾人的自理程度,保持现有功能或延缓功能衰退。

在实施康复时,常通过评定病人的功能是否达到了短期目标和长期目标来验证康复的成效。

1. 短期目标　是指经过康复专业人员和病人的努力,可以很快达到的具体目标。短期目标的实现通常是几天或1~2周。例如,长期卧床病人的短期目标可能是由卧位到坐位的体位转变;颈椎或胸椎外伤致脊髓损伤病人的短期目标可能是重建膀胱功能或拔除尿管。

2. 长期目标　是短期内难以达到,需要经过一段时间的积极努力才有可能达到的具体目标。例如，脑卒中偏瘫病人的长期目标可能是恢复行走功能；外伤致截瘫病人的长期目标可能是在助行器的帮助下辅助行走，提高生活自理能力等。实现短期目标是实现长期目标的前提和基础，若干个短期目标构成了长期目标。

（二）成功个案

有许多不同程度、不同类型的功能障碍者，经过康复医学的早期、持续介入，取得了很好的成效，比如残疾人运动会上的比赛运动员，以下仅举3例说明。

"无腿飞人"奥斯卡·皮斯托瑞斯：南非Oscar Pitorius（奥斯卡·皮斯托瑞斯）生来下肢异常，腓骨、足趾缺失，双下肢膝关节以下截肢，在安装碳素纤维储能足后，经过长期艰苦的训练，参加各种短跑竞赛，取得很好的成绩，被称为"无腿飞人"。在2012年8月4日伦敦奥运会400米预赛中，他与其他选手一起竞争，取得小组第二名。

"半截人"彭水林：因车祸导致腰椎以下截肢的病人彭水林，被民间称为"半截人"，经中国康复研究中心的精心医治和康复训练，于2007年9月安装功能假肢后独立行走。

"死后复生"刘海若：在英国遭受车祸形成重症颅脑复合损伤的香港凤凰卫视名主持人刘海若，一度被诊断为"脑死亡"，经北京宣武医院医生坚持不懈地治疗与康复后，不仅获得新生，还可以担任简单的节目主持工作。

（朱　宁　王凯斌）

第十八章　康复医学与临床医学

　　临床医学学科主要针对的是疾病，强调去除病因，逆转病理或病理生理异常，而病人功能的恢复反而经常被忽视。尽管给予有效的临床治疗后应该得到显著的功能改善，但是如果患病后没有注重进行针对性的功能训练，治疗效果就会受到影响，甚至因为长期制动导致额外的功能障碍，从而形成新的疾病，导致恶性循环。康复医疗的价值核心就是以功能为导向，强调的是通过积极的功能训练和必要的辅助器具或措施改善或恢复病人的功能。它的最终目的并不是治愈疾病，而是最大程度地使功能恢复最大化。

第一节　康复临床介入

一、存活与康复

　　由于医学科学技术的进步，抢救存活率不断提高，遗留后遗症和功能障碍的病人亦随之增多。另一方面，由于疾病的慢性化，需要长期治疗的病人也急剧增多。文献报道，曾有Ⅱ度烧伤面积达95%的病人，虽经抢救存活但由于没有及时康复介入，全身关节（包括颞颌关节）僵硬，要2~3人护理，病人终身痛苦；单纯胫腓骨骨折的病人骨科手术治疗很成功，骨折愈合良好，但由于没有及时地进行术后康复介入，导致了踝关节功能完全丧失。如果有康复的早期干预，这些功能障碍是可以得到明显改善或完全避免的。

二、康复医学早期介入临床相关学科

　　康复医学应该与临床医学同时并进，从医疗的第一阶段就开始进行，在伤病抢救的同时就配合康复医学专科医生的诊治，及时实施物理治疗、作业治疗、康复护理等。在欧美康复医学发达的国家，康复医生直接参与骨科择期手术方案的制订，治疗人员在手术前就指导病人进行必要的锻炼，并讲解助行器的使用方法。

　　随着科学技术的进步，学科间互相渗透现象日益增多。康复医学从注重功能障碍处理方法的研究，也逐渐重视病理变化的消除。人们认为这是21世纪康复医学的重要趋向。如加速康复外科（ERAS）理念的应用。

三、综合医院必须加强康复

（一）综合医院康复医学科的功能定位

　　2011年4月4日，卫生部发布了《综合医院康复医学科建设与管理指南》。其中明确指出综合医院康复医学科是在康复医学理论指导下，应用功能评定和物理治疗、作业治疗、言语治疗、心理康复、传统康复治疗、康复工程等康复医学诊断和治疗技术，为病人提供全面、系统的康复医学专业诊疗服

务的临床科室。二级以上（含二级）综合医院应当按照《综合医院康复医学科基本标准（试行）》设置独立科室开展康复医疗服务，科室名称统一为康复医学科。综合医院应当具备与其功能和任务相适应的诊疗场所、专业人员、设备设施以及相应的工作制度，以保障康复医疗工作的有效开展。

综合医院应当根据医院级别和功能提供康复医疗服务，以疾病、损伤的急性期临床康复为重点，与其他临床科室建立密切协作的团队工作模式，选派康复医生和治疗师深入其他临床科室，提供早期、专业的康复医疗服务，提高病人整体治疗效果，为病人转入专业康复机构或回归社区、家庭做好准备。

（二）综合医院是康复的最佳场所

康复开始得越早，功能恢复的效果越好，耗费的时间、经济、精力越少。急性期开始的所有医疗内容，都含有康复的意义。承担医疗第一线任务的综合医院，担负着重要的康复责任，是取得康复成功的关键。综合医院应是开始康复的最佳场所，住院期间是康复介入的最佳时机。

（三）问题与改进

现阶段不少医疗机构仍以"治病救命"为主要任务，忽视了以提高人的整体功能，提高生活质量为目标的医学宗旨，由此导致医疗技术水平不断提高，挽救的生命越来越多，但有功能障碍的人群数量也越来越多。由于康复医学在临床医学中的介入和发展滞后于临床诊疗，因此，形成了医疗诊断水平和救治能力越高，对家庭和社会的负担就越重的奇怪现象，这一现象也凸显了康复医学发展的"短板"现象。不重视康复医学的发展，必然延缓医疗服务体系的完善。

第二节　临床医生与康复

在病人的全面康复中，临床医生起着非常重要的作用，应该充分掌握康复医学理论和实际操作，为病人提供全面的康复服务。

一、临床医生要及时地更新观念

21世纪的临床医生应做到以下几点：①熟悉完整的医学体系。康复的观点和技术，应成为医疗计划的组成部分之一，应当是所有临床医生医疗手段的组成部分之一。如果病人的功能不能很好地发挥，不能正常地生活和工作，这意味着医疗工作并没有结束。②了解有效的治疗手段。临床医生处在实施康复最有利有效的阶段，康复工作进行得愈早，效果愈好。③掌握全程服务理念。临床医生是二级预防的组织者和执行者，合格的临床医生不仅应对住院门诊病人负责，还应对出院后的病人负责，不仅是治病救人，还要帮助病人恢复其功能。

二、临床医生要有康复职责

康复是所有医生的责任，临床阶段是实施康复的最佳时期。临床医生经过学习后应成为该专科的康复医生。从某种意义上讲这样的临床医生对该专科病人的康复，会比康复医学科的专科医生做得更好，因为他们对该科疾病的病理临床及转归更为熟悉，更清楚病人可能发挥的潜力。有些国家的康复医生队伍中，明确规定了有两类康复医生：康复医学专科医生和认定的康复医生。康复医学专科医生全面掌握康复医学的理论和实践，具有全面的康复医学知识和经验；认定的康复医生即临床专科康复医生，是从事于某临床专科的医生经过学习、培训后，具有康复医学理论知识，掌握该科疾病的康复知识和处理技能。两种康复医生密切合作。互相补充，从而成为了康复医疗工作的中流砥柱。

第三节　医学生与康复

一、转变培养目的

医学生是医疗卫生体系的生力军，明天的栋梁之材。21世纪对医学生的要求已经远远超越了传统医学模式的"救命治病"，而更关注其后的"功能恢复""生活自理"以及"生存质量"，这些都体现在WHO的《国际功能残疾与健康分类》（ICF）之中。因此，21世纪的医学生，既要掌握治病救命的技术，又要熟悉功能恢复的理念，并将其融入到医疗实践之中。

二、转变工作职责

医学生毕业后面临的不仅是能治好疾病，而且要面对社会与病人的全面而更加强烈的康复需求，所有类别的医疗机构中的病人，都需要康复。越来越多的伤病慢性病和老年病病人，不仅要生存，而且要高质量地生活。人们推断：随着医学的进步，康复医学必将成为医学的前沿学科。未来的医生必须要识别、了解及解决康复的相关问题。医学生在临床实习中，会对许多急性病的治疗和外科手术的神奇效果常感到吃惊和羡慕，但也会对病房、门诊遇到的许多亚急性、慢性和特殊病例的处理方法少、疗效差而感到困惑。为此，医学生更需要尽快、尽多地掌握康复知识，为将来的工作积累知识，提高能力。

三、更新理念

医学生除掌握临床常使用的药物、手术治疗以外，还应了解康复治疗方法。这些方法多样、有效，但时机的选择非常重要。医学生应掌握的有以下内容。

（1）康复的理论，贯彻生物-心理-社会模式的国际功能分类（ICF）。

（2）康复系统的结构和实践，包括急性、亚急性期康复和各种慢性疾病的康复。

（3）康复治疗的主要手段，如物理治疗、作业治疗和其他康复治疗的原理和潜力。

（4）综合康复方案及其主要适应证。

（5）特殊病人的康复需求，如脑卒中、下背痛、关节炎、癌症病人等。

医学生应尽早地了解康复，不断调整康复的目标措施，最终达到恢复、增进功能的目的。由于慢性病、残疾可影响到人体的多个系统，所以应以整体人为对象，在身体、心理、社会、职业方面加以调整提高，恢复到尽可能高的水平。康复强调对病人的教育，应帮助病人学会带着伤病带着残疾生活在家庭和社会环境之中。

（朱　宁　王凯斌）

参 考 文 献

［1］张大庆.医学史［M］.3 版.北京：北京大学医学出版社，2019.

［2］高明奇，尹忠诚.临床医学概论［M］.2 版.北京：中国医药科技出版社，2021.

［3］于学忠，陆一鸣.急诊医学［M］.2 版.北京：人民卫生出版社，2021.

［4］吕传柱.急诊与灾难医学［M］.北京：科学出版社，2020.

［5］黄子通.急诊医学［M］.4 版.北京：人民卫生出版社，2020.

［6］李春盛.急诊医学［M］.北京：高等教育出版社，2011.

［7］万学红，卢雪峰.诊断学［M］.9 版.北京：人民卫生出版社，2018.

［8］陈灏珠，林果为，王吉耀，等.实用内科学［M］.15 版.北京：人民卫生出版社，2017.

［9］张文武.急诊内科学［M］.4 版.北京：人民卫生出版社，2017.

［10］MAYUMI T，YOSHIDA M，TAZUMA S，et al.The practice guidelines for primary care of acute abdomen 2015［J］.Japanese Journal of Radiology，2016，34（1）：80-115.

［11］GANS S L，POLS M A，STOKER J，et al.Guideline for the diagnostic pathway in patients with acute abdominal pain［J］.Digestive Surgery，2015，32（1）：23-31.

［12］KONDZIELLA D，BENDER A，DISERENS K，et al.European academy of neurology guideline on the diagnosis of coma and other disorders of consciousness［J］.European Journal of Neurology，2020，27（5）：741-756.

［13］沈洪，刘中民.急诊与灾难医学［M］.3 版.北京：人民卫生出版社，2018.

［14］PANCHAL A R，BERG K M，HIRSCH K G，et al.2019 American Heart Association Focused Update on Advanced Cardiovascular Life Support：Use of Advanced Airways，Vasopressors，and Extracorporeal Cardiopulmonary Resuscitation During Cardiac Arrest：An Update to the American Heart Association Guidelines for Cardiopulmonary Resuscitation and Emergency Cardiovascular Care［J］.Circulation，2019，140（24）：e881-e894.

［15］PANCHAL A R，BARTOS J A，CABANAS J G，et al.Part 3：adult basic and advanced life support：2020 American Heart Association Guidelines for Cardiopulmonary Resuscitation and Emergency Cardiovascular Care［J］.Circulation，2020，142（16_suppl_2）：S366-S468.

［16］王正国.现代创伤医学丛书：创伤医学基础［M］.武汉：湖北科学技术出版社，2016.

［17］姜保国.中国创伤救治教程［M］.北京：人民卫生出版社，2018.

［18］董培建.创伤急救学［M］.北京：中国中医药出版社，2016.

［19］张敬群，吴学军，张新合.临床烧伤与整形［M］.北京：中国纺织出版社，2019.

［20］郭曲练，姚尚龙.临床麻醉学［M］.4 版.北京：人民卫生出版社，2016.

［21］邓小明，姚尚龙，于布为，等.现代麻醉学［M］.5 版.北京：人民卫生出版社，2020.

［22］迈克尔·格鲁博.米勒麻醉学［M］.9 版.邓小明，黄宇光，李文志，译.北京：北京大学医学出版社，2022.

［23］刘大为，邱海波，严静.中国重症医学专科资质培训教材［M］.3 版.北京：人民卫生出版社，2023.

［24］于晓松，路孝琴.全科医学概论［M］.5 版.北京：人民卫生出版社，2018.

［25］方力争,贾建国.全科医生手册[M].2版.北京:人民卫生出版社,2017.

［26］黄晓琳,燕铁斌.康复医学[M].6版.北京:人民卫生出版社,2018.

［27］励建安,江钟立.康复医学[M].3版.北京:科学出版社,2016.

［28］燕铁斌.物理治疗学[M].3版.北京:人民卫生出版社,2018.

［29］王宁华.康复医学概论[M].3版.北京:人民卫生出版社,2020.

中英文名词对照索引